Terapia Intensiva
Abordagens Atuais do Enfermeiro

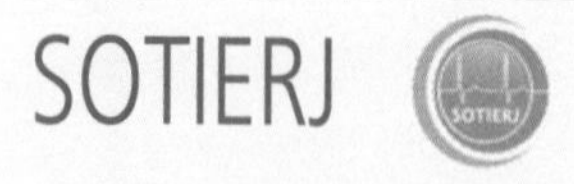
SOTIERJ
SOTIERJ

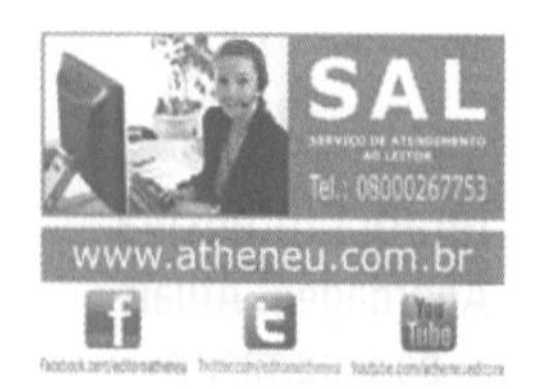
SAL
Tel.: 08000267753
www.atheneu.com.br

Terapia Intensiva Abordagens Atuais do Enfermeiro

• Boas Práticas • Alta Performance • Segurança do Paciente • Gestão e Sustentabilidade

Editores

Tony de Oliveira Figueiredo

Rodrigo Francisco de Jesus

Francimar Tinoco de Oliveira

Ana Paula Amorim Moreira

Carla Cristina Guimarães Lima

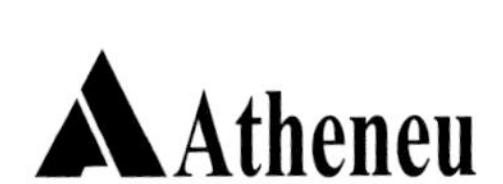

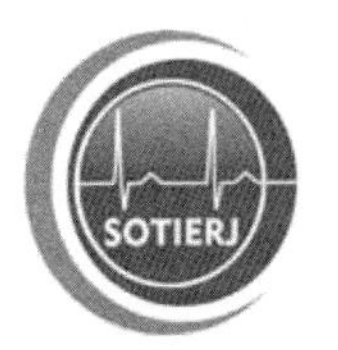

Sociedade de Terapia Intensiva do Estado do Rio de Janeiro

EDITORA ATHENEU

São Paulo —	*Rua Jesuíno Pascoal, 30* *Tel.: (11) 2858-8750* *Fax: (11) 2858-8766* *E-mail: atheneu@atheneu.com.br*
Rio de Janeiro —	*Rua Bambina, 74* *Tel.: (21)3094-1295* *Fax.: (21)3094-1284* *E-mail: atheneu@atheneu.com.br*
Belo Horizonte —	*Rua Domingos Vieira, 319 — conj. 1.104*

CAPA: Paulo Verardo

PRODUÇÃO EDITORIAL: Fernando Palermo

CIP-BRASIL. CATALOGAÇÃO NA PUBLICAÇÃO
SINDICATO NACIONAL DOS EDITORES DE LIVROS, RJ

T293

Terapia intensiva abordagens atuais do enfermeiro / editor Tony de Oliveira Figueiredo... [et al.]. - 1. ed. - Rio de Janeiro : Atheneu, 2018.
: il.

Inclui bibliografia
ISBN 978-85-388-0857-2

1. Enfermagem de tratamento intensivo. I. Título.

17-45567 CDD: 610.7361
CDU: 616-083.98

20/10/2017 23/10/2017

FIGUEIREDO, T. O.; JESUS, R. F.; OLIVEIRA, F. T.; MOREIRA, A. P. A.; LIMA, C. C.G.

Terapia Intensiva – Abordagens Atuais do Enfermeiro: Boas Práticas, Alta Perfomance, Segurança do Paciente, Gestão e Sustentabilidade

---

São Paulo, Rio de Janeiro, Belo Horizonte, 2018

Editores

Tony de Oliveira Figueiredo

Mestre em Enfermagem – Mestrado Profissional Enfermagem Assistencial (MPEA) da Escola de Enfermagem Aurora de Afonso Costa (EEAAC) da Universidade Federal Fluminense, UFF. Especialista em Cirurgia Cardiovascular (Residência) no Hospital Universitário Pedro Ernesto da Universidade Estadual do Rio de Janeiro, HUPE/UERJ. Especialista em Circulação Extracorpórea da Sociedade Brasileira de Circulação Extracorpórea – SBCEC. Especialista em Administração Hospitalar pela Universidade de Ribeirão Preto, UNAERP. Enfermeiro da Unidade Cardiointensiva do Hospital Universitário Antônio Pedro da UFF. Enfermeiro da Coordenação de Educação Permanente – UTI do Hospital Universitário Clementino Fraga Filho da Universidade Federal do Rio de Janeiro, HUCFF/UFRJ. Membro do Núcleo de Segurança do Paciente, Líder do G.T. de Comunicação Efetiva do HUCFF/UFRJ. Coordenador do Departamento de Enfermagem da SOTIERJ.

Rodrigo Francisco de Jesus

Doutorando pelo Programa de Pós-Graduação em Gerenciamento em Enfermagem (PPGen) da Escola de Enfermagem da Universidade de São Paulo, USP. Mestre em Enfermagem pela Universidade Federal do Estado do Rio de Janeiro, UNIRIO. Especialista em Circulação Extracorpórea pela Sociedade Brasileira de Circulação Extracorpórea, SBCEC. Coordenador do Curso de Graduação em Enfermagem da Universidade do Grande Rio, UNIGRANRIO. Membro do Departamento de Enfermagem da Sociedade de Terapia Intensiva do Estado do Rio de Janeiro, SOTIERJ

Francimar Tinoco de Oliveira

Doutora em Enfermagem pela Escola de Enfermagem Anna Nery da Universidade Federal do Rio de Janeiro, UFRJ. Mestrado em Enfermagem pela Universidade Estadual do Rio de Janeiro, UERJ. Professora Adjunta do Departamento de Enfermagem Médico-Cirúrgica da Escola de Enfermagem Anna Nery, UFRJ. Membro do Departamento de Enfermagem da SOTIERJ.

Ana Paula Amorim Moreira

Doutora em Ciências pela Universidade Federal do Estado do Rio de Janeiro, UNIRIO. Mestre em Enfermagem pelo Mestrado Profissional Enfermagem Assistencial da Escola de Enfermagem Aurora de Afonso Costa da Universidade Federal Fluminense, MPEA–EEAAC/UFF. MBA em Gestão pela Qualidade Total – Universidade Federal Fluminense, UFF. Especialista em Cuidados Intensivos – Paciente Cardiológico – UFF. Membro da Educação Permanente do Hospital Universitário Antônio Pedro – UFF. Membro do Departamento de Enfermagem da SOTIERJ.

Carla Cristina Guimarães Lima

Especialista em Terapia Intensiva pela Universidade Estadual do Rio de Janeiro, UERJ. Coordenadora de Enfermagem do CTI Cirúrgico do Hospital Pró-Cardíaco (2011-2017). Membro do Departamento de Enfermagem da SOTIERJ.

Colaboradores

Aline Affonso Luna

Doutora em Ciências da Universidade Federal do Estado do Rio de Janeiro, UNIRIO. Especialista em Enfermagem em Alta Complexidade com Ênfase em CTI e Especialista em Clínica Médica. Professora Adjunta da Universidade do Grande Rio, UNGRANRIO. Professora Assistente da Universidade Estadual do Rio de Janeiro, UERJ.

Allan Peixoto de Assis

Doutor em Ciências da Universidade Federal do Estado do Rio de Janeiro, UNIRIO.. Major Enfermeiro do Quadro de Saúde (CTI) do Hospital Central Aristarcho Pessoa do Corpo de Bombeiros Militar do Estado do Rio de Janeiro, HCAP-CBMERJ. Professor Assistente de Enfermagem Médico – Cirúrgica da Universidade Federal do Rio de Janeiro, UFRJ-Macaé.

Ana Carolina Maia de Almeida

Especialista em Enfermagem do Trabalho pela Universidade Gama Filho, UGF. Enfermeira no Programa Estadual de Transplantes do Estado do Rio de Janeiro, lotada no setor de Educação e Pesquisa.

Ana Paula Vieira Cabral

Especialista em Cardiologia pelo Hospital Pró-Cardíaco. Especialização em Curso em Cuidados a Clientes de Alta Complexidade da Universidade do Grande Rio, UNGRANRIO. Enfermeira Rotina do CTI Cirúrgico Hospital Pró-Cardíaco. Membro da Equipe Multidisciplinar de Terapia Nutricional (EMTN), do Grupo de Sepse, Grupo de Controle Glicêmico e do Time de AVC do Hospital Pró-Cardíaco.

Andrezza Serpa Franco

Doutoranda do Programa de Pós Graduação em Enfermagem e Biociência (PPGENFBIO) da Universidade Federal do Estado do Rio de Janeiro, UNIRIO. Mestre em Enfermagem da Escola de Enfermagem Alfredo Pinto (EEAP) pela UNIRIO; Especialista em Terapia Intensiva – ABENTI/AMIB; Professor Assistente da Faculdade de Enfermagem da UERJ; Professor do Programa Teórico/Prático da Residência de Enfermagem Cardiovascular – HUPE/UERJ; Professora da Pós-Graduação em Terapia Intensiva-AMIB/IESP. Vice-Presidente da Associação Brasileira de Enfermagem em Terapia Intensiva (ABENTI).

Bárbara Pompeu Christovam

Doutora em Enfermagem pela Escola de Enfermagem Anna Nery (EEAN) da Universidade Federal do Rio de Janeiro, UFRJ. Mestrado em Enfermagem Universidade Estadual do Rio de Janeiro, UERJ.. Professora Adjunta da Área de Administração em Enfermagem da Escola de Enfermagem Aurora de Afonso Costa (EEAAC) da Universidade Federal Fluminense, UFF. Docente do Programa de Mestrado Profissional em Enfermagem Assistencial e do Programa de Mestrado Acadêmico em Ciências da Saúde da EEAAC/UFF. Coordenadora do Curso de Especialização em Gerência dos Serviços de Enfermagem da EEAAC/UFF. Diretora do Centro de Atenção e Investigação em Tuberculose e Doenças Pulmonares Professor Mazzine Bueno da UFF. Terceira Coordenadora Geral da Rede Internacional de Gestão do Cuidado – Organização Pan-Americana da Saúde;Organização Mundial da Saúde, OPS/OMS.

Belchior Gomes Barreto Neto

Mestre em Enfermagem da Universidade Estadual do Rio de Janeiro, UERJ. Especialista em Enfermagem Intensivista pela Escola de Enfermagem Aurora de Afonso Costa (EEAAC) da Universidade Federal Fluminense, UFF. Enfermeiro do CTI/UPO - INCA-HC-1. Enfermeiro da Unidade Coronariana – Instituto Nacional de Cardiologia, INC. Professor Adjunto do Curso Graduação e Pós-Graduação em Enfermagem Universidade Estácio de Sá. Membro do Departamento de Enfermagem da SOTIERJ – Representante da Regional Leste Fluminense.

Bianca Almeida do Vale

Graduada pela Universidade do Rio de Janeiro. Enfermeira do Programa Estadual de Transplantes, Atualmente no Setor de Qualidade, Coordenadora da Organização de Procura Órgãos Norte (OPO NORTE) desde 2014.

Bruno Leal Barbosa

Especialista em Enfermagem em Unidade de Terapia Intensiva. Especialista em Enfermagem em Urgência e Emergência. MBA em Gestão de Saúde e Administração Hospitalar. Instrutor do curso Advanced Trauma Care for Nurses (ATCN) pela Universidade de São Paulo, USP.Enfermeiro Rotina do CTI do Hospital de Força Aérea do Galeão. Professor Convidado da Universidade do Grande Rio (UNGRANRIO) nos Programas de Pós-Graduação em Urgência e Emergência, Enfermagem com Ênfase em Pacientes de Alta Complexidade e Enfermagem do Trabalho no Módulo Emergência. Membro do Departamento de Enfermagem da SOTIERJ – Representante da Regional Baixada Fluminense.

Carla de Sousa Faria Figueiredo

Mestre em Enfermagem pela Mestrado Profissional Enfermagem Assistencial da Escola de Enfermagem Aurora de Afonso Costa da Universidade Federal Fluminense, MPEA–EEAAC/UFF. Especialista em Enfermagem Cardiológica pela PROCEP/Pró-Cardíaco. Coordenadora da UTI Cirúrgica do Hospital Pró-Cardíaco. Membro do Grupo de Apoio e Sistematização da Integridade da Pele e Comissão de Padronização de Material Hospitalar do Hospital Pró-Cardíaco. Membro do Departamento de Enfermagem da SOTIERJ.

Marcos Antônio Gomes Brandão

Doutor em Enfermagem pela Universidade Federal do Rio de Janeiro, UFRJ. Mestrado em Tecnologia Educacional nas Ciências da Saúde pela UFRJ. Professor Adjunto da Escola de Enfermagem Anna Nery (EEAN) da UFRJ. Líder de Pesquisa do Grupo de Pesquisa Tecnologias e Concepções para a Sistematização da Assistência de Enfermagem, TECCONSAE. Pesquisador Colaborador do Grupo de Estudos em Aprendizagem e Cognição, GEAC.

Patrícia Veras Neves de Oliveira

Mestre em Ciências do Cuidado em Saúde pela Universidade Federal Fluminense, UFF. Especialista em Enfermagem de Alta Complexidade da Universidade do Grande Rio, UNGRANRIO. Especialista em Projetos Assistências pela Universidade Federal de Santa Maria. Intensivista do CTI do Hospital Universitário Clementino Fraga Filho (HUCFF) da Universidade Federal do Rio de Janeiro, UFRJ. Professora.

Rafaella Thais Souza Carvalho

Especialista em Enfermagem em Clientes de Alta Complexidade com Ênfase em CTI da da Universidade do Grande Rio, UNGRANRIO. Diretora Técnica Assistencial do Programa Estadual de Transplantes do Estado do Rio de Janeiro desde 2013.

Raquel de Souza Ramos

Doutora e Mestre em Enfermagem pela Universidade Estadual do Rio de Janeiro, UERJ. Especialista em Saúde do Adolescente do Hospital Universitário Pedro Ernesto (HUPE) da Universidade Estadual do Rio de Janeiro, UERJ. MBA em Gestão em Saúde Pública pela Fundação João Goulart. Especialista em Oncologia pela Sociedade Brasileira de Enfermagem Oncológica. Enfermeira da Coordenadoria de Enfermagem do HUPE e da Seção de Cirurgia Urológica do Instituto Nacional de Câncer José Alencar Gomes da Silva.

Renato França da Silva

Mestre em Enfermagem pela Escola de Enfermagem Anna Nery (EEAN) da Universidade Federal do Rio de Janeiro, UFRJ. Especialista em Gestão de Emergências em Saúde Pública pelo Hospital Sírio-Libanês/MS. Coordenador do Curso de Especialização de Enfermagem em Doenças Infecto Parasitárias do Instituto Nacional de Infectologia Evandro Chagas da Fundação Oswaldo Cruz (Fiocruz). Coordenador da Educação Permanente do Serviço de Enfermagem do INI/FIOCRUZ. Instrutor de Suporte Básico e Avançado de Vida – Centro de Treinamento Berkeley; Membro do Departamento de Enfermagem da SOTIERJ.

Roberto Carlos Lyra da Silva

Doutor em Enfermagem. Professor Associado da Universidade Federal do Estado do Rio de Janeiro, UNIRIO. Coordenador do Programa de Doutorado em Biociências (PPGENFBIO). Pesquisador Líder do Laboratório de Avaliação Econômica e de Tecnologias em Saúde (LAETS)-CNPq. Membro Colaborador da Rede Brasileira de Avaliação de Tecnologias em Saúde (REBRATS). Bolsista da FAPERJ e PROADISUS do Ministério da Saúde no MBA em Economia e Avaliação de Tecnologias em Saúde – Fundação Instituto de Pesquisa Econômica (FIPE) e Hospital Alemão Oswaldo Cruz (HAOC).

Silvia Maria de Sá Basílio Lins

Doutora em Enfermagem pela Escola de Enfermagem Anna Nery (EEAN) da Universidade Federal do Rio de Janeiro, UFRJ. Mestrado em Enfermagem pela Escola de Enfermagem Aurora de Afonso Costa (EEAAC) da Universidade Federal Fluminense, UFF. Enfermeira do Centro de Diálise do Hospital Universitário Antonio Pedro (HUAP) da Universidade Federal Fluminense, UFF. Professora Assistente do Departamento de Fundamentos de Enfermagem da Universidade Estadual do Rio de Janeiro, UERJ.

Simone Pereira Machado

Mestre em Enfermagem no Mestrado Profissional Enfermagem Assistencial da Escola de Enfermagem Aurora de Afonso Costa da Universidade Federal Fluminense, MPEA–EEAAC/UFF. Especialista em Educação Profissional na Área de Saúde: Enfermagem da Fundação Oswaldo Cruz (Fiocruz). Gerente de Enfermagem do Hospital Icaraí. Intensivista do CTI do do Hospital Universitário Clementino Fraga Filho (HUCFF) da Universidade Federal do Rio de Janeiro, UFRJ. Professora na Disciplina de Ensino Clínico e Teórico em Alta Complexidade - Graduação - Universidade Estácio de Sá. Professora Convidada da Pós-graduação de Enfermagem em Cuidados Intensivos da EEAAC/UFF. Membro do Departamento de Enfermagem da SOTIERJ - Representante da Região Leste Fluminense.

Tereza Cristina Felippe Guimarães

Doutora em Enfermagem pela Escola de Enfermagem Anna Nery (EEAN) da Universidade Federal do Rio de Janeiro, UFRJ. Especialista em Cirurgia Cardiovascular (Residência) pelo Hospital Universitário Pedro Ernesto (HUPE) da Universidade Estadual do Rio de Janeiro, UERJ. Coordenadora em Ventrículo Artificial pela Tampa General Hospital (EUA). Coordenadora de Enfermagem do Serviço de IC e Transplante Cardíaco – INC. Professora do Mestrado Profissional em Ciências Cardiovasculares – INC; Líder da Linha de Pesquisa em IC e Transplante Cardíaco do GPECIC.

Virgínia Januário

Doutora em Ciências pela Faculdade de Medicina da Universidade Federal do Rio de Janeiro, UFRJ. Mestre em Enfermagem na Escola de Enfermagem Alfredo Pinto (EEAP) da Universidade Federal do Estado do Rio de Janeiro, UNIRIO. Especialista em Terapia Intensiva pela Faculdade de Educação da Universidade Estadual do Rio de Janeiro, UERJ. Professora Adjunta da Universidade Federal Fluminense, UFF-Rio das Ostras; Área: Enfermagem em Cuidados Críticos. Membro do Departamento de Enfermagem da SOTIERJ – Representante da Regional Lagos.

Viviane Pinto Martins Barreto

Doutora em Ciências pela Universidade Federal do Estado do Rio de Janeiro, UNIRIO. Mestre em Enfermagem pela UNIRIO. Especialista em Terapia Intensiva na Escola de Enfermagem Aurora de Afonso Costa da Universidade Federal Fluminense, MPEA–EEAAC/UFF. Especialista em Enfermagem Dermatológica pela Universidade Gama Filho, UGF. Responsável pela Comissão Científica SOBENDE Regional Rio de Janeiro; Membro da Comissão de Prevenção Avaliação e Tratamento de Feridas do Hospital Universitário Antonio Pedro (HUAP) da UFF. Chefe da Unidade de Assistência Integrada de Enfermagem do HUAP/UFF.

Karina Chamma Di Piero

Mestre em Saúde da Mulher e da Criança da Fundação Oswaldo Cruz (Fiocruz). Especialista em Médico Cirúrgica MB da Universidade Federal do Estado do Rio de Janeiro, UNIRIO. Especialista em Enfermagem Dermatológica pela Universidade Gama Filho, UGF. Especialista em Estomaterapia pela Universidade Estadual do Rio de Janeiro, UERJ. Coordenadora da Comissão de Métodos Relacionados à Integridade da Pele (COMEIP) do Hospital Universitário Clementino Fraga Filho (HUCFF) da Universidade Federal do Rio de Janeiro, UFRJ. Professora Convidada da Enfermagem Anna Nery (EEAN) da UFRJ. Professora Convidada da Terapia Ocupacional da UFRJ. Preceptora da Residência Multiprofissional do HUCFF/UFRJ. Professora no Curso de Estomaterapia da UERJ.

Keroulay Estebanez Roque

Doutora em Ciências pela Universidade Federal do Estado do Rio de Janeiro, UNIRIO. Enfermeira da Coordenação de Educação Permanente do Hospital Universitário Clementino Fraga Filho (HUCFF) da Universidade Federal do Rio de Janeiro, UFRJ. Membro do Núcleo de Segurança do Paciente do HUCFF/UFRJ. Supervisora do Monitoramento de Desfecho do Estudo Longitudinal de Saúde do Adulto (ELSA) Fundação Oswaldo Cruz (Fiocruz)..

Liana Amorim Corrêa Trotte

Doutora em Enfermagem pela Universidade Estadual do Rio de Janeiro, UERJ. Mestrado em Enfermagem pela UERJ. Professora Adjunta do Departamento de Metodologia de Enfermagem da Escola de Enfermagem Anna Nery (EEAN) da Universidade Federal do Rio de Janeiro, UFRJ. Pesquisadora na Área de Cuidados Paliativos, Doenças Crônicas no Adulto e Insuficiência Cardíaca.

Lígia Neres Matos

Mestre em Enfermagem pela Escola de Enfermagem Anna Nery (EEAN) da Universidade Federal do Rio de Janeiro, UFRJ . Enfermeira Especialista em Cirurgia Cardiovascular pela Universidade Federal do Estado do Rio de Janeiro, UNIRIO. Coordenadora de Ventrículo Artificial pela Sharp Memorial Hospital (EUA). Coordenadora de Transplante e do Processo Cirúrgico Assistencial do Hospital Pró-Cardíaco.

Lucas Rodrigo Garcia de Mello

MBA Executivo em Saúde. Especialista em Gestão da Qualidade dos Serviços de Saúde pelo Instituto de Ensino e Pesquisa (IEP) do Hospital Israelita Albert Einstein, HIAE. Especialista em Acreditação Hospitalar pela Universidade Federal de Minas Gerais, UFMG. Especialista em Terapia Intensiva pela Universidade Estadual do Rio de Janeiro, UERJ. Gerente de Segurança do Paciente na Empresa Epimed Solutions. Avaliador em Metodologia de Acreditação em Saúde. Professor do curso: MBA Gestão e Administração Hospitalar. MBA em Auditoria dos Serviços de Saúde e MBA. Executivo em Acreditação Hospitalar. Membro do Departamento de Enfermagem da SOTIERJ.

Carolina Corrêa Pinto de Farias

Mestre em Enfermagem pela Escola de Enfermagem Alfredo Pinto (EEAP) da Universidade Federal do Estado do Rio de Janeiro, UNIRIO. Especialização em Terapia Intensiva Adulto Idoso pela Escola de Enfermagem Aurora de Afonso Costa da Universidade Federal Fluminense, MPEA–EEAAC/UFF. Enfermeira Supervisora das Unidades de Terapia Intensiva do Hospital Copa Star/Rede D'Or.

Cristiana Dias Silveira

Mestre em Enfermagem pela Universidade Federal do Rio de Janeiro, UFRJ. Especialista em Cardiologia pela UFRJ. Pós-Graduada em Administração Hospitalar pela Faculdade São Camilo. Pós-Graduada em Processos Educacionais na Saúde – Metodologias Ativas de Ensino pelo Instituto de Ensino e Pesquisa (IEP) do Hospital Sírio-Libanês, HSL. Assessora da Coordenação Assistencial do Instituto Nacional de Traumatologia e Ortopedia – INTO/MS. Coordenadora Científica do Centro de Treinamento Berkeley. Facilitadora e Instrutora dos Cursos de Suporte Básico e Avançado de Vida da American Heart Association.

Flávia Giron Camerini

Doutora em Enfermagem pela Universidade Estadual do Rio de Janeiro, UERJ. Professora Adjunta do Departamento de Enfermagem Médico Cirúrgico da Faculdade de Enfermagem da UERJ. Membro do Grupo de Pesquisa: "Tecnologias em Saúde e Enfermagem no Contexto da Segurança do Paciente em Ambiente Hospitalar."

Ingrid Régia Lopes Jerônimo

Doutoranda em Enfermagem pela Universidade Federal do Rio de Janeiro (UFRJ) com Período na Escola Superior de Enfermagem de Coimbra. Mestre em Enfermagem, UFRJ. Especialista em Enfermagem do Trabalho pela Universidade Estadual do Rio de Janeiro, UERJ. Enfermeira do CTI do Hospital Universitário Clementino Fraga Filho, HUCFF/UFRJ.

Joyce Martins Arimatéa Branco Tavares

Mestre e Doutora em Enfermagem pela Enfermagem Anna Nery (EEAN) da Universidade Federal do Rio de Janeiro, UFRJ. Enfermeira Especialista em Anatomia Humana e Nefrologia pela EEAN/UFRJ. Enfermeira do Serviço de Nefrologia do Hospital Universitário Antonio Pedro (HUAP) da Universidade Federal Fluminense, UFF. Professora Assistente do Departamento de Fundamentos de Enfermagem da Universidade Estadual do Rio de Janeiro, UERJ. Professora do Curso de Enfermagem da UNIABEU;

Juliana Faria Campos

Doutora em Enfermagem pela Universidade Estadual do Rio de Janeiro, UERJ. Professora Adjunta do Departamento de Enfermagem Fundamental da Enfermagem Anna Nery (EEAN) da Universidade Federal do Rio de Janeiro, UFRJ. Coordenadora do Laboratório de Simulação Realística do Centro de Ciências da Saúde da UFRJ. Membro do Departamento de Enfermagem da SOTIERJ – Representante da Regional Serrana.

Dedicatórias

Dedico esta obra aos meus filhos, minha inspiração, João Arthur, Ana Carolina e Maria Clara; a Carla, minha esposa, companheira e incentivadora; aos meus pais, Antonio e Vera, minhas maiores lições de vida; e a todos os amigos, profissionais da enfermagem e acadêmicos, espero que de alguma forma possa contribuir para o nosso empoderamento e desenvolvimento profissional.

Tony de Oliveira Figueiredo

Dedico a esta obra a todos os profissionais e estudantes Enfermagem, que escolheram essa profissão nobre para dedicar os seus conhecimentos em prol da vida e do cuidado. Agradeço ao grupo de enfermeiros que realizaram esta obra em prol da Enfermagem e do fortalecimento do Departamento de Enfermagem da SOTIERJ.

Rodrigo Francisco de Jesus

Dedico esta obra a todos os Professores e colegas de minha formação, aos Enfermeiros, Técnicos e Auxiliares de Enfermagem, aos colegas da Docência, aos Estudantes de Graduação e Pós-Graduação que comigo conviveram, convivem e conviverão, contribuindo com minha evolução profissional e pessoal na Enfermagem. Sou grata por todo aprendizado.

Francimar Tinoco de Oliveira

Dedico este projeto ao meu marido, Luís Henrique e ao meu filho, Bento, que ainda no ventre participou ativamente nesse processo de construção. Aos meus pais, Eládio e Lúcia Moreira que me ensinaram a importância do conhecimento como chave de sucesso para o desenvolvimento profissional. E ainda a todos os colegas enfermeiros intensivistas pelas batalhas vividas diariamente em prol de uma assistência de Enfermagem de qualidade.

Ana Paula Amorim Moreira

A Deus, que iluminou todo o meu caminho e me concedeu o dom do cuidar; à minha amada filha, Maria Fernanda; a Jorge, meu marido, pelo carinho e apoio; aos meus pais, José Carlos e Rute, pelos ensinamentos; a experiência de uma produção compartilhada; e aos profissionais com quem convivi nesses espaços ao longo desses anos e que fazem com que suas vidas sirvam para ajudar várias outras vidas.

Carla Cristina Guimarães Lima

Prefácio

Ao olharmos para história da enfermagem, é inegável observarmos o quanto ela evoluiu com o passar do tempo. Partimos de uma prática na idade antiga, em que o cuidado tinha uma forte influência dos deuses, e a assistência aos doentes era uma prática, essencialmente feminina. Fortalecemo-nos quando Florence Nightingale, fundadora da enfermagem moderna, preconizou que a enfermagem era uma arte, e que necessitava de capacitação técnico-científica. Hoje, passados muitos anos, no cotidiano das nossas unidades, não concebemos mais prestar os cuidados que não estejam fundamentados em evidências científicas e seguras.

Diante disso, confesso que, ao aceitar escrever o prefácio do livro *Terapia Intensiva – Abordagens Atuais do do Enfermeiro,* SOTIERJ, foi uma grande satisfação, porém também uma grande inquietude.

Uma grande satisfação, uma vez que um livro sempre é uma oportunidade de troca, de aprendizado, de gerar conhecimento, de experimentar novas práticas e saberes, sobretudo ao ler um livro nos abastecemos de esperança em uma assistência de enfermagem mais científica e mais humana.

Minha inquietude vem da necessidade de os enfermeiros mudarem alguns cenários, de reverem alguns métodos, de ocuparem alguns espaços dentro da área da saúde, que farão diferença para os pacientes e seus familiares. Precisamos estar atentos às mudanças impostas à saúde do país, e as Unidades de Terapia Intensiva não estão à margem desse contexto.

Terapia Intensiva – Abordagens Atuais do do Enfermeiro nos oportuniza um grande aprendizado. No decorrer de cada capítulo, o leitor dialogará com os autores, como grandes colegas, em uma leitura ímpar e privilegiada.

Este não é um livro de prateleira e nem de cabeceira. Certamente, é um livro de vivência, de mudança, escrito por enfermeiros e enfermeiras que vivenciam a prática no dia a dia do trabalho. Sendo assim, aproveito para parabenizar os autores e organizadores e, como leitora, tenho toda certeza de que *Terapia Intensiva – Abordagens Atuais do Enfermeiro* norteará a melhor assistência a muitos dos nossos pacientes.

Nára Selaimen Gaertner de Azeredo

Presidente do Departamento de Enfermagem da AMIB

Coordenadora de Enfermagem da UTI do Hospital Nossa Senhora da Conceição/GHC

Doutora pelo programa de Pós-graduação em Saúde da Criança e do Adolescente – FAMED/UFRGS

Apresentação

"Conheça todas as teorias, domine todas as técnicas, mas ao tocar uma alma humana, seja apenas outra alma humana."
Carl Gustav Jung

Temos orgulho e prazer em apresentar *Terapia Intensiva – Abordagens Atuais do Enfermeiro*, uma obra que realizamos à frente do Departamento de Enfermagem da Sociedade de Terapia Intensiva do Estado do Rio de Janeiro (SOTIERJ), que contou com o incentivo e apoio do Dr. Flávio Eduardo Nácul, Presidente da gestão 2016-2017, que admiramos enquanto pessoa pela humildade e como profissional pelo conhecimento. Dr. Flávio Nácul, agradecemos a oportunidade de interdisciplinaridade em sua gestão.

O Departamento de Enfermagem se empenhou em estar próximo, tanto da comunidade científica quanto da assistencial, e aproximá-las. Realizamos oito Reuniões Científicas e seis cursos, fomos precursores do 1° Simpósio Carioca de Enfermagem em Terapia Intensiva, e agora culminamos com a presente publicação. Caminhamos em direção ao nosso grande objetivo: disseminação do conhecimento e desenvolvimento técnico-cientifico dos profissionais do nosso estado, contribuindo para ações assertivas, seguras e de qualidade na assistência ao paciente crítico e de Alta Complexidade.

Iniciamos a apresentação de *Terapia Intensiva – Abordagens Atuais do Enfermeiro* convidando-o a ser o protagonista na assistência ao paciente crítico e de alta complexidade, e também a ser líder no desenvolvimento de uma equipe de alta performance, construída sobre bases sólidas: boas práticas, segurança do paciente, gestão e sustentabilidade.

O livro está dividido didaticamente em duas partes, Parte 1 – Abordagens Gerenciais e Parte 2 – Abordagens Assistenciais, embora no decorrer da leitura, assim como na prática assistencial, esses conteúdos se entrelacem e conversem entre si. Selecionamos 21 temas e convidamos especialistas, nomes de destaque na terapia intensiva, que se empenharam em pesquisar e elaborar um manuscrito atualizado, coerente com a prática diária, mas, sobretudo, muito bem fundamentado.

Não se teve a intenção de esgotar os temas, mas destacar a pontos importantes da assistência de Enfermagem em Terapia Intensiva. Acreditamos que esta publicação será valiosa no empoderar da Enfermagem Intensivista e no incentivar do cuidado holístico, humanístico, seguro e de qualidade.

Tony de Oliveira Figueiredo
Rodrigo Francisco de Jesus
Francimar Tinoco de Oliveira
Ana Paula Amorim Moreira
Carla Cristina Lima Guimarães

Sumário

PARTE 1 – ABORDAGENS GERENCIAIS

PARTE

1 Abordagens Gerenciais

CAPÍTULO

1 Competências e Formação do Enfermeiro Intensivista

Patrícia Veras Neves de Oliveira

Introdução

Ser enfermeiro intensivista constitui, sem dúvida, uma especialidade desafiadora e instigante para o desenvolvimento da competência profissional. O trabalho na Unidade de Terapia Intensiva (UTI) tem uma peculiaridade que exige do enfermeiro o constante aprimoramento, visando uma assistência eficiente no "fazer/cuidar" correto e eficaz. Aliás, a qualidade e segurança têm sido uma meta mundial nas instituições de saúde e motivo de discussão, em razão desse processo ainda revelar um modesto andamento.[1] No entanto, o mercado de trabalho tem procurado profissionais com capacidade de identificar e enfrentar problemas, e que demonstrem competências para responder com propriedade as demandas do serviço[2] exigindo excelência profissional, no uso dos recursos disponíveis, no mínimo risco ao paciente, no alto grau de satisfação dos usuários e, que considere os aspectos sociais envolvidos nesse processo do cuidar.[3]

Nesse sentido a competência e formação do enfermeiro intensivista tange ser uma temática relevante, em razão do seu cunho provocativo às instituições acadêmicas, bem como aos próprios profissionais que vivenciam nessa especialidade. Constata-se que a UTI é um campo especializado que atrai os profissionais de enfermagem.[4] O mercado de trabalho tem procurado enfermeiros proativos e tem exigido como requisito básico a competência profissional. Os usuários também estão mais atentos aos seus direitos e, permeiam facilmente pela tecnologia da informação, o que deve ser também um fator de busca pela excelência pelo enfermeiro.[5]

Infere-se que hospitais consideram os atributos da administração, prática profissional e desenvolvimento pessoal, quando pensam na qualidade da assistência.[4] No entanto, estudiosos concluíram que organizações e profissionais que buscam competência, começam a falhar quando essa definição não está clara.[5-7] Por conseguinte, nas últimas décadas as UTI tem passado por avanços, em razão da alta evolução científica e tecnológica, configurando um setor extremamente especializado, o que implica na necessidade de que os enfermeiros estejam adequadamente preparados, do contrário, falhas na sua competência podem ser uma constatação perturbadora que oferece riscos ao paciente.[8]

Sobre isso, este capítulo traz uma reflexão a partir de uma pesquisa bibliográfica, articulando a formação do enfermeiro intensivista e as competências necessárias para seu desempenho de alta performance.

Tópicos Abordados

- O caminho da Formação do Enfermeiro Intensivista
- Níveis de Competência vivenciados pelo Enfermeiro Intensivista
- Desempenhando a Competência no Campo Prático

▶ O Caminho da Formação do Enfermeiro Intensivista

Ter noção sobre competência possibilita aos enfermeiros serem capazes de refletir e agir criticamente, se posicionarem como sujeitos construtores do conhecimento na, com a, e para a prática profissional nas dimensões da enfermagem.[5] Tratar de competência tem sido uma obsessão em muitas organizações, e dentro do campo da saúde não é diferente. A identificação dos domínios cognitivo, psicomotor e afetivo, conhecidos como conhecimento, habilidades e atitudes (CHA) passaram a constituir como fatores imprescindíveis no indivíduo, caracterizando o sucesso do seu trabalho.[7,9]

O CHA pode ser discriminado dentro da seguinte perspectiva: o conhecimento sendo àquele que aprende a aprender e tem a consciência de que se aprende constantemente, é curioso e tem espírito pesquisador, intercambia, aplica e utiliza esses conhecimentos.[7,10] A habilidade se configura na capacidade de trabalhar em equipe, instituir um bom relacionamento interpessoal e favorece essa rede de relacionamento, valorizando a comunicação, liderança e *coaching*, a motivação, a facilitação, a gestão de conflitos, trabalha de forma sistêmica e com capacidade de síntese. E, atitudes têm o enfoque nos resultados, metas e objetivos, tem espírito de mudança e melhoria contínua, espírito empreendedor. Tem inconformismo com o *status quo*, é criativo e inovador, participativo e envolvido nos propósitos, bem como tem flexibilidade e jogo de cintura, os quais são fundamentais para dimensões de trabalho características do enfermeiro intensivista.[7]

Nesse sentido, a competência vem migrando os seus conceitos de ter requisitos para ocupar funções, para a busca por um perfil profissional desejado, que execute uma função, para a capacidade de manejar e antecipar situações de forma rápida e eficiente, valorizando a atuação profissional, isto é, migrando da estrutura formal relacionada com diplomas, cargos e divisão do trabalho, para características pessoais dos funcionários; ter conhecimento e destreza técnica, capacidade de organização, dedicação, humanização a possibilidade de saber agir de modo responsável e reconhecido, trabalhar de forma humanizada.[2,7,9,11,12]

Em uma análise mais crítica, já se pensa que a competência tem um enfoque pouco instrumental quando se atém ao CHA, pois não é garantia de que o indivíduo agregará valor à organização, assim nesta perspectiva a competência deve estar relacionada também com o conceito de entrega, sua capacidade de entregar-se à organização. São pessoas que agem como agentes de transformação de conhecimentos, habilidades e atitudes em competência entregue à organização, ou seja, os seus atos, valores são agregados à organização, de forma que esses valores melhoram os processos e introduzem tecnologias, ou seja, trata-se de uma competência que resulta em produtos para a organização.[6] Nessa perspectiva os programas de desenvolvimento das instituições de saúde devem instituir estratégias que possibilitem capacitar, desenvolver e engajar seus funcionários para conseguir uma boa performance técnica e comportamental, garantindo a qualidade segurança assistencial.[13]

Ao observar um enfermeiro com alta performance é preciso entender que existe uma trajetória para alcançar esse perfil de sucesso profissional. A aprendizagem ao logo dos anos vem sendo ressignificada, isso porque o aprendizado é constituído ao longo da vida, e entender como se aprende fundamentar o indivíduo para melhores práticas. Pensando na formação de conhecimento, a teoria interacionista ou construtivista se destaca pela interação entre o sujeito e o objeto, nas motivações internas, conhecimentos prévios, há o incentivo em espelhar-se na atuação de pares (os mais experientes) e a vivência no ambiente de aprendizado para a construção da aprendizagem. Apenas conhecer e repetir uma ação não se configura um aprendizado. Há ativa procura de informações e o professor/instrutor orienta, facilita, media o aprendiz, e as falhas passam a ser insumos para aprendizado e não algo a ser escondido ou punitivo.[9]

Hoje é comprovado que algumas pessoas têm mais predisposição para aprender algumas coisas em relação a outras, uma inclinação para o aprendizado, referida como "domínio privilegiado"[9] ou no campo profissional "performance".[14] Assim, alguns se destacam em relação a outros, eles têm uma perspicácia, intuição, um talento sobre o que exercem de forma que, muitas vezes, não conseguem verbalizar exatamente a sua forma de raciocínio e conduta. Eles conseguem lidar com situações de incerteza, singulares e conflitos de maneira exemplar. Nessa reflexão, estudiosos concluíram que não é possível ensinar a ter performance e sim instruir o outro a fazer relações entre experiências, meios e métodos empregados e resultados alcançados.[14,15] No entanto, as estratégias de aprendizagem podem potencializar o profissional naquilo que ele tem facilidade e também subsidiá-lo para adquirir a alta performance numa área na qual não se tem domínio.[9,14,15]

Em outras palavras, é preciso estar aberto à aprender a aprender, isso significa analisar suas facilidades e dificuldades, a forma de conhecer, para desenvolver possibilidades pessoais e profissionais, de comunicação, tendo prazer em compreender, conhecer e descobrir. Como também precisa aprender a fazer, enxergar por si e à sua medida, a agir considerando a possibilidade de baixo risco ao paciente, tendo o intuito de desenvolver habilidades e novas aptidões, sendo preparado para o enfrentamento do novo que se apresenta no cotidiano; dando sentido à teoria na prática reflexiva, gerando atos de alta performance.[10]

▶ Níveis de Competência Vivenciados pelo Enfermeiro Intensivista

Contudo, há diferenças e semelhanças no processo de aprendizagem entre o enfermeiro experiente na UTI, do novato. Isso porque os ambientes de aprendizagem são sistemas interligados que deveriam dialogar com as necessidades de aprendizagem dos educandos, promovendo aprendizagens significativas; o conhecimento relevante; favorecendo a construção de padrões de informações contextualizadas; e nem sempre o novato tem visão do contexto, maduro o suficiente, para interligar as informações trazidas ante a situações-problema, as quais devem ser revertidas como disparadores da aprendizagem, ou seja, o potencial de permitir a explicação do conhecimento já sabido, a identificação de necessidades de aprendizagens e a mobilização de uma atitude favorável para aprender.[9,16]

Nessa linha de raciocínio, alguns estudiosos preocuparam-se em saber o tempo que o enfermeiro precisa vivenciar em uma UTI para que os seus conhecimentos se aproximem ao dos mais experientes, assim despertaram que existe uma falta de profundidade do conhecimento desses enfermeiros para o trabalho nesta especialidade e que é preciso em torno de 2 anos após o seu ingresso para que o seu conhecimento se aproxime ao dos veteranos,[8] já outros trouxeram 1 ano para que o enfermeiro realize com mais segurança as atividades e cuidados complexos característicos da UTI,[17] porém alguns autores discordam em definir o tempo necessário para que o enfermeiro esteja pronto para atuar na UTI.[18,19]

Sobre isso Benner[15] entendeu que o enfermeiro vivencia diferentes níveis de competência, sendo elas: novato; novato avançado; competente; proficiente e perito, e associou a evolução destes níveis à medida que o conhecimento, experiências e visão do contexto o tornam capazes e acrescentou que, nem sempre o enfermeiro se dá conta dessa progressão. Para tal, concluiu-se que o enfermeiro novato envolve riscos, da mesma maneira que um principiante piloto de avião não sobreviveria em uma situação de urgência. Sob essa mesma preocupação, estudiosos concluíram que a incorporação de um enfermeiro novato em uma UTI sem formação necessária para este cargo, confere risco ao paciente e, que é preciso medidas educativas para minimizá-los.[16]

Ao começar, o indivíduo quando novato, é notória sua dependência em ter como referência de aprendizado um profissional mais experiente na área na qual debuta. Nessa fase o profissional ainda não tem a capacidade de filtrar as informações, estabelecendo prioridades. O novato avançado começa a ter visibilidade das situações, sendo possível perceber, por meio das comparações que ele faz, a partir de experiências comuns anteriores. O indivíduo competente já tem subsídios para planejar o cuidado, pode contar em torno de 2 a 3 anos de experiência, em situações cotidianas similares, tem perspectiva de planejamento. Nessa fase existe um comprometimento maior, inclusive para decisões que envolvam riscos, no entanto, suas responsabilidades não estão totalmente independentes da posição de um profissional mais experiente.[15,20]

Já o proficiente demonstra um nível mais profundo de compreensão do contexto, torna-se mais responsável pelas decisões tomadas, e suas experiências subsidiam suas decisões. Por fim, o perito tem subsídios que contribuem na sua intuição para decidir sobre o cuidado e sobre o contexto de trabalho apresentado. O seu desempenho é fluido, complexo e eficaz, sabe quando, como, onde e porque deve usar o conhecimento acumulado ao longo de sua experiência profissional.[15,20] Dentro da concepção de competência, interpreta e atua demonstrando sua arte de conduta, sua alta performance.

Pensando na aprendizagem baseada numa prática reflexiva, Schön[14] descreveu que a mobilização de saberes para o enfrentamento de problemas e imprevistos vivenciados no trabalho revela a performance profissional, e esta pode ser tão subjetiva; que ainda que se tente expressar verbalmente atos, não seria possível traduzir a lógica do raciocínio. Fazendo uma analogia ao raciocínio de Benner,[15] é preciso entender que o enfermeiro na progressão do nível competente a perito vai cada vez mais tendo domínio das dimensões e dinâmica do seu trabalho, não se prendendo a racionalidade técnica, e sim se torna mais capaz de tratar das situações não previsíveis. Aliás, isso é peculiar, na prática do enfermeiro intensivista, seriam essas as situações conhecidas como zonas indeterminadas; situações adversas da profissão que exigem ações rápidas e seguras, que geram credibilidade ao profissional configurando um profissional de alta performance, àquele que revela um talento artístico na profissão uma capacidade de raciocínio e ação, as quais foram amadurecidos a partir do caminho intelectual do enfermeiro e da vontade de aprender, mudando sua percepção e atos frente às situações apresentadas.[2,14,15,21-23]

▶ Desempenhando a Competência no Campo Prático

A questão é: como chegar a esse nível, ser competente a ponto de ter atributos de perito, ser um enfermeiro intensivista de alta performance? Talvez, esse questionamento não tenha uma resposta fechada, mas estudiosos têm se aproximado frente aos resultados de seus estudos e pesquisas.

Sobre isso, ser competente está atrelado a viver em formação permanente que é permitir-se ao movimento intrínseco, crítico e reflexivo que demonstre seu compromisso pessoal com um aprendizado que gere mudanças de atitudes para o seu melhor agir.[24,25] E o perfil do profissional competente envolve àquele que desempenha um papel relevante ante uma ocupação/profissão; ser considerado um modelo de referência para formação de futuros profissionais; ter atuação prática na especialidade;[9] se disponibiliza para investigação, pesquisa; valoriza uma comunicação adequada;[26] se preocupa em engajar a equipe;[27] percebe na educação permanente a articulação entre a tríade indivíduo (paciente e profissional), serviço e instituição como uma rede rica em oportunidades de aprendizagem;[28] e busca pela qualidade e segurança da assistência.[29]

No entanto, a gestão por competência ainda tem sido uma ferramenta debutando nas organizações de saúde, sendo necessário que gestores e enfermeiros busquem conhecimentos relacionados com esse tipo de gestão, que é desafiada frente ao agravante em que a maioria dos enfermeiros não está preparada para aceitar outro tipo de gestão, além da estrutura clássica, vivenciada há muitos anos na enfermagem; caracterizada pela fragmentação das atividades, a impessoalidade nas relações, a centralização do poder e na rígida hierarquia.[30] Nesse ponto de vista, é preciso que o enfermeiro se dê conta que desconstruir e construir conceitos, podem contemplar a sua atuação profissional e o aprender a aprender, o aprender a fazer, o aprender a conviver e o aprender a ser, vem à tona como eixos básicos para sua formação.[10]

Nesse sentido reforça-se a necessidade de educação permanente na UTI, sendo uma exigência indispensável ao enfermeiro intensivista.[21,23] Paralelamente, o enfermeiro precisa registrar suas experiências, ter cunho pesquisador, dessa forma dando-lhe maior percepção do seu crescimento profissional e subsidiando outros enfermeiros em experiências semelhantes.[15,20] Ele precisa compartilhar o conhecimento com pares, estudantes e especialistas, utilizar plataformas virtuais abrindo oportunidades reais para uma maior customização da aprendizagem. Bem como, ele precisa amadurecer para a compreensão sobre "o erro", devendo ser insumo para a aprendizagem revelando distintas premissas ou confusões, inconsistências e incompletudes que precisam ser especificamente identificadas. Sendo abordado de forma respeitosa, com atitude de investigação e suporte, para seleção de estratégia mais adequada à natureza de sua ocorrência.[9]

Um dos desafios que fazem parte da trajetória de competência do enfermeiro é conhecer todo o serviço, tarefas associadas ao cargo, missão institucional. Assim, é preciso que aprofunde o conhecimento quanto ao universo organizacional, descortinando as atividades do enfermeiro gerente à coparticipação da equipe nos processos, sustentando a ação gerencial, que não deve ser restrito à supervisão e execução de procedimentos. Dessa forma, as atitudes e comportamentos devem estar relacionados, não apenas com formação técnica do enfermeiro, mas como dinamiza os aspectos relacionais no ambiente do trabalho. Os processos educativos em serviço devem estar em consonância com o interesse de todos os envolvidos, e o enfermeiro deve saber negociar com as diferentes categorias profissionais, articular as demandas da política institucional, administrar a situações de conflito, negociar as oposições e encaminhar resoluções assertivas sustentando as ações gerenciais num ambiente de trabalho com o mínimo de insatisfação no contexto de trabalho.[2,4]

Os conflitos estão sempre presentes, sendo importante o enfermeiro estudar e discutir o gerenciamento de conflitos para o desenvolvimento e crescimento organizacional.[2] É preciso aprender a enxergar o outro, desenvolver-se de forma cooperativa,[31] o apoio social estabelecido nas comunicações interfere positivamente na segurança do paciente.[32, 33] Muito além de capacitar profissionais de saúde com competência técnica especializada é necessário desenvolver pessoas comprometidas com o processo de gestão que exige de criatividade, inovação, intuição, capacidade de se relacionar e gerenciar conflitos, mantendo-se atualizado, visto que o ambiente de trabalho é um movimento de idas e vindas.[2]

Outrossim, quando a comunicação flui no trabalho em equipe, possibilita ações em complementaridade, tarefa grupal rumo a um projeto comum, em consenso, reconhecimento e reciprocidade. Uma equipe torna-se coesa quando os membros sentem-se responsáveis pelo sucesso da equipe e visualizam-se como parte integrante da organização,[12] deixam de ser simplesmente membros da equipe se tornando colaboradores técnicos.[22] O enfermeiro é motivador e inspirador ao grupo, propicia o engajamento, ajudando no crescimento profissional, liderando de forma justa, incorporando as boas ideias levantadas pelos colaboradores, gerando oportunidades para novas atribuições e competências, dando sentido às medidas de treinamento; propiciando no discurso dos colaboradores o orgulho do que faz, credibilidade na gestão,[27] fazendo um diferencial no resultado do trabalho, repercutindo na estrutura organizacional.[30]

Nesse seguimento, tangem medidas educativas e dinâmicas, na dimensão individual, grupal e institucional. No individual, na busca do autoconhecimento, visto que a existência de emoções e sentimentos negativos pode bloquear ou dificultar o uso das habilidades pessoais para o enfrentamento de problemas. Na dimensão grupal, o investimento do grupo em exercitar a aprendizagem coletiva e análise ampliada das situações-problema, identificando recursos alternativos, sentimentos emergentes explícitos e implícitos que permeiam o campo grupal. O processo grupal contribui para construção coletiva de estratégias de enfrentamento das cargas de trabalho e dos processos de desgaste, isto é, do sofrimento acarretado pelo trabalho, potencializando a saúde. Na dimensão institucional como investimentos na mudança de filosofia, da estrutura organizacional e das políticas de gerenciamento de pessoal, para sustentação da proposta do trabalho em equipe.[12]

Considerações Finais

Desenvolver competências no âmbito da UTI não é fácil. Envolve dimensões relacionadas com o conhecimento, gestão, liderança, educação permanente, trabalho em equipe, comunicação e tantas outras dimensões que delongariam de mais discussões. Vale declarar que as aptidões pessoais para desenvolver competências são relevantes, mas como descrito no trajeto deste capítulo, o aprendizado não acontece sozinho, ele demanda de experiências e de pessoas, os quais valem trazer com apresso os pacientes, os pares (enfermeiros e multiprofissionais) e colaboradores (equipe de enfermagem). O fato é que pensar em competência em UTI demanda de total associação à qualidade da assistência e segurança do paciente e os inúmeros desafios enfrentados no cotidiano devem ser encarados como potencializadores de aprendizado e competências.

Referências Bibliográficas

1. Dixon-woods M, Baker R, Charles K, Dawson J, Jerzembek G, Martin G, et al. Culture and behavior in the English National Health Service: overview of lessons from a large multimethod study. BMJ Qual. Saf. [Internet] set. 2013 [acesso em 2016 dec 10]; 1-10. Disponível em: http://qualitysafety.bmj.com/content/early/2013/08/28/bmjqs-2013-001947.
2. Camelo SHH, Rocha FLR, Chaves LDP, Silva VLD, Soares MI. Competências profissionais e estratégias organizacionais de gerentes de enfermagem. Ciencia y Enfermería. [internet] 2016 apr [acesso em10 dez 2016]; 22(1): 75-86. Disponível em: http://www.scielo.cl/scielo.php?script=sci_arttext&pid=S071795532016000100007&lnq=es&nrm=iso.
3. Kurgant P, Tronchin DMR, Melleiro MM. A construção de indicadores de qualidade para a avaliação de recursos humanos nos serviços de enfermagem: pressupostos teóricos. Acta Paul Enferm. [internet] 2006 [acesso em 2016 dec 1]; 19(1): 88-91. Disponível em: http://www.scielo.br/pdf/ape/v19n1/a14v19n1.pdf.
4. Balsanelli AP, Cunha ICKO. Liderança do enfermeiro em unidade de terapia intensiva e sua relação com ambiente de trabalho. Rev. Latino-Am. Enfermagem. [internet] 2015 jan-fev. [acesso em 12 dez 2016]; (23a): 106-13. Available from: http://www.scielo.br/pdf/rlae/v23n1/pt_0104-1169-rlae-23-01-00106.pdf
5. Ferreira JCOA, Kurgant P. Capacitação profissional do enfermeiro de um complexo hospitalar de ensino na visão de seus gestores. Acta Paul Enferm. [internet] 2009 Feb [acesso em 2016 dec 11]; 22 (1): 31-36. Disponível em: http://www.scielo.br/scielo.php?script=sci_arttext&pid=S0103210020090001000005&lng=en&nrm=iso.
6. Dutra JS. Competências: conceitos e instrumentos para a gestão de pessoas na empresa moderna. São Paulo: Atlas; 2013. 206 p.

7. Chiavenato I. Desempenho humano nas empresas: como desenhar cargos e avaliar o desempenho para alcançar resultados. 6. ed. Barueri (SP): Manole; 2009. 184p.
8. Ferreira JCOA, Kurcgant P. Capacitação profissional do enfermeiro de um complexo hospitalar de ensino na visão de seus gestores. Acta Paul Enferm [internet] 2009 [acesso em 12017 jan 12]; 22 (1): 31-6. Disponível em: http://www.scielo.br/pdf/ape/v22n1/a05v22n1.pdf.
9. Labeau S, Chiche J, Blot S. Pós-registration ICU nurses education: Plea for a European curriculum. Int J Nurs Stud [internet] 2012 [acesso em 2017 jan 22]; 49 (2): 127-8. Disponível em: https://secure.jbs.elsevierhealth.com/action/showCitFormats?pii=S0020-7489%2811%2900300-2&doi=10.1016%2Fj.ijnurstu.2011.07.014&code=ns-site.
10. Lima VV, Padilha RQ. Estratégias na Educação. In: Siqueira ILCP, Petrolino HMBS, organizadores, Sallum AMC. Modelo de desenvolvimento de profissionais no cuidado em saúde. Atheneu. São Paulo: Atheneu; 2013. p. 11-21.
11. Delors, J, In'am Al-Mufti, Amagi I, Carneiro R, Fay C, Geremek B, et al. Educação: um tesouro a descobrir. São Paulo: Cortez; 2003.
12. Silva R. Auto e heteroavaliação da performance dos enfermeiros no serviço de cardiologia médico-cirúrgica do hospital Dr. Nélio Mendonça. [dissertação] [Internet]. Lisboa: Universidade Autónoma de Lisboa, 2012. [acesso em 6 nov. 2016]. Disponível em: http://repositorio.ual.pt/bitstream/11144/1923/1/Disserta%C3%A7%C3%A3o%20Ricardina%20Silva%20PDF.pdf.
13. Peduzzi M, Leonello VM, Ciampone MHT. Trabalho em equipe e prática colaborativa. In: Lima AFC, et al; Coordenação Kurgant P. 3. ed. Rio de Janeiro: Guanabara Koogan; 2016. p. 103-114.
14. Siqueira ILC, Petrolino HMBS, editores. Modelo de desenvolvimento de profissionais no cuidado em saúde. São Paulo: Atheneu; 2013. p. 163.
15. Schön, D. Educando o profissional reflexivo: um novo design para o ensino e a aprendizagem. Porto Alegre: Artmed; 2000. 256 p.
16. Benner P. De iniciado a perito: excelência e poder na prática clínica de enfermagem. Coimbra: Quarteto; 2001.
17. Alonso-Ovies AJ, García-Gálvez M, Velayos-Amo C, Bugo-Huertas S, Álvarez-Morales A. Usefulness of failure mode and effects analysis to improve patient safety during the process of incorporating new nurses in an intensive care unit. Medicina Clinica [internet] 2010 jul. [acesso em 12 nov 2016]; 35 (supl. 1): 45-53. doi:10.1016/S0025-7753(10)70020-8.
18. Long DA, Young J, Rickard CM, Mitchell ML. Analyzing the role of the PICUnurse to guide education of new graduate nurses. Nurse Educ Today [internet] 2013 abr. [acesso em 2017 jan 10]; 33 (4). doi: 10.1016/j.nedt.2013.01.016.
19. Bucchi SM, Mira VL, Otrenti EC, Trench MH. Enfermeiro instrutor no processo de treinamento admissional do enfermeiro em unidade de terapia intensiva. Acta paul. enferm. [Internet]. 2011 [acesso em 2017 mar 01]; 24(3): 381-387. Disponível em: http://www.scielo.br/scielo.php?script=sci_arttext&pid=S0103-21002011000300012&lng=en. doi: http://dx.doi.org/10.1590/S0103-21002011000300012.
20. Baumam MH, Simpson SQ, Raoof S, Marciniuk DD, Gutterman DD. First, Do No Harm: Less Training ≠ Quality Care. Am. J Crit Care [internet] 2012 jun [acesso em 2017 fev 6]; 21 (4). Disponível em: http://ajcc.aacnjournals.org/content/21/4/227.full.
21. Nunes L. Do perito e do conhecimento em enfermagem: uma exploração da natureza e atributos dos peritos e dos processos de conhecimento em enfermagem. Percursos. 2010 jul-set.; (17): 3-9.
22. Viana RAPP, Vargas MAO, Carmagnani MIS, Tanaka LH, Luz KR, Schmitt PH. Perfil do enfermeiro de terapia intensiva em diferentes regiões do Brasil. Texto contexto – enferm. [Internet]. 2014 mar [acesso em 2017 mar 06]; 23(1): 151-159. Disponível em: http://www.scielo.br/scielo.php?script=sci_arttext&pid=S0104--07072014000100151&lng=en. doi: http://dx.doi.org/10.1590/S0104-07072014000100018.
23. Correio RAPRV, Vargas MAO, Carmagnani MIS, Ferreira ML, LUZ KR. Desvelando competências do enfermeiro de terapia intensiva. Enferm. Foco. [internet] 2015 [acesso em 2017 fev 12]; 6 (1/4): 46-50. Disponível em: http://revista.portalcofen.gov.br/index.php/enfermagem/article/view/576.
24. Silva RC, Ferreira MA. Características dos enfermeiros de uma unidade tecnológica: implicações para o cuidado de enfermagem. Rev. bras. enferm. [Internet]. 2011 Fev [acesso em 2017 Feb 12]; 64(1): 98-105. Disponível em: http://www.scielo.br/scielo.php?script=sci_arttext&pid=S0034-71672011000100015&lng=en. Doi: http://dx.doi.org/10.1590/S0034-71672011000100015.

25. Oliveira PVN. Da admissão a formação permanente do enfermeiro na terapia intensiva: conhecimento, reflexão e prática. [dissertação]. Niterói: Universidade Federal Fluminense; 2016. 161p.
26. Valente GSC. A reflexividade na prática docente da graduação em enfermagem: nexos com a formação permanente do enfermeiro-professor [tese]. Rio de Janeiro: Escola de Enfermagem Anna Nery, Universidade Federal do Rio de Janeiro; 2009.
27. Silva MJP. Comunicação: Ferramenta básica para a gestão. In: Siqueira ILCP, Petrolino HMBS, editores. Modelo de desenvolvimento de profissionais no cuidado em saúde. São Paulo: Atheneu; 2013. p. 47-52.
28. Pena FPM. Desenvolver para engajar pessoas. In: Siqueira ILCP, Petrolino HMBS, editores. Modelo de desenvolvimento de profissionais no cuidado em saúde. São Paulo: Atheneu; 2013. p. 55-69.
29. Petrolino HBS, Sallum AMC. Educação permanente na saúde. In: Siqueira ILCP, Petrolino HMBS, editores. Modelo de desenvolvimento de profissionais no cuidado em saúde. São Paulo: Atheneu; 2013. p. 71-6.
30. Silva SC, Borrasca VL. A busca pela qualidade e segurança assistencial. In: Siqueira ILCP, Petrolino HMBS, editores. Modelo de desenvolvimento de profissionais no cuidado em saúde. São Paulo: Atheneu; 2013. p. 77-89.
31. Souza CJ, Valente GSC. Perfil do enfermeiro coordenador neófito no gerenciamento em unidade de terapia intensiva. Ver. Enf. Profissional [internet] 2014 [acesso em 2016 dez 14]; 1(2): 521-32. Disponível em: http://www.seer.unirio.br/index.php/enfermagemprofissional/article/view/3724.
32. Peixoto LS, Tavares CMM, Daher DV. A relação interpessoal preceptor-educando sob o olhar de mauricetardif: reflexão teórica. Cogitare Enferm. [internet] 2014 set. [acesso em 2016 dec 4]; 19 (3). Disponível em: http://revistas.ufpr.br/cogitare/article/view/30468.
33. Nogueira JWS, Rodrigues MCS. Comunicação efetiva no trabalho em equipe em saúde: um desafio para a segurança do paciente. Cogitare Enferm. [internet] 2015 set. [acesso em 2016 dez 8]; 20 (3): Disponível em: http://revistas.ufpr.br/cogitare/article/view/40016 .

CAPÍTULO

2 Alta Performance na Unidade de Terapia Intensiva

Resultados × Sustentabilidade

Tony de Oliveira Figueiredo • Carla de Sousa Faria Figueiredo • Bárbara Pompeu Christovam

Introdução

Ao contrário do que muitos possam pensar, "Alta Performance" ou "alto desempenho" não está relacionado especificamente a utilização de tecnologias de alto custo. Ainda que a estrutura seja um fator relevante, ainda mais importante são os processos e as lideranças responsáveis por eles, para que seja possível alcançar excelência em resultados com sustentabilidade financeira.

Entendemos que "alta performance" não se institui ou se compra, ela é desenvolvida, aprimorada, alcançada, fruto da visão de uma gestão/liderança competente e do empoderamento e motivação do profissional ou equipe que produz resultados positivos e sustentáveis. No caso do setor de saúde representa qualidade e segurança da assistência ao paciente, satisfação do paciente, familiares, profissionais e equipe multiprofissional, além de sanidade financeira da instituição. A Figura 2.1 apresenta alguns requisitos para desenvolver uma unidade de terapia intensiva (UTI) de alta performance.

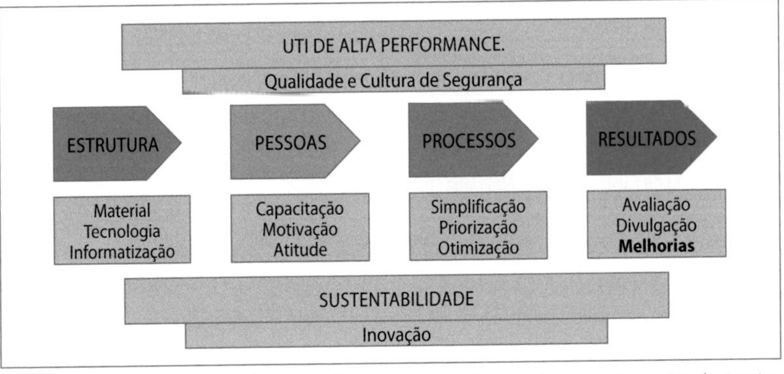

Figura 2.1 Esquema UTI de Alta Performance. Fonte: Construção dos autores, Rio de Janeiro, RJ, Brasil, 2017.

Alta Performance em Terapia Intensiva se confunde com o próprio marco conceitual que define historicamente a unidade de terapia intensiva, quando no conflito da Crimeia em 1854: Florence Nightingale (liderança), comandando 38 enfermeiras (equipe especializada/competências), ficou responsável (Gestão) pelo atendimento a soldados britânicos feridos nas batalhas (alta complexidade). Classificando os pacientes por gravidade (método/metodologias para orientação do cuidado), utilizando medidas higiênicas e controle do ambiente (segurança do paciente), conseguiu excelentes resultados (gestão da qualidade), reduzindo drasticamente as taxas de infecção (indicadores).[1]

O objetivo da UTI não mudou, continua sendo manter uma estrutura capaz de fornecer suporte para a recuperação de pacientes graves. No entanto, o grande desafio atual se concentra em encontrar o ponto de equilíbrio entre a oferta adequada de serviços e uso racional de recursos (sustentabilidade), tendo em vista o aumento da expectativa de vida, decorrentes de inovações tecnológicas e dos avanços nas investigações científicas; o aumento da prevalência de doenças crônicas e da necessidade crescente de cuidados continuados e de alta complexidade, além do fenômeno da globalização e da ampliação do acesso à informação, com aumento das expectativas dos pacientes e familiares, quanto aos resultados terapêuticos.[1]

No decorrer deste capítulo serão abordados temas relacionados com o desenvolvimento de uma equipe de Alta Performance em Terapia Intensiva.

Tópicos Abordados

- Gestão da UTI
- Liderança – Competências para Alta Performance
- Protagonismo do Enfermeiro na UTI
- A Gerência do Cuidado
- Qualidade em Saúde
- Gestão da Qualidade
- Gestão por Processos
- Gestão de Pessoas
- Gestão de Custos e Sustentabilidade
- *Lean thinking* – Aplicabilidade no Contexto da Gestão Hospitalar
- Iniciativas para Melhoria da Qualidade e Sustentabilidade da UTI

▶ Gestão da UTI

Gestão significa ato de gerir, administrar.[2] Não existe uma teoria ou método de gestão mais correto que outro, pode-se se escolher um, ou várias teorias ou métodos podem ser associados, gerando respostas positivas. No entanto, algumas formas de gestão promovem melhores resultados. Portanto, o foco da gestão deve ser nos resultados que se deseja obter. O desenvolvimento de uma consciência gerencial é essencial para que se obtenham bons resultados. Já a métrica é o que permite saber se obteve sucesso ou não em resultados.[3] *"Não se pode gerir o que não se mede"*.[4]

Como condição *sine qua non*, o gestor deve ter conhecimento das potencialidades e limitações da organização que gerencia. Deve saber o que faz a visão diferenciada e de excelência da sua organização no mercado. E, também quais são os fatores intervenientes para a condição de alta performance e sustentabilidade. Ele deve, ainda, ter ampla visão das condições organizacionais necessárias para o desenvolvimento das lideranças. Também, deve estimular ações democráticas, participativas e criativas, oportunizando o desenvolvimento de competências e a melhoria contínua, criando incentivos à inovação e aos bons resultados.[1]

▶ Liderança – Competências para Alta Performance

A palavra "liderança" significa comando, direção, hegemonia.[5] Já o líder é a pessoa que exerce influência sobre o comportamento, pensamento ou opinião dos outros.[6] Liderança é a arte de motivar e comandar pessoas, atraindo seguidores e influenciando ideias e comportamentos, para que juntos, um grupo possa alcançar seus objetivos. Novas abordagens sobre o tema defendem que a liderança é um comportamento que pode ser exercitado e aperfeiçoado.[7]

Algumas qualidades são inerentes ao líder de uma equipe de alta performance: deve ter amplo conhecimento técnico-científico na área do conhecimento em que exerce sua função (conhecimentos de legislação, de gestão, de finanças, recursos humanos, marketing, sistemas de informação, metodologia científica, qualidade e segurança da assistência), deve possuir visão estratégica e ser bom administrador do tempo, recursos e processos, deve ter comportamento ético, boa comunicação (comunicação assertiva) e habilidades relacionais (firmeza, transparência e capacidade de negociação), tomada de decisão com foco nos resultados da equipe.

Como principais características para conduzir a equipe à alta performance, o líder deve ter determinação, proatividade, criatividade e atitude. Além de estar aberto a possibilidades de mudanças, inovações e invenções, assim como ter perseverança frente a resistências e encarar erros como possibilidade de aprendizado.

▶ Protagonismo do Enfermeiro na UTI

Protagonismo é a qualidade do que ou quem se destaca em qualquer acontecimento, área ou situação.[8] Assim, protagonista é a pessoa que exerce papel de destaque entre os demais, "o personagem principal". A condição de protagonista está associada à competência (conhecimento, habilidade e atitudes), além de responsabilidade, proatividade e liderança. Na pirâmide da Figura 2.2 destacamos esses atributos.

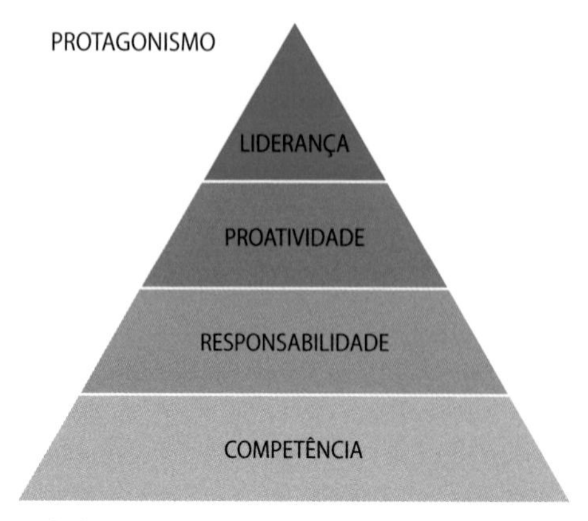

Figura 2.2 Pirâmide do Protagonismo. Fonte: Construção dos autores, Rio de Janeiro, RJ, Brasil, 2017.

O modelo cartesiano de assistência hospitalar funciona com visão e intervenções fragmentadas. Cabe ao enfermeiro à ação de protagonista na Gerência do Cuidado e, por meio da Sistematização da Assistência, com uma visão holística e humanizada, proporcionar a integralidade do cuidado e o acolhimento aos pacientes/familiares.

A evolução histórica do protagonismo da enfermagem na UTI teve origem com Florence Nightingale. Com o passar do tempo, foi atribuído às enfermeiras a responsabilidade direta pela observação e tratamento clínico dos pacientes de risco. Na década de 1920 as unidades de terapia intensiva evoluíram com a criação das salas de recuperação para pacientes de neurocirurgia, no Hospital Johns Hopkins e na década de 1930 em Teubingen, na Alemanha, com a assistência intensiva pós-operatória. Na década de 1940, surgiram as salas de recuperação cirúrgica em Rochester, Minnesota e Nova York e em Nova Orleans no Ochsner Clinic.[9]

O período pós Segunda Guerra Mundial foi marcado pela reorganização dos hospitais e do cuidado/tratamento intensivo, a partir das lições aprendidas e praticadas nos campos de batalha durante os anos 1930/1940. A epidemia de Poliomielite nos anos 1950 forçou a criação de centros de atendimento, levando a tecnologia e as técnicas de ventilação mecânica prolongada, para fora das salas de cirurgia. Isso fez com que as enfermeiras, pela primeira vez, aprendessem a combinar manipulação de equipamentos com os cuidados aos pacientes.[9]

No final da década de 1950, em Los Angeles, foi desenvolvida a primeira unidade de choque, e foi introduzida a monitorização cardiovascular invasiva dos pacientes em estado crítico. Em 1962, estabeleceu-se em Kansas (EUA), a primeira unidade de vigilância a pacientes vítimas de infarto agudo do miocárdio, precursora das atuais unidades coronarianas. Aos poucos foram surgindo unidades de tratamento intensivo para várias especialidades.[9] No Brasil, a primeira UTI foi criada em 1951 por Odair Pedroso, na Santa Casa de Misericórdia de São Paulo.[10] No entanto, a implantação das UTI, foi realmente efetiva a partir da década de 1970.[9]

Os enfermeiros sempre foram protagonistas nos avanços das UTI e da assistência à saúde, de modo geral. O desenvolvimento e aprimoramento de habilidades técnicas e a consolidação do saber científico da enfermagem permitiram a melhoria contínua da qualidade assistencial que resultam em maior segurança e melhores resultados no tratamento e sobrevida do paciente crítico.

▶ Gerência do Cuidado

A Gerência do Cuidado de enfermagem articula os saberes da gerência e do cuidado, possibilitando uma interface entre esses dois objetos na prática profissional, o saber fazer gerenciar e o saber fazer cuidar. As ações de gerência do cuidado de enfermagem caracterizam-se por ações de cuidado direto e indireto que envolve conhecimento científico, ético, estético e pessoal acerca da complexidade do homem e sua relação e inserção nos diferentes contextos de vida.[11]

Para desenvolver uma equipe de alta performance em terapia intensiva o enfermeiro deve ser o protagonista da Gerência do Cuidado, definindo um alto padrão de qualidade a ser atingido, estabelecendo metas e resultados a ser alcançados, desenvolvendo a cultura de segurança e a melhoria contínua dos processos administrativos e assistenciais, estimulando um clima organizacional saudável, mantendo a equipe motivada, minimizando fatores de estresse, promovendo a satisfação da equipe de enfermagem, equipe multiprofissional, pacientes e familiares.

Deve ainda avaliar continuamente por meio de indicadores, o andamento dos processos, assim como o desempenho assistencial, retornando sempre esses resultados para o conhecimento da equipe (*feedback*) e fomentando as estratégias de educação permanente. A Figura 2.3 representa as ações de Gerência do Cuidado para Alta Performance na Unidade de Terapia Intensiva.

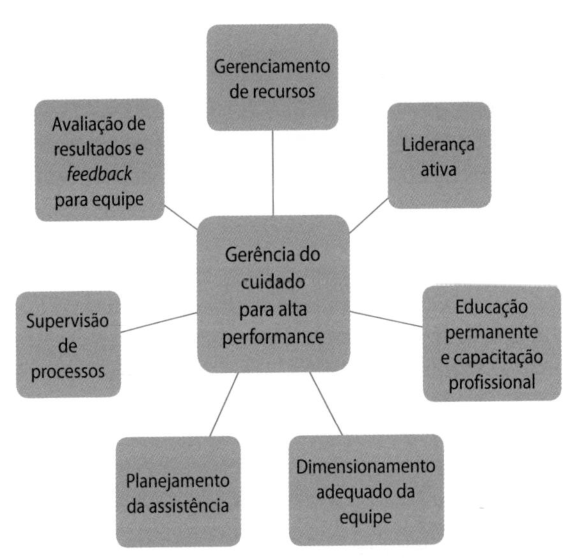

Figura 2.3 Ações de Gerência do Cuidado para Alta Performance na UTI. Fonte: Construção dos autores, Rio de Janeiro, RJ, Brasil, 2017.

▶ Qualidade em Saúde

A Organização Mundial da Saúde (OMS) considera que uma assistência qualitativamente adequada deve incluir, pelo menos, os seguintes elementos: qualidade técnica, uso eficiente dos recursos, controle dos riscos oriundos das práticas assistenciais, acessibilidade da atenção, aceitabilidade por parte dos pacientes.[12] A concepção de qualidade é condicionada, ainda, por fatores contextuais históricos, culturais, políticos, sociais e institucionais. *"De cultura a cultura"*.[13]

O conceito e o método da avaliação da qualidade em saúde se desenvolveram a partir dos estudos pioneiros de Donabedian, em 1989 e se difunde, graças ao apoio da OMS, em muitos países. Avedis Donabedian definiu qualidade em saúde a partir de três dimensões: a estrutura, o processo e o resultado (Figura 2.4) e estabeleceu os sete pilares da qualidade na saúde (Figura 2.5).[13,14] Vários outros métodos para monitorar e avaliar a qualidade técnica da atenção à saúde foram desenvolvidos. A auditoria clínica e a auditoria médica, a acreditação profissional e, mais recentemente, a medicina baseada em evidências e as *guidelines* representam ferramentas cujo objetivo principal é avaliar o desempenho profissional e estimular mudanças nas práticas adotadas.[14]

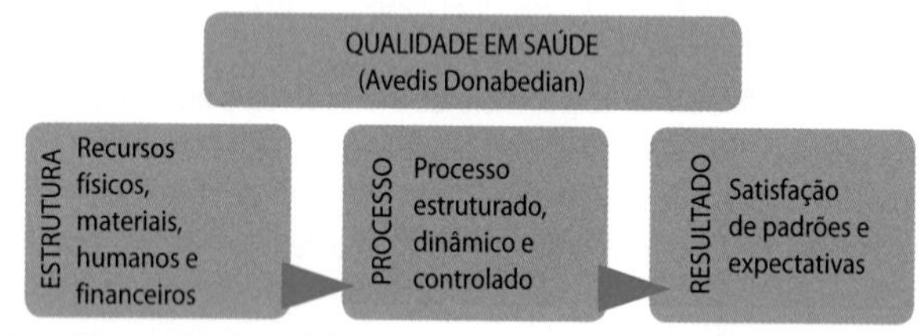

Figura 2.4 Dimensões da qualidade em saúde. Fonte: Adaptado de Donabedian, 1990.[13]

OS SETE PILARES DA QUALIDADE NA SAÚDE (Avedis Donabedian)	
EFICÁCIA	• É o resultado do cuidado obtido na melhor situação possível.
EFETIVIDADE	• É o resultado do cuidado obtido na situação real.
EFICIÊNCIA	• Inclui o conceito de custo. Se duas medidas são igualmente eficazes e efetivas, a mais eficiente é a de menor custo.
ACEITABILIDADE	• É o quanto o cuidado se adapta aos desejos, expectativas e valores dos pacientes.
LEGITIMIDADE	• É a aceitabilidade do ponto de vista da sociedade ou comunidade.
OTIMIDADE	• É o cuidado relativizado quanto ao custo (do ponto de vista do paciente
EQUIDADE	• É o que é justo ou razoável na distribuição dos cuidados e de seus benefícios

Figura 2.5 Os sete pilares da qualidade na saúde. Fonte: Adaptado de Donabedian, 1990.[13]

O risco de reduzir a qualidade somente à dimensão técnico-profissional, com preocupantes efeitos de responsabilização dos profissionais de saúde, favoreceu o desenvolvimento de uma segunda etapa da qualidade. Esse segundo momento focalizou os aspectos organizacionais e os processos gerenciais que anteriormente ainda não tinham sido devidamente considerados.[14,15]

Já no início dos anos 1990 a visão do paciente passa a ser considerada essencial, junto à perspectiva técnica e à organizacional na avaliação da qualidade em saúde. A ênfase no cliente e a afirmação de abordagens orientadas para a humanização da atenção e para a valorização de relações entre profissionais e pacientes ganham destaque. Os sistemas da *Qualidade Total* e do *Melhoramento Contínuo da Qualidade*, advindos das empresas industriais japonesas e americanas, concentram-se na gestão dos processos de saúde orientados às expectativas do cliente. Nessa mesma direção outros métodos de avaliação da qualidade, tais como a certificação de qualidade e a acreditação institucional têm legitimado a importância dos resultados e da satisfação do cliente.[14]

▶ Gestão pela Qualidade

Compreende um conjunto de estratégias desenvolvidas com o objetivo, produzir qualidade em processos, produtos ou serviços. Representa uma série de atividades que incluem políticas e planejamento para controle da qualidade e garantia de melhoria contínua e sustentada.[1]

Uma importante ferramenta utilizada na Gestão pela Qualidade foi desenvolvida pelo americano Walter A. Shewhart, na década de 1920, uma concepção sistêmica ou ciclo de desenvolvimento no sentido de fluxo interdependente de ações que geram um contínuo melhoramento. Esse ciclo, chamado de ciclo de Shewhart ou também ciclo de Deming, por ser o responsável por sua ampla divulgação ou ciclo de "PDCA", que se refere a primeira letra das iniciais em inglês de cada quadrante do ciclo (Figura 2.6). Sua aplicação é importante, porque leva à raiz de um sistema de qualidade e permite ações de melhoria contínua.[16]

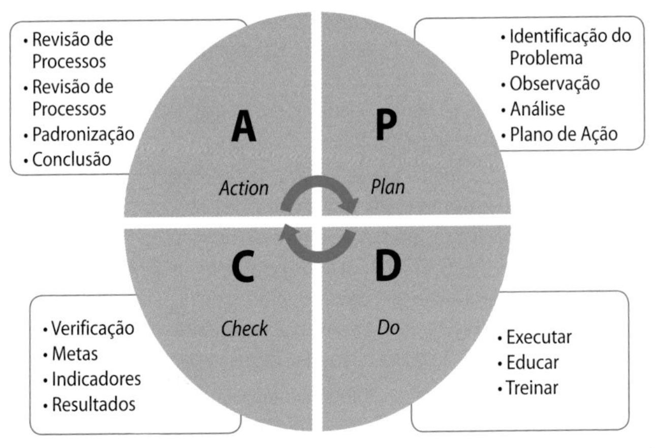

Figura 2.6 Ciclo de Melhoria Contínua PDCA. Fonte: Construção dos autores, Rio de Janeiro, RJ, Brasil, 2017.

A gestão pela qualidade em saúde direciona o foco para o cliente, para melhoria contínua dos processos administrativos e assistenciais, para o envolvimento dos colaboradores e para a sustentabilidade da organização. Procura soluções para associar qualidade de atendimento, com redução ou, pelo menos, controle de custos (sustentabilidade). A unidade de terapia intensiva, por exigir altos investimentos e recursos humanos especializados, tornou-se um grande desafio merecedor de atenção por parte dos gestores.[1]

▶ Gestão por Processos

É uma das estratégias utilizadas na gestão pela qualidade. Nada mais é do que uma série de tarefas ou funções executadas em etapas, interligadas sequencialmente, utilizando recursos da instituição para se obter um "produto", objetivos ou resultado final.[1] Na gestão por processos é imprescindível definir responsáveis pelas fase do processo e, no momento certo, trabalhar em equipe, por meio de reuniões regulares, alinhando indicadores com as metas institucionais, analisando o resultado dos processos, em relação aos objetivos traçados.

O planejamento estratégico envolve uma sequência de atividades vitais para uma área de estratégia específica ou para a organização como um todo, considerando sua missão, visão e valores, sempre com um olhar para o futuro. Inclui a avaliação criteriosa do ambiente em que a organização está inserida (diagnóstico estratégico ou situacional), a análise dos recursos disponíveis e das mudanças necessárias (ambiente, equipamentos, materiais, informações, pessoas, métodos etc.). O planejamento estratégico deve considerar ainda a definição de processos e planos de contingência, bem como definir as lideranças responsáveis.[1,17]

O diagnóstico estratégico ou situacional compreende a avaliação criteriosa da organização quanto à estrutura, processos e resultados, relacionados com a análise dos cenários internos (forças e fraquezas – variáveis controláveis) e externos (oportunidades e ameaças – variáveis não controláveis).[17]

▶ Gestão de Pessoas

No atual contexto de globalização, há uma tendência nos processos de gestão, no qual a ênfase está no Capital Humano e suas competências. Nesse modelo as pessoas agregam valor às organizações, à medida que o conhecimento, as habilidades e talento de seus funcionários são traduzidos em ações, e que, se bem alinhadas às estratégias da instituição, são fundamentais para o alcance das metas da organização.[4]

Na gestão do setor saúde, entende-se que a produção depende de estrutura física, material e tecnológica disponível e da existência de profissionais qualificados e motivados para transformar esses recursos em resultados, portanto a dimensão humana no ambiente da qualidade é considerada o centro das atenções, uma vez que os anseios, as expectativas e a satisfação dos funcionários, é imprescindível na execução dos processos, na satisfação dos clientes e no sucesso da instituição.[18,19] A Figura 2.7 demonstra a importância do capital humano como atributo de qualidade na produção dos serviços de saúde.

O planejamento da força de trabalho é fundamental para a Gestão de Recursos Humanos. Para definir o quantitativo, o perfil e a composição dos recursos humanos necessários, devem-se considerar os objetivos e metas da organização, os processos de trabalho e os recursos orçamentários. As estratégias para captação e manutenção devem ser bem definidas, para

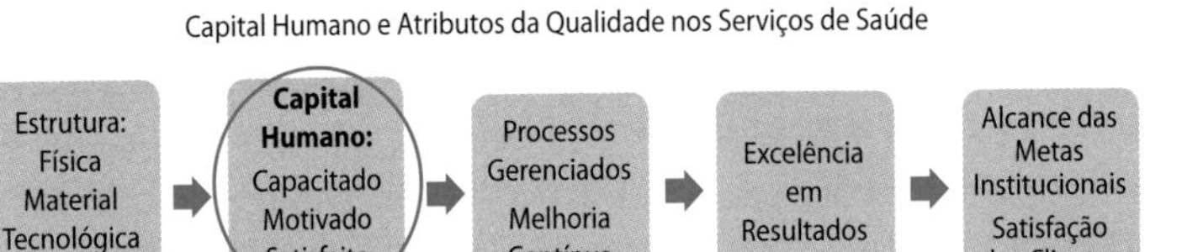

Figura 2.7 O Capital Humano como "motor" da qualidade nos serviços de saúde. Fonte: Figueiredo, 2014.[20]

possibilitar o alcance do perfil desejado, seja por meio de processos seletivos ou da capacitação dos atuais trabalhadores. Deve ainda incorporar atividades técnicas de caráter estratégico e gerencial, que envolva o desenvolvimento pessoal e profissional e que mantenha um bom nível de motivação entre os trabalhadores.[18,20]

A gestão do valor humano é um conceito e um processo estratégico de gestão. Explicita um modelo de como uma empresa seleciona, recruta, contrata, mantém, desenvolve, usa, gere, mensura, avalia e informa seus ativos humanos. Eles, cada vez mais, são motivados a se integrarem nos objetivos de qualidade das empresas, continuamente solicitados a se empenharem na estratégia de gerar valor agregado, por meio de aperfeiçoamento e melhoria contínua de seu desempenho, ampliando seu conhecimento, colaborando no incremento da produção, da qualidade e na produtividade.[21]

O conhecimento detido pelos recursos humanos representa um ativo. Ele é subjetivo, é invisível, não é transparente, mas está presente e é o agente motor de mudanças, porém não vem, ainda, sendo contabilizado e reconhecido pelas empresas. Um grande desafio diz respeito a contabilizar adequadamente os recursos humanos, reconhecendo sua importância, pois sem eles não há produção, nem resultados.[21]

A importância do gerenciamento de pessoal e as estratégias, para se obter qualidade e bons resultados, conduzindo a equipe para Alta Performance, são destacadas no esquema a seguir (Figura 2.8).

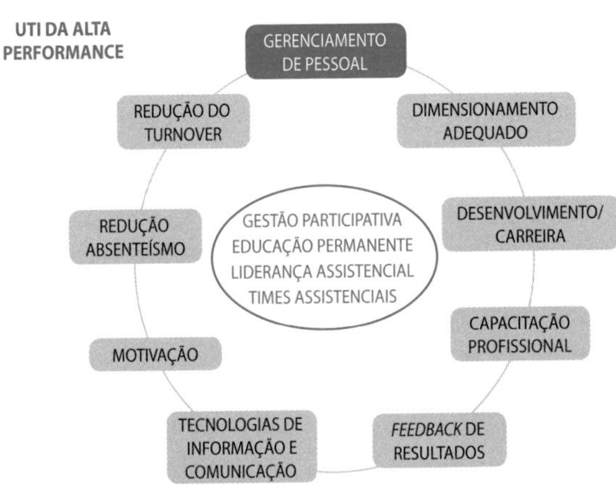

Figura 2.8 Gerenciamento de Pessoal – Estratégias para Alta Performance. Fonte: Construção dos autores, Rio de Janeiro, RJ, Brasil, 2017.

▶ Gestão de custos e sustentabilidade da UTI

Uma visão mais realista da terapia intensiva auxiliaria em uma alocação mais eficaz dos recursos e na redução de custos e desperdício. Por questões culturais os profissionais de saúde ignoram o custo do tratamento, de exames, de procedimentos, de medicamentos etc. "*Cultura do mais é melhor*" – Mais diagnósticos, mais monitorizações, mais medicamentos e permanências mais prolongadas, frequentemente são associados a um tratamento de qualidade.[22]

Outro fator que deve ser considerado é que as taxas de serviços e custos operacionais podem interferir bastante no valor final de um tratamento. A administração de um medicamento "barato", pode sair bem "caro", em razão das taxas ocultas associadas aos processos de dispensação, preparo, infusão, monitorização da droga repetidas vezes.

Na Figura 2.9 é possível observar o gráfico com a distribuição dos principais gastos de uma unidade de terapia intensiva.[22]

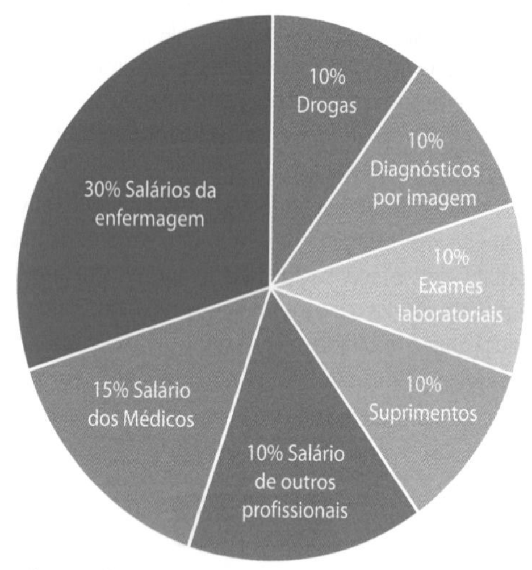

Figura 2.9 Distribuição dos gastos de uma UTI. Fonte: Adaptado de Marini; Wheeler, 1999.[22]

A análise do investimento em um paciente é complexa e envolve valores intangíveis. "*quanto custa uma vida?*" A gestão voltada à redução de custos, sem busca de valor, é modelo ultrapassado. O conceito de custo-efetividade é o que melhor se aplica à área de terapia intensiva. Objetivo: identificar a opção terapêutica que consegue obter o melhor resultado clínico por unidade monetária aplicada.[1] A seguir, apresentamos um esquema de boas práticas relacionadas com o custo-efetividade em saúde (Figura 2.10).

Seria desejável que todos os tratamentos fossem associados à menor custo e maior efetividade. Porém nem sempre é possível. A opção por maior efetividade com maior custo pode ser necessária, principalmente se traz valor ao cliente.[1]

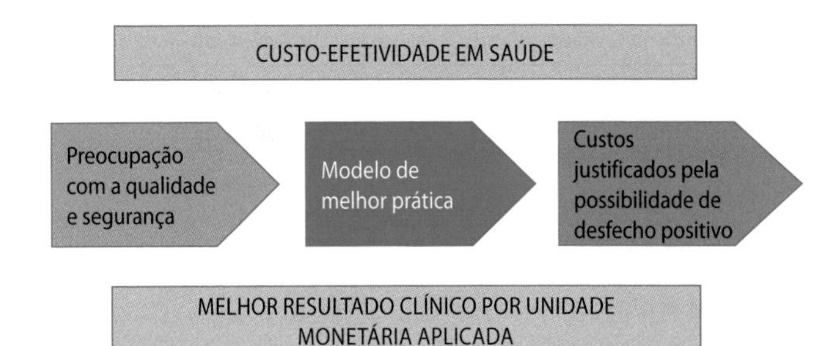

Figura 2.10 Boas práticas relacionadas com o custo-efetividade em saúde – 2017. Fonte: Construção dos autores, Rio de Janeiro, RJ, Brasil, 2017.

Então, como melhorar a qualidade da UTI sem aumentar o custo? Definir melhores práticas e buscar estratégias para implementá-las parece ser o caminho para promover qualidade, e ao mesmo tempo manter a sustentabilidade financeira da instituição! Na Figura 2.11 apresentamos alguns fatores que devem ser observados para aumentar a eficiência da internação e melhorar a performance da UTI.

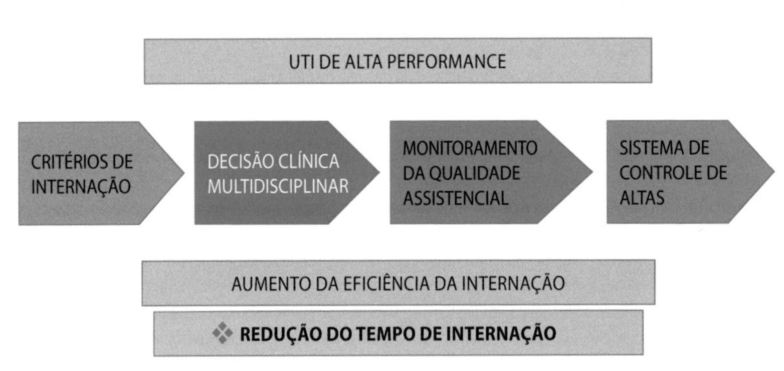

Figura 2.11 UTI de Alta Performance – Aumentando a eficiência da internação. Fonte: Construção dos autores, Rio de Janeiro, RJ, Brasil, 2017.

Destacamos, a seguir (Quadro 2.1), algumas iniciativas que podem auxiliar nas ações de gerência do cuidado na UTI, relacionadas com a otimização dos processos, redução do desperdício, melhoria nos resultados e redução do tempo de internação, na tentativa de manter padrões de alta performance e a sustentabilidade financeira da unidade.

Quadro 2.1 Gerência do Cuidado, alta performance e sustentabilidade financeira da UTI

Ações de Gerência do Cuidado para manter padrões de alta performance e sustentabilidade financeira da UTI:

- Decisões estratégicas (coordenadores) com base em opiniões multiprofissionais e foco nos resultados;
- Decisões clínicas com enfoque interdisciplinar e envolvimento do cliente/família, estabelecendo metas assistenciais;
- Estabelecer critérios adequados de internação e sistemas de controle de altas, com discussão do fluxo de pacientes feita por equipe multidisciplinar;
- Realizar visitas diárias por equipe multiprofissional voltada para melhoria da qualidade da assistência e segurança do paciente e discussão de custo-efetividade;
- Estabelecer protocolos assistenciais baseados em evidências científicas, protocolos de prevenção de infecções relacionadas com a assistência à saúde e protocolos relacionados com o programa de segurança do paciente;
- Uso racional de sedação e analgesia em UTI, associado a desmame ventilatório reduz tempo de uso de VM e tempo de internação em UTI;
- Utilização de protocolos de cuidados paliativos, medidas de conforto e suporte clínico, mas também uma negociação amigável com familiares;
- Farmácia clínica presente na avaliação dos processos de prescrição, dispensação e administração de medicamentos;
- Antibioticoterapia discutida com a CCIH. A utilização inadequada de antibióticos está relacionada ao aumento significativo de infecções por germes multirresistentes;
- Profissionais especializados em Terapia Intensiva desempenham melhor os processos assistenciais, o que aumenta a satisfação da equipe multidisciplinar, reduz complicações clínicas e diminui o tempo de internação hospitalar;
- Avaliação de Tecnologias em saúde. Definir: Qual o benefício? Qual o impacto no processo de tomada de decisão? Quanto modifica o diagnóstico ou prognóstico? Muitas vezes, a tecnologia não alterara o prognostico e também não aumenta a acurácia de um diagnóstico;
- Utilização de metodologia para mensuração da carga de trabalho da enfermagem e cálculo de dimensionamento de pessoal;
- Política de valorização e retenção do capital humano e capital intelectual;
- Educação Permanente setorial, envolvida com as questões gerenciais, com melhoria contínua dos processos assistenciais, qualidade e segurança do paciente;
- Investimento em pesquisa melhora a performance da instituição, principalmente pela melhora dos processos organizacionais e pela maior colaboração entre profissionais e serviços;
- Utilização de técnicas de simulação realística no desenvolvimento de habilidades técnicas e comportamentais da equipe multiprofissional confere qualidade assistencial, promove segurança e minimiza atritos;
- Utilização de indicadores e ferramentas de gestão para mensuração e análise dos processos assistenciais e de gestão permite a comparação com resultados internos, entre setores, ou comparação externa, com outras instituições;
- A divulgação de resultados para a equipe, *feedback* de resultados, permite aos envolvidos a oportunidade de correções e melhorias dos processos;
- Auditoria de custo-efetividade de prescrições, exames e procedimentos;
- A autoavaliação da organização utilizando como parâmetro um manual de acreditação representa um excelente exercício em direção à qualidade e o passo inicial para iniciar um processo de acreditação hospitalar.

Fonte: Elaborado pelos autores, Rio de Janeiro, RJ, Brasil, 2017.

▶ *Lean thinking* – Aplicabilidade no contexto da gestão hospitalar

Lean thinking ou "pensamento enxuto" é uma filosofia de trabalho que coloca em prática alguns princípios básicos, que permitem reduzir os desperdícios, durante a elaboração e execução de um projeto, obra ou serviço, sempre com foco em maximizar o valor para o cliente final. Está embasada em um jeito novo de pensar visando à redução do desperdício e otimização dos recursos de forma a produzir mais e melhor, com menos.[23]

"*Lean thinking*" é uma metodologia de aperfeiçoamento altamente eficaz que teve sua origem em processos de produção industrial.[24] Os princípios atualmente utilizados resultaram de décadas de evolução dos métodos de produção da Toyota Motors Company.[25] De maneira generalizada, o *Lean thinking* pode ser definido como uma abordagem sistemática que permite a identificação e eliminação de perdas nos processos produtivos, e que tem como foco principal agregar qualidade.[26]

Como motivação para inovação nos processos de gestão hospitalar, pode-se considerar na perspectiva de quem recebe o serviço, um grau de descontentamento da ordem de 75%.[23] Do ponto de vista de processo sofrem-se: longas esperas para atendimento, etapas realizadas em duplicidade, conselhos conflitantes, em relação ao tratamento, medicação improcedente, entre outros.[23] Já o produto entregue, muitas vezes não atinge a cura do paciente, mesmo em doenças com tratamento estabelecido, incorrendo em necessidade de retorno ao hospital ou, muitas vezes, o paciente termina por sofrer infecções hospitalares ou algum evento adverso, sofrer lesões ou até chegar à morte em função de processos deficientes ou sistemas falhos.[26]

A equipe multiprofissional constantemente se vê sob pressão por melhor qualidade, em meio a um sistema de alta complexidade, deficiente e de recursos limitados, consequentemente sofrendo altos níveis de estresse em função da alta responsabilidade e sobrecarga física.[26] Já as entidades mantenedoras e custeadoras dos atendimentos sofrem com os altos custos advindos da falta de qualidade. Cerca de 30 a 40% da receita dos serviços de saúde é gasta com custos associados a uso excessivo, subutilização, mau uso, duplicação, falhas no sistema, repetição desnecessária, falta de comunicação, e ineficiência.[23]

Apesar da indiscutível distinção entre hospitais e fábricas, alguns aspectos revelam características semelhantes, incorrendo na afirmativa que também não são de todo diferentes.[27] Com relação às principais similaridades entre ambientes hospitalares e indústrias, pode-se citar os seguintes componentes como alguns dos integrantes de ambos: os processos; a gestão de materiais; a gestão de recursos humanos; e os clientes (no caso do setor saúde: pacientes, familiares, planos de saúde ou empresas responsáveis por arcar com os custos dos procedimentos).[28,29]

A aplicação da metodologia *Lean thinking* ao contexto da saúde pode ter um efeito transformador nos serviços e processos assistenciais, com potencial para ganhos em qualidade, segurança, eficiência e adequação.[30] No Quadro 2.2, é possível observar os benefícios associados a utilização da metodologia *Lean thinking*.

Quadro 2.2 **Benefícios associados à elevação da qualidade com a utilização da metodologia *Lean thinking*.**

METODOLOGIA *LEAN THINKING* – Benefícios associados à elevação da qualidade:
• Processos mais ágeis, eficientes e confiáveis;
• Redução de desperdícios e otimização de tempo e recursos;
• Redução de custos;
• Melhores resultados: produtos/serviços mais adequados às necessidades e expectativas dos clientes;
• Maior satisfação dos clientes e colaboradores.

Fonte: Adaptado de Buzzi e Plytiuk, 2011.[23]

Considerações Finais

O grande desafio da assistência em terapia intensiva, assim como da assistência à saúde de um modo geral, consiste em como obter níveis excelentes de qualidade e segurança, satisfação do cliente e motivação da equipe multiprofissional, mantendo a sustentabilidade financeira da instituição. Cada vez se faz mais necessária a avaliação de custos dos processos operacionais, relacionando os resultados com o desempenho da UTI. A identificação das causas de gastos excessivos ou desnecessários produz evidências que permitem decisões mais acertadas e de melhor aplicação de recursos financeiros, o que pode viabilizar a manutenção da alta performance.

Referências

1. Fernandes HS, Silva E, Capone Neto A, Pimenta LA, Knobel E. Gestão em terapia intensiva: conceitos e inovações. Rev. Soc. Bras. Clín. Méd [Internet], 2011.
2. Dicionário do Aurélio Online. Dicionário de português [Internet]. Gestão; [cerca de 1 tela]; [acesso em 2017 abr. 01]. Disponível em: https://dicionariodoaurelio.com/gestao
3. Souza PCP, Knibel MF. Gestão, qualidade e segurança em UTI. (Série clínicas de medicina intensiva brasileira). São Paulo: Atheneu; 2013.
4. Kaplan RS, Norton DP. A estratégia em ação: balanced scorecard. 24. ed. Rio de Janeiro: Elsevier; 1997.
5. Dicionário do Aurélio Online. Dicionário de português [Internet]. Liderança; [cerca de 1 tela]; [acesso em 2017 abr. 01]. Disponível em: https://dicionariodoaurelio.com/lideranca.
6. Dicionário do Aurélio Online. Dicionário de português [Internet]. Lider; [cerca de 1 tela]; [acesso em 2017 abr. 01]. Disponível em: https://dicionariodoaurelio.com/lider.
7. Significados: descubra o que significa, conceitos e definições [Internet]. Liderança; [cerca de 7 telas]; [acesso em 2017 abr. 01]. Disponível em: https://www.significados.com.br/lideranca.
8. Dicionário do Aurélio Online. Dicionário de português [Internet]. Protagonismo; [cerca de 1 tela]; [acesso em 2017 abr. 01]. Disponível em: https://dicionariodoaurelio.com/protagonismo.
9. Malta MA, Nishide VM. Enfermagem em Unidade de Terapia Intensiva: Retrospectiva Histórica. Hospital Virtual Brasileiro [série on-line] Dez. (2000).
10. Viana RAP. Enfermagem em terapia intensiva: práticas baseadas em evidências. São Paulo: Editora Atheneu; 2011.
11. Christovam BP, Porto IS, Oliveira DC. Gerência do cuidado de enfermagem em cenários hospitalares: a construção de um conceito. Rev. esc. enferm. USP [Internet]. 2012.
12. Roemer M, Aguilar CM. Evaluación y garantía de la calidad en la atención primaria de salud. Genebra: Organización Mundial da Saúde, 1988.
13. Donabedian A. "La dimensión internacional de la evaluación y garantía de la calidad", Salud Pública de Mexico, 1990; 32, 113-117.
14. Serapioni M. Avaliação da qualidade em saúde. Reflexões teórico-metodológicas para uma abordagem multidimensional. Revista Crítica de Ciências Sociais, 2009; (85): 65-82.
15. Giarelli G. "Le connessioni possibili: i sistemi di miglioramento della qualità". In: Costantino Cipolla et al. (Orgs.). Valutare la qualità in sanità. Milano: Angeli, 2002; 430-437.
16. Guelbert M. Estratégia de Gestão de Processos e da Qualidade. Rio de Janeiro: IESDE; 2012.
17. Moysés Filho J, Kestelmen HN, Becker Junior LC, Torres MCS. Planejamento e gestão estratégica em organizações de saúde. (Série gestão em saúde). Rio de Janeiro: FGV; 2015.
18. Scalco SV, Lacerda JT, Calvo MCM. Modelo para avaliação da gestão de recursos humanos em saúde. Cad Saúde Pública. 2010; 26(3): 603-14.
19. Leitão RER, Kurcgant P. Qualidade na prática gerencial da enfermagem. Niterói (RJ): Intertexto; 2004.

20. Figueiredo TO. Construção do software "Sistema de indicadores de gestão do capital humano de enfermagem em cenário hospitalar" – estudo metodológico. 2014. 125 f. Dissertação (Mestrado Profissional em Enfermagem Assistencial)-Escola de Enfermagem Aurora de Afonso Costa, Universidade Federal Fluminense, Niterói, 2014.
21. Bancaleiro J. Scorecard de capital humano: como medir o active mais importante da empresa. 2. ed. Lisboa (PT): RH; 2007.
22. Marini JJ. Terapia intensiva: o essencial. Barueri (SP): Manole; 1999.
23. Buzzi D, Plytiuk CF. Pensamento enxuto e sistemas de saúde: um estudo da aplicabilidade de conceitos e ferramentas lean em contexto hospitalar. Revista Qualidade Emergente, 2011;2(2): 18-38.
24. Shiver JM, Eitel D. Optimizing Emergency department throughput: Operations management solutions for health care decision makers. New York: Taylor & Francis Group, 2010.
25. Hines P, Holweg M, Rich N. Learning to evolve: A review of contenporary Lean Thinking. International Journal of Operations and Production Management. 2004;24(10): 994-1011.
26. Graban M. Lean Hospitals: Improving Quality, Patient safety, and Employee satisfaction. New York: Taylor & Francis Group. (2009).
27. Protzman C, Mayzell J, Kerpchar J. Leveraging Lean in Healthcare: Transforming your entreprise into a high quality patient care delivery system. New York: Taylor & Francis Group. (2011).
28. Borba VR. Parcerias estratégicas e inovadoras no relacionamento em saúde. In: Borba VR, organizador. Marketing de relacionamento para organizações de saúde. São Paulo: Atlas; 2007.
29. Kotler P, Shalowitz J, Stevens RJ. Marketing estratégico para a área da saúde: a construção de um sistema de saúde voltado ao cliente. Porto Alegre: Bookman; 2010.
30. Womack J, Jones DT. Lean Thinking. A mentalidade enxuta nas empresas. Rio de Janeiro: Elsevier; 1996.
31. Kim CS, Spahlinger DA, Kin JM, Billii JE. Lean Health care: What can hospitals learn from a world-class automaker. Journal of Hospital Medicine, 2006; 1(3): 191-199

CAPÍTULO

3 Desenvolvendo Competências por Meio de Métodos de Simulação Realística

Juliana Faria Campos • Rodrigo Francisco de Jesus

Introdução

A educação de enfermagem vem passando por uma grande revolução e educadores estão continuamente reexaminando a melhor maneira de ensinar e capacitar os alunos para o aprendizado, tanto nas instituições de ensino como nos ambientes profissionais.[1]

A obtenção de um equilíbrio bem-sucedido entre o ensino acadêmico e o ensino clínico tem sido um desafio para os educadores de enfermagem, porque a profissão exige que os graduados tenham amplo conhecimento teórico e habilidades clínicas.

Embora o formato de aula expositiva assegure que material educativo importante seja disseminado, ele pode promover um ambiente que incentiva a passividade entre os alunos, por meio do qual eles podem não desenvolver habilidades de pensamento crítico, necessárias para uma aprendizagem eficaz e duradoura.

Em contrapartida, a prática clínica envolve os alunos de forma mais eficaz como participantes ativos no processo de aprendizagem. Infelizmente, em razão da natureza aleatória das experiências clínicas, é difícil para os educadores de enfermagem construir uma variedade abrangente de experiências que permitam aos alunos adquirir conhecimento como participantes ativos que atravessam uma ampla gama de atividades de aprendizado necessárias.[2]

Tópicos Abordados

- Desenvolvendo o Pensamento Crítico
- Simulação Realística – Metodologia Transformadora do Ensino-Aprendizagem
- Tipos de Simuladores
- Simulação na Formação Acadêmica e Profissional

Como a Simulação Pode ser Útil para os Profissionais de UTI

Exemplo de Cenário Simulado

▶ Desenvolvendo o Pensamento Crítico

As estratégias de ensino para promover habilidades de pensamento crítico têm recebido muita atenção na literatura de enfermagem. O pensamento crítico é a capacidade de analisar e resolver problemas logicamente. Mediante a complexidade do cuidado em saúde, espera-se que os enfermeiros sejam capazes de pensar criticamente para processar dados complexos e tomar decisões convincentes e inteligentes, em relação ao cuidado do paciente.[3]

Para a aquisição do pensamento crítico é necessária a prática. Portanto, o sucesso depende de estratégias de ensino-aprendizagem concebidas para proporcionar ambientes de aprendizagem que proporcionem a prática de promover a aprendizagem ativa, em vez de aprendizagem passiva. Muitas estratégias de ensino são identificadas na literatura de enfermagem que envolvem a participação ativa do aluno no processo de aprendizagem e enfatizam a aprendizagem de adultos e conceitos de pensamento crítico.[2]

▶ Simulação Realística – Metodologia Transformadora do Ensino-Aprendizagem

Dentre as metodologias ativas de ensino-aprendizagem temos, na Simulação Realística, uma abordagem pedagógica útil que proporciona a alunos e profissionais da saúde as oportunidades para praticar suas habilidades clínicas e de tomada de decisão por meio de variadas experiências situacionais da vida real, sem comprometer a segurança e o bem-estar do paciente.

A simulação de alta fidelidade tem sido usada em campos como a aviação, desde o início dos anos 1930. A indústria aérea foi pioneira no uso da simulação. A simulação de voo é obrigatória para todos os pilotos comerciais e militares. Essas experiências de simulação permitem que os pilotos ganhem experiência na gestão de eventos perigosos em um ambiente seguro e controlado. Durante os 20 anos passados, a simulação estendeu-se para a área de saúde.[2]

A educação baseada em simulação, não estando restrita apenas à manipulação de manequins, envolve uma variedade de atividades que usam simuladores de pacientes, incluindo dispositivos, pessoas treinadas, ambientes virtuais realistas e "*role-playing*". Com cenários clínicos reais e fornecendo uma variedade de situações autênticas de risco de morte, intervenções educacionais baseadas em simulação podem treinar novatos, bem como profissionais experientes, ajudando-os a desenvolver habilidades não técnicas eficazes, além de praticar situações emergenciais raras.[1]

O treino de habilidades específicas é fundamental, mas, é na resolução de cenários completos que os estudantes consolidam seus saberes e desenvolvem as competências técnicas, relacionais e éticas, assim como as capacidades de raciocínio crítico e tomada de decisão. Nesse sentido, os ambientes simulados fornecem um contexto adequado para tal.

As vantagens das intervenções educacionais baseadas na simulação incluem a capacidade de fornecer *feedback* imediato, a prática repetitiva de aprendizagem, a integração da simulação no currículo, a capacidade de ajustar o nível de dificuldade, as oportunidades de individualizar a aprendizagem e a adaptabilidade a diversos tipos de estratégias de aprendizagem[2]. Além dessas, ainda podemos listar as seguintes vantagens e desvantagens.

Vantagens

- Participação ativa do aluno;
- Fornecimento de um alto grau de realismo;
- Proporciona experiências relativamente consistentes para todos os alunos;
- Coleta de dados fisiológicos, de vídeo e de áudio disponíveis para uso em sessões de *debriefing*;
- Capacidade de representar problemas clínicos graves ou incomuns;
- Permite desenvolver erros de gerenciamento ou várias opções de tratamento a serem exploradas;
- Sem lesão ou desconforto para pacientes reais;
- Cria uma configuração padronizada para testar habilidades de pensamento crítico e de tomada de decisão;
- Os alunos se tornam mais bem preparados para a prática clínica.

Desvantagens

- Custos financeiros de iniciar e manter um programa de simulação;
- Extenso tempo de dedicação do corpo docente;
- Uso inapropriado;
- Tendência para o ambiente simulado induzir hipervigilância ou cautela exagerada;
- A transferência da aprendizagem do ambiente simulado para a prática clínica real não está bem documentada.

▶ Tipos de Simuladores

Os simuladores são ferramentas que podem ser utilizadas de diferentes formas, visando à reprodução total ou parcial de uma realidade. Podem ser classificados como simuladores de baixa, média e alta fidelidade.[1]

Os simuladores de baixa fidelidade são manequins estáticos sem interação ou resposta, têm anatomia exterior semelhante à humana, de corpo completo ou parcial, permite movimentos grosseiros nas principais articulações. Não precisar ser controlado ou programado externamente para que o aluno possa participar. São usados para apoiar estudantes ou profissionais na aprendizagem de uma situação clínica ou prática.[4]

Já os simuladores de média fidelidade possuem sons respiratórios e cardíacos; permitem monitorização do traçado de eletrocardiograma, podendo apresentar sons pré-gravados (tosse, vômito, gemido). Têm custo superior aos simuladores de baixa fidelidade e a manutenção exige conhecimento técnico especializado. São indicados para o treinamento de habilidades como a identificação de parada cardiorrespiratória e início de manobras de reanimação.[1]

Os manequins de alta fidelidade se referem à ampla gama de manequins de corpo inteiro que têm a capacidade de imitar, em um nível muito elevado, funções do corpo humano. Também conhecido como simulador de alta complexidade.[4]

Outro tipo de dispositivo empregado na simulação é o *part task trainers*. São dispositivos projetados para treinar apenas os elementos-chave do procedimento ou habilidade que está sendo aprendida, como punção lombar, inserção de tubo torácico, inserção de linha central ou parte de um sistema total, por exemplo, simulador ECG. Podem ser usados em conjunto com outras tecnologias de aprendizagem com o objetivo de proporcionar uma experiência mais realista, conhecida como simulação híbrida.[4]

Na simulação de cuidados de saúde, a simulação híbrida é mais comumente aplicada à situação em que um instrutor de parte de tarefa (por exemplo, um modelo de cateter urinário) é afixado realisticamente a um paciente padronizado/simulado, permitindo o ensino e avaliação de habilidades técnicas e de comunicação de forma integrada.[4]

Outro tipo de simulação clínica muito utilizado é o Paciente Simulado. Essa estratégia, realizada com atores (profissionais ou amadores) ou com pacientes reais treinados, que são cuidadosamente treinados para simular um paciente real de forma precisa, focados na representação não apenas na história clínica, como também na linguagem corporal, nos achados físicos, nas características emocionais e de personalidade.[4]

No ambiente acadêmico, os próprios estudantes podem ser treinados para desempenharem os papéis de atores da cena, o que gera também uma situação de aprendizado para esses futuros profissionais, que são colocados em situações que vivenciam as experiências dos pacientes. Dessa forma, os docentes podem utilizar monitores e/ou voluntários em suas disciplinas para realizarem essa função.[5]

O *role-play* ou "troca de papéis" é outro tipo de simulação que consiste em um método de aprendizagem baseado na experiência, no qual as pessoas assumem as atitudes, ações e discursos de (outro), especialmente em uma situação de faz de conta, em um esforço para entender um ponto de vista diferente ou interação social. Por exemplo: Estudantes de enfermagem tiveram a chance de representar um paciente ou um cirurgião.[4]

O uso de recursos digitais – os chamados Objetos Virtuais de Aprendizagem (OVA) – consiste em simulações que usam uma variedade de características 3D imersivas, altamente visuais, para replicar situações da vida real e/ou procedimentos de cuidados de saúde.[4]

▶ Simulação na Formação Acadêmica e Profissional

Em sintonia com as Diretrizes Nacionais do Curso de Enfermagem, o desenvolvimento de novas estratégias de ensino que captam os domínios de competência cognitiva, psicomotora e afetiva, contribui para a construção de habilidades que subsidiem a prática de enfermagem segura e baseada no pensamento crítico, importante elemento para a tomada de decisão do profissional de saúde.

A qualidade da cultura de segurança necessária nos ambientes de saúde, em consonância com a evolução tecnológica desafiam novas formas de promover a Educação para os profissionais de saúde, e o Ensino Baseado em Simulação (EBS) oferece uma solução potente solução para o paradigma da formação profissional. Um complexo e oculto contexto de como os acadêmicos de enfermagem tomam decisões em ambientes simulados, ainda merecem uma maior investigação a fim de se construir evidências sobre a eficácia da metodologia.[6]

Novas estratégias de ensino são desejadas para o emprego de metodologias que possibilitem não apenas o resultado final expresso em uma prova, como também a pesquisa científica, a discussão em pequenos grupos e a avaliação que considere o processo de desenvolvimento da atividade.[7]

A Simulação é uma atividade facilitadora do processo ensino-aprendizagem, que deve ser desenvolvida como estratégia de ensino nos cursos de graduação da área de saúde, em especial, no curso de graduação em Enfermagem.

O Ensino Baseado em Simulação contribui com o aprendizado ativo em ambiente livre de risco (laboratório, salas de aula específicas para simulação), onde o aluno tem a oportunidade de desenvolver habilidades, técnicas, procedimentos, além de vivenciar situações que envolvam gerenciamento de conflitos, liderança, tomada de decisão e comunicação com a equipe. *"As simulações para a prática profissional objetivam construir competências para identificar necessidades de saúde e elaborar planos de cuidado por meio do desenvolvimento de capacidades cognitivas, afetivas e psicomotoras"*.[8]

É importante que a Simulação promova o pensamento crítico dos alunos e deve estar apoiada nos seguintes pressupostos:[9]

- Nos objetivos propostos, que indicam as orientações para aprendizagem;
- Na fidelidade, que caracteriza a situação realística;
- Na solução do problema, que avalia as competências necessárias aos alunos;
- No apoio, que é dado pelo docente aos alunos;
- No *feedback/debriefing*, momento fundamental para troca de experiências e extração do aprendizado.

Existem evidências científicas que a utilização da Simulação de média e alta fidelidade é um método efetivo de ensino-aprendizagem, sobretudo quando se utilizam guias de boas práticas para o desenvolvimento das atividades.[10]

Já existem relatos na literatura de boas experiências da utilização da Simulação, enquanto método de ensino-aprendizado, em todos os conteúdos de uma disciplina de alta complexidade em um curso de graduação em enfermagem, com bons resultados de aprendizagem pelos estudantes, manifestados pela satisfação deles, quando colocados em ambientes controlados para seu desenvolvimento, anteriormente a entrada no estágio supervisionado.[11]

Entretanto, um estudo quase experimental realizado com um total de 140 alunos do segundo ano de um curso de Enfermagem, que teve como objetivo avaliar a autoeficácia, aquisição e retenção do conhecimento, em relação à utilização da simulação de alta fidelidade para o ensino do Suporte Básico de Vida (SBV) não evidenciou significativas diferenças de aprendizado, quando comparada ao método tradicional de ensino para essa modalidade.[12]

Portanto, existem controvérsias sobre resultados de estudos que demonstram um maior conforto e confiança de estudantes, quando colocados em ambientes clínicos após a utilização da Simulação, e melhoria nas avaliações teóricas.[13]

A tentativa de incorporar novas abordagens de ensino-aprendizagem com o desenvolvimento de simulações pode consubstanciar-se em proposta complementar ao ensino teórico, permitindo que o aluno desenvolva habilidades com redução de riscos aos pacientes, que podem surgir como consequência de condutas errôneas.

A simulação fornece uma situação controlada de experiência prática, utilizada como uma ferramenta de ensino, em que a reflexão ativa individual e/ou da equipe envolvida após o desenvolvimento do cenário propicia uma grande oportunidade para o aprendizado dos alunos.

O conceito de reflexão após a experiência vivenciada pode ser denominado *debriefing*, ou seja, interação pós-evento, que busca auxiliar os alunos a refletirem sobre o que fizeram, quando fizeram, como fizeram, porque fizeram e o que é preciso melhorar.[14]

Contudo, por meio dessa prática, torna-se possível favorecer o aprendizado dos futuros profissionais aumentando sua confiança, bem como um melhor desenvolvimento e aplicabilidade dos protocolos necessários à prática clínica, diminuindo as intercorrências e riscos provenientes do tratamento e das intervenções realizadas, proporcionado mais segurança ao paciente.[15]

Em um estudo, que teve como objetivo descrever o desempenho de estudantes de um curso de graduação em enfermagem para a realização da avaliação primária ao paciente politraumatizado, observou-se que, embora os participantes realizassem as etapas do A/B/C/D/E, exigida nos protocolos de trauma, os docentes tiveram a oportunidade de refinar tais habilidades, sobretudo na etapa C, importante na sobrevida desses pacientes e, principalmente, puderam discutir as atitudes de liderança e de trabalho em equipe para organização do processo de trabalho dos futuros profissionais.[16] Para a organização da Simulação, os mesmos autores demonstraram a importância da estruturação de um roteiro que auxilia o docente no planejamento da simulação, em vista a execução do cenário e a realização do *debriefing*.[17]

▶ Como a Simulação Pode Ser Útil para os Profissionais de UTI

Existem muitas publicações sobre o uso da simulação em ambientes profissionais na perspectiva da Educação Permanente, sobretudo em treinamentos focados em alta complexidade em UTI.

Para o treinamento de equipes da UTI, com a participação do enfermeiro intensivista é possível simular:

- Atendimento ao paciente crítico;
- Suporte Básico e Avançado à Vida (BLS/ACLS);
- Suporte Avançado no Trauma para Enfermeiros (ATCN);
- Farmacologia aplicada ao paciente crítico;
- Segurança em diversos níveis;

- Trabalho em equipe;
- Gerenciamento de crises;
- Comunicação;
- Liderança;
- Transporte do paciente crítico;
- Abordagem à família e pacientes;
- Notícias de óbito;
- Dentre outros.

A simulação virtual também pode ser utilizada no treinamento profissional sobre a ventilação mecânica em UTI, já que existem simuladores disponíveis na internet que permitem os usuários experimentarem as funcionalidades do aparelho em ambiente seguro e livre de riscos.[18]

No entanto, as simulações utilizadas para a certificação em protocolos internacionais, por exemplo, o BLS, o ACLS e o ATCN são bastante utilizadas e com excelentes resultados na qualificação profissional.

A seguir, trazemos um exemplo de cenário simulado (Quadro 3.1) que pode ser utilizado tanto para acadêmicos como para profissionais de enfermagem, para treinamento do atendimento a um paciente de terapia intensiva que tem seu tubo orotraqueal desposicionado.

Quadro 3.1 Modelo de roteiro para cenário simulado

CENÁRIO SIMULADO
Desposicionamento acidental do tubo orotraqueal
DADOS PESSOAIS
Nome: Joaquim Silveira Idade: 85 Profissão: Professor aposentado Sexo: Masculino Cor: Branca
SINOPSE
Paciente internado na UTI clínica, intubado, em ventilação mecânica. OBJETIVOS 1) Reconhecer o desposicionamento do Tubo orotraqueal (TOT); 2) Garantir ventilação/oxigenação adequada 3) Preparar o material para nova intubação orotraqueal e atendimento a possível PCR; EXAME FÍSICO INICIAL Sedado, frequências cardíaca e respiratória elevadas, saturação de 2 em queda. INFORMAÇÕES ADICIONAIS HPP: HAS, DM. História Social: Fumante.
DIAGNÓSTICO INICIAL
Sepse pulmonar

Continua...

Quadro 3.1 Modelo de roteiro para cenário simulado *(continuação)*

INFRAESTRUTURA
Ambiente: UTI Clínica Simulador (es): Simulador de alta fidelidade Material: Equipamento de proteção individual, tesoura, seringa de 20 ml, fonte de Oxigênio testada, Ambu com reservatório e máscara conectado ao O2 (100%), carrinho de emergência, fluxometro e copo umidificador (sem água estéril), sondas de aspiração conectada ao frasco de aspiração, aparelho de sucção (aspirador) portátil ou de parede, estetoscópio, monitorização (ECG, Oximetria, FR, PNI, Temp.), luvas estéreis, tubo endotraqueal com cuff intacto, guia metálico estéril, cabo de laringoscópio, lâminas de laringoscópio, cadarço ou fixador específico para a fixação do TOT, Respirador mecânico testado e funcionante.
NOTAS DO INSTRUTOR
Durante o atendimento inicial o paciente está sedado, taquicárdico, taquipneico, com saturação periférica de O2 em 89%, respirador alarmando incessantemente. Piora do quadro aconteceu após o banho no leito realizado pela equipe. Caso cumpram com os objetivos do cenário: os alunos devem verificar a estabilização do TOT e as adaptações do circuito, identificar o desposicionamento do TOT, solicitar a presença do médico para nova intubação, retirar o TOT exteriorizado, iniciar ventilação com Ambú, preparar material para nova intubação. O paciente é assistido com intubação orotraqueal de emergência, com êxito, melhora do padrão ventilatório e hemodinâmico. Paciente sedado. PA= 110x70 mmHg, Sat. 95%, FR= 20 irpm e FC= 80 bpm. Caso não cumpram com os objetivos: o paciente deve evoluir para parada cardiopulmonar em AESP.
CENÁRIO SIMULADO 1
Desposicionamento acidental do tubo orotraqueal O cenário deverá estar previamente programado no simulador. As ações realizadas pelos treinandos, que não estejam programadas, poderão ser realizadas em tempo real pelo operador, de acordo com comunicação do instrutor. Sinais clínicos que não possam ser identificados no simulador (cianose, turgência jugular etc.), deverão ser relatados pelo instrutor, caso solicitado pelos treinandos. Exames complementares disponíveis para o caso poderão ser fornecidos, se solicitados pelos treinandos. A discussão deverá ser ralizada após o cenário.
TÓPICOS PARA O *DEBRIEFING*
1) Pergunte para os alunos descreverem suas sensações ao final do cenário; 2) Peça para que descrevam suscintamente, o caso clínico; 3) Observe e discuta as deficiências demonstradas pelos alunos em cada ação crítica esperada (de acordo com os objetivos do cenário); 4) Estimule a reflexão sobre os processos que os levaram a tomar tais decisões; 5) Estimule a reflexão sobre novos processos para melhores resultados; 6) Aborde as questões comportamentais e de trabalho em equipe, relevantes para o caso; 7) Reforce as ações críticas realizadas corretamente; 8) Pergunte sobre que experiências levam para prática profissional a partir deste caso.
CHECKLIST DO INSTRUTOR
Habilidade – Assitência de enfermagem no desposicionamento acidental de TOT
CHECKLIST
• Observou os sinais vitais do paciente e o motivo do alarme do respirador mecânico • Verificou a estabilização do TOT, as adaptações do circuito e identificou o desposicionamento do TOT • Chamou ajuda/solicitou a presença do médico para nova intubação • Retirou o TOT exteriorizado, aspirou orofaringe e iniciou ventilação com Ambú • Preparou material para nova intubação orotraqueal e possível atendimento a PCR • Auxiliou no procedimento de intubação orotraqueal de emergência, com êxito • Reanalisou o padrão ventilatório e hemodinâmico do paciente

Considerações Finais

A Simulação se apresenta como um método de ensino-aprendizagem fundamental na perspectiva do desenvolvimento de competências e do pensamento crítico. Ela pode ser utilizada na formação de estudantes e no treinamento profissional, a partir de cenários de alta complexidade com a utilização de estratégias e recursos que possibilitem a mobilização de conhecimentos em ambientes seguros.

Há a necessidade da preparação de docentes e profissionais envolvidos em educação permanente, em serviço para o domínio do método para execução do cenário e, sobretudo, para a realização do *debriefing*, momento em que se extrai o aprendizado a partir da exploração dos acertos e dos erros dos participantes.

Logo, esperamos que essa metodologia seja cada vez mais utilizada na melhoria da qualificação dos enfermeiros intensivistas.

REFERÊNCIAS

1. Kim J, Park JH, Shin S. Effectiveness of simulation-based nursing education depending on fidelity: a metaanalysis BMC Medical Education, 2016; 16:152. DOI 10.1186/s12909-016-0672-7.
2. Scherer YK, Bruce SA, Graves BT, Erdley WS. Acute Care Nurse Practitioner Education Enhancing Performance Through the Use of Clinical Simulation. AACN Clinical Issues. 2003; 14: 3, p. 331-341.
3. Hovancsek MT. Using simulations in nursing education. In: Jeffries PR, editor. Simulation in nursing education: from conceptualization to evaluation. New York: National League for Nursing; 2007: p. 1-9.
4. Lopreiato JO. (Ed.), Downing D, Gammon W, Lioce L, Sittner B, Slot V, Spain AE. (Associate Eds.), and the Terminology & Concepts Working Group. (2016). Healthcare Simulation DictionaryTM. Retrieved from http://www.ssih.org/dictionary.
5. Jesus RF, Guilherme FJA, Santos MB, Silva RC. Monitoria em disciplina estruturada através do Ensino Baseado em Simulação. Rev Rede de Cuidados em Saúde, 2014; 8(2).
6. Miller A, Bull RM. Do you want to play? Factors influencing nurse academics' adoption of simulation in their teaching practices. Nurse Education Today, 2013.
7. Domenico EBL, Matheus MC. Didática em Saúde: representações de graduandos de enfermagem e utilização da metodologia inovadora de ensino. Rev Gaúcha Enferm. 2009; 30(3): 413-419.
8. Santos MC, Leite MCL, Heck RM. Recontextualização da simulação clínica em enfermagem baseada em Basil Bernstein: semiologia da prática pedagógica. Rev Gaúcha Enferm., Porto Alegre (RS) 2010 dez;31(4):746-52.
9. Teixeira INDO, Felix JVC. Simulation as a teaching strategy in nursing education: literature review. Interface - Comunic., Saude, Educ., 2011; 15(39):1173-83.
10. Cant RP, Cooper SJ. Simulation-based learning in nurse education: systematic review. J Adv Nur, 2010. Jan; 66(1): 3-15.
11. Jesus RF; Guilherme FJA, Santos LNC, Santos MB, Silva RC. Ensino Baseado em Simulação em disciplina de alta complexidade em saúde. Almanaque Unigranrio de Pesquisa, 2013. Jan-jul, v. 1, n 1, p 59-72.
12. Akhu-Zaheya L, Gharaibeh MK, Alostaz ZM. Effectiveness of Simulation on Knowledge Acquisition, Knowledge Retention, and Self-Efficacy of nursing Students in Jordan. Clinical Simulation in Nursing, 2013 - september.
13. Wolfgram LJB, Quinn AO. Integrating Simulation Innovatively: Evidence in Teaching in Nursing Education. Clinical Simulation in Nursing, 2012 may-june.
14. Flato UAP, Guimarães HP. Educação baseada em Simulação em medicina de urgência e emergência: a arte imita a vida. Rev Bras Clin Med. 2011; 5 (9): 360-364.
15. Aggarwal R, Mytton OT, Derbrew M, et al. Training and simulation for patient safety. QualSaf Health Care 2010;19(Suppl 2):i34-i43.

16. Jesus RF, Santos LNC, Guilherme FJA, Silva RC, Santos MB. Avaliação primária no atendimento ao trauma em ambiente de simulação. Almanaque Multidisciplinar de Pesquisa, 2015; 1(2).
17. Santos LNC, Jesus RF, David FS, Guilherme FJA, Santos VLQ, Franco AS. Simulação de trauma: utilizando um roteiro estruturado. Revista Rede de Cuidados em Saúde, 2014; 8(2).
18. Jesus RF, Guilherme FJA, Silva DFR, Sampaio VM, Santos LNC. Ventilação Mecânica: o aprendizado a partir da utilização de simuladores virtuais. ANAIS: 2º Congresso Internacional de Simulação Realística da Rede São Camilo. São Paulo, 2014; 1(1).

CAPÍTULO

4 O Ambiente Terapêutico da Terapia Intensiva

Estrutura Física, Arquitetura/Design Hospitalar e Humanização

Belchior Gomes Barreto Neto • Simone Pereira Machado

Introdução

Internar pacientes críticos demanda investimentos em estrutura, equipamentos, segurança do paciente e "humanização", com o objetivo de disponibilizar suporte terapêutico e diagnóstico laboratorial e de imagem 24 horas por dia, garantindo condições de monitoramento e vigilância contínua, por meio de assistência multiprofissional de alta qualidade. A Unidade de Terapia Intensiva (UTI) deve ser planejada tendo como base o que se pretende como perfil de paciente, patologias de admissão, fluxos (pacientes, visitantes, profissionais de saúde e colaboradores), além da necessidade de instalações de apoio, como posto de enfermagem e armazenamento de materiais, entre outros.[1,2]

Tópicos Abordados

- Estrutura Física, Arquitetura e Design da UTI
- Ambiente Terapêutico x Humanização – um Desafio na UTI
- Humanizando o Cuidado ao Paciente
- Humanizando o Cuidado com a Família

▸ Estrutura Física, Arquitetura e Design da UTI

A UTI deve estar localizada em posição geográfica privilegiada na unidade hospitalar, estar próxima a elevadores, centro cirúrgico, laboratórios e exames de diagnóstico por imagem. O acesso deve ser controlado e restrito, a recepção planejada de modo que os visitantes se identifiquem e confirmem para qual paciente estará destinado a visitar.[3]

É desejável uma área de acolhimento destinada a visitantes e familiares, enquanto aguardam informações ou são preparados para visitar a unidade. Esse ambiente deve possuir cores vivas, iluminação suave, sofás, cadeiras, terminais de circuito interno de TV e materiais educativos, além de pia para higienização das mãos, bebedouro e sanitários. E, ainda, dispor de uma sala reservada para entrevistas, no mínimo de 6 m^2, destinado para fornecimento de informações da saúde dos pacientes aos familiares e responsáveis, garantindo individualização, sigilo e discrição.[3]

Um hospital geral deve destinar em torno de 10% da capacidade de leitos para a UTI, porém uma instituição com capacidade para 100 ou mais leitos deverá comportar, no mínimo, cinco leitos reservados para a UTI. O ideal considerado do ponto de vista funcional são 8 a 12 leitos por unidade. Caso se indique maior número de leitos, a unidade deve ser dividida em subunidades. Essa divisão proporciona maior eficiência de atendimentos da equipe de trabalho. Os leitos devem preferencialmente proporcionar visualização direta ou, quando indireta, que seja possível monitorizar o estado dos pacientes, sob as circunstâncias de rotina e de emergência.[4]

Leitos abertos (Box): devem ter no mínimo 3,0 m de largura; 1,0 m em cada lateral do leito e; mais 1,0 m para a cama; entre os leitos no mínimo 2,0 m com separação móvel entre eles. Leitos fechados: devem ser dotados de paredes e painéis com vidros que facilitam a observação dos pacientes e proporcionam maior privacidade ao paciente, redução e ruídos e possibilidade de precaução aos pacientes colonizados e imunodeprimidos. Para garantir a privacidade do paciente é recomendada se utilizem persianas embutidas entre os vidros para que não acumulem sujidades que são difíceis de serem removidas. É necessária, para esse tipo de disposição, uma central de monitorização no posto de enfermagem, com transmissão de onda eletrocardiográfica, pressão arterial invasiva e não invasiva, frequências cardíaca e respiratórias e saturação periférica.[5]

Segundo as Normas para Projetos Físicos de Estabelecimentos Assistenciais, do Ministério da Saúde, o quarto fechado para adulto ou adolescente deve ter dimensão mínima de 12 m^2, com distância de 1,0 m entre as paredes e o leito, exceto cabeceira. A área coletiva deve ter dimensões mínimas para 10 m^2, distância de 1,0 m entre paredes e 2,0 m entre leitos. Em cada leito de UTI deve estar instalado um alarme de emergência interligado ao posto de enfermagem, na sala de reuniões, na sala de descanso dos funcionários e no repouso médico, a fim de alertar todos sobre a emergência.[5]

Leitos para precaução aérea, com pressão negativa, por meio de filtro específico, são recomendáveis. Cada instituição deve considerar o número necessário de acordo com as características da população atendida. Deve possuir antessala para paramentação, com pia para higienização das mãos e banheiro privativo com área específica para acondicionamento de roupa limpa e suja.[5]

O leito de uma unidade de terapia intensiva deve dispor de vários equipamentos e itens que permitam a vigilância contínua e intervenção imediata, em caso de intercorrências: um monitor multiparamétrico contemplando uma monitorização cardíaca contínua, módulos e transdutores de pressão arterial não invasiva e invasiva, acesso para pressão venosa central (PVC), oximetria de pulso; respirador mecânico, ressuscitador manual com reservatório de oxigênio; régua de gases disponibilizando oxigênio, ar comprimido e sistema de vácuo; tomadas para equipamentos com voltagens de 110 v e 220 v; bombas de infusão contínua de medicamentos e nutrição enteral (bomba específica); cama com ajuste de posição, grades laterais e rodízios; além de relógio, calendário, termômetro e estetoscópio.[5]

Apesar de a necessidade de vigilância contínua, considerações quanto ao conforto devem incluir métodos para estabelecer a privacidade dos pacientes, como apresentado na Figura 4.1. Persianas, cortinas, biombos e portas controlam o contato do paciente com a área externa e com outros pacientes. Uma poltrona deve estar disponível à beira do leito para visita de familiares. As cores das paredes devem proporcionar descanso e propiciar ambiente tranquilo. Para melhorar a orientação sensorial dos pacientes pode-se incluir a provisão de calendário, relógio, rádio, televisão, e ramal telefônico. A instalação de TV deve ficar fora do alcance dos pacientes e os equipamentos devem ser operados por controle remoto.

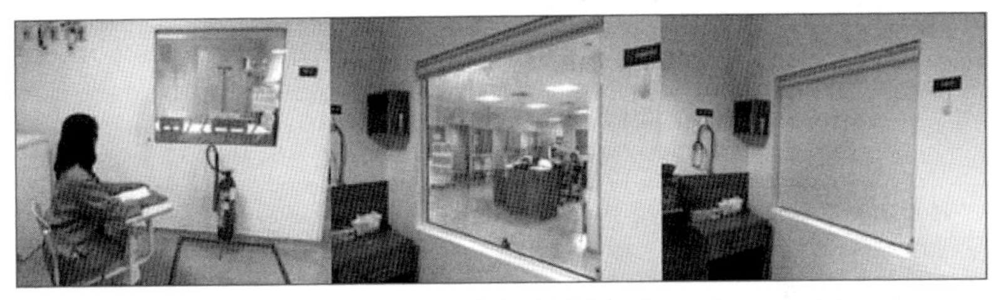

Figura 4.1 Vigilância, conforto e privacidade, 2017. Foto do arquivo pessoal dos autores.

O posto de enfermagem deve ser centralizado, no mínimo um para 12 leitos e prover uma área confortável, de tamanho suficiente para acomodar todas as funções da equipe de trabalho, com dimensões mínimas de 8 m^2.[5] Deve ser considerado um espaço adequado para terminais de computador e impressoras. Quando não se tem o sistema informatizado se recomenda bancadas e cadeiras ergonômicas para elaboração manual dos registros em prontuário. Os formulários de registros médicos e impressos devem ser armazenados em prateleiras ou armários feitos de material de fácil higienização e, com produto de acordo com as normas da Comissão de Controle de Infecção Hospitalar (CCIH).

É de suma importância a existência da central de monitorização (Figura 4.2) localizada no posto de enfermagem com adequada visibilidade. Os monitores à beira do leito são ligados a essa central, concentrando, assim, em uma área única, os parâmetros de diversos pacientes com possibilidade de avaliarem os dados, individualmente e, à medida que ocorrerem alterações permitindo uma supervisão segura à distância.

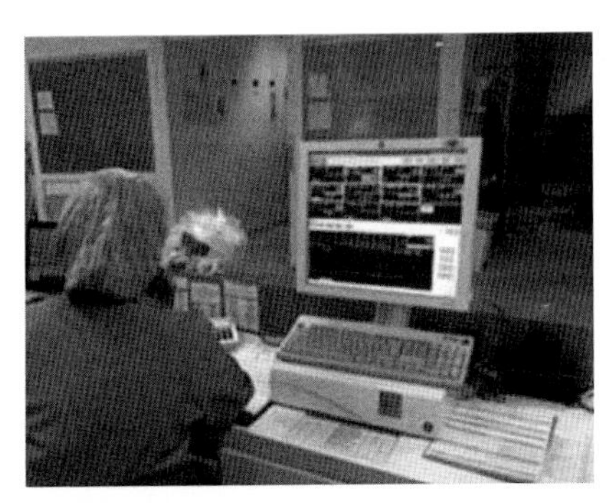

Figura 4.2 Central de monitorização da UTI. 2017. Foto do arquivo pessoal dos autores.

Com relação às condições físicas do ambiente, é recomendada a inclusão controlada de iluminação natural a vista externa, constituindo importante aspecto de orientação sensorial e perceptivo ao paciente e, para não incomodar o paciente deitado, sugere-se luz indireta.[5] Os alarmes dos monitores, equipamentos, campainhas e telefones somam-se à sobrecarga auditiva. Recomenda-se que o nível de ruídos nas UTI não ultrapassem 45 db (A) . Assim, cuidados devem ser adotados como a utilização de pisos e paredes que absorvam as ondas sonoras.[5]

A qualidade do ar e o controle de temperatura deve ser mantido durante todo o tempo. Todas as entradas de ar devem ser o mais alto possível. O ar-condicionado e o aquecimento devem passar por sistemas de filtragem apropriados. A tomada de ar deve respeitar uma distância mínima de 8 m de locais onde haja disseminação de agentes infecciosos ou gases nocivos. Para UTI com leitos fechados, a temperatura deve ser ajustada individualmente, com variação entre 24 e 26º C, e umidade relativa do ar de 40 a 60%. Deve-se dispor de termômetro de ambiente.[5]

Vários outros espaços funcionais e áreas de apoio são imprescindíveis na Unidade de Terapia Intensiva, como:

- Lavatórios – Recomenda-se um para cada 5 leitos, além de um lavatório exclusivo para degermação das mãos antes de procedimentos invasivos. Ideal que sejam do tipo que dispensem o contato das mãos quando do fechamento da água.[5]
- Sala de utensílios – As salas de utensílios limpos e sujos devem ser separadas. Cada uma delas deve possuir 4 m^2. Os armários devem ser fechados, instalados em locais acima do solo, facilitando a limpeza do piso. A sala de utensílio sujo (expurgo) deve ser localizada fora da área de circulação. É necessário dispor de mecanismos para descartar itens contaminados com substâncias e fluidos corporais. Os materiais não descartáveis que necessitam de desinfecção devem ser encaminhados para Central de Material e Esterilização. Esse espaço poderá acondicionar roupa suja antes de encaminhar à lavanderia.[5]
- Banheiros – Localizados na área de internação da unidade ou anexo ao quarto destinado a precaução aérea. Todos os banheiros e sanitários dos pacientes devem possuir duchas higiênicas e chuveiros, bem como barra de apoio e campainha para chamada da equipe.[5]
- Copa – Destinado ao serviço de nutrição, sendo receptora e distribuidora das dietas dos pacientes da UTI. Deve possuir pia, geladeira e lixeira para desprezar restos alimentares.[5]
- Depósito de material de limpeza (DML) – Sala destinada à guarda de materiais e soluções utilizadas na limpeza e desinfecção da unidade. Deve ser provida de tanque e prateleiras suspensas.[5]
- Área para equipamento – Uma área para guardar os equipamentos que não estão em uso deve ser planejada. Deve ser de fácil acesso, e fácil para remoção do equipamento. Deve conter tomadas elétricas aterradas em número suficiente para permitir a recarga dos equipamentos operados à bateria.[5]
- Laboratório – As instituições devem propiciar as UTI um serviço de laboratório, disponível continuamente, na própria unidade, suprindo as necessidades de urgência e emergência laboratorial. O laboratório satélite deve realizar exames químicos e hematológicos, incluindo gasometria.[5]

- Sala de descanso – A sala de descanso deve ser projetada para promover privacidade, conforto e descontração para os profissionais. Deve dispor de sanitários, chuveiros, armários e copa, com instalações adequadas para armazenamento e preparo de alimento dos funcionários. Em alguns estados brasileiros, como o Rio de Janeiro, está regulamentada a lei do descanso da equipe de enfermagem.[5]

▶ Ambiente Terapêutico × Humanização – um Desafio na UTI

As UTI foram criadas com a finalidade de oferecer atenção contínua e suporte avançado aos pacientes críticos, com risco de morte, lançando mão de recursos de alta tecnologia que auxiliam ou substituem a função dos órgãos vitais. Nos últimos anos vários estudos sobre humanização têm sido realizados.[6] Na esfera governamental, o Ministério da Saúde (MS) criou, em 2001, o Programa Nacional de Humanização da Assistência Hospitalar (PNHAH), posteriormente, em 2003, denominado Programa Nacional de Humanização (PNH),[7] fazendo com que a ideia de humanização deixasse de ser vista e difundida somente no âmbito hospitalar, e passasse a ser adotada no cotidiano de toda a rede do Sistema Único de Saúde (SUS).[8]

Houve uma mudança de paradigma de atenção, que abandona o modelo centrado na doença, e passou a focar em um modelo equilibrado de cuidados de saúde, visando compreender o ser humano em sua totalidade, como um ser biopsicoespiritual. Levando-se em consideração o corpo, a mente, os valores e crenças do paciente e seus familiares. É cuidar do paciente como um todo, englobando o contexto familiar e social.

Para que esse processo seja efetivo, é importante haver uma comunicação interdisciplinar, em que os sujeitos do cuidado (paciente, família e equipe de saúde) possam se relacionar com um diálogo claro e compreensível. Significa ter uma escuta ativa uns com os outros, integrando paciente/família/equipe.

Assim, as UTI passaram a focar não apenas na recuperação do paciente, como também em seu bem-estar e suas características e necessidades individuais. Nesse contexto há a necessidade de aproximação da equipe ao paciente e seus familiares e, principalmente, a enfermagem, por estar mais tempo junto a eles na prestação dos cuidados, a fim de minimizar os efeitos dos transtornos decorrentes da hospitalização na UTI.

▶ Humanizando o Cuidado ao Paciente

As necessidades humanas básicas do paciente em uma UTI são afetadas, ele está sujeito a situações que não pode controlar como: dor, ansiedade, *delirium*, depressão, distúrbios do sono, falta de privacidade e demais situações que geram estresse. É preciso identificação rápida desses agentes estressantes e, intervenção pela equipe de enfermagem, a fim de saná-los ou minimizá-los[9]. Para tanto, podemos utilizar alguns métodos que auxiliam positivamente nos quadros clínicos supracitados:

- Utilização de escalas de avaliação que identifiquem e qualifiquem a dor;
- Utilização de protocolos de identificação, prevenção e tratamento precoce do *delirium*;[10]
- Protocolo farmacológico bem difundido e gerenciado para sedação/agitação e analgesia;[11]

- Campanhas periódicas para conscientização da equipe, em relação à diminuição do ruído na UTI, em que um ponto de partida é quando os profissionais colocam o celular no modo silencioso;
- Informar previamente ao paciente, quando possível, sobre o uso de tubos, sondas e dispositivos invasivos, sendo utilizados métodos alternativos de comunicação verbal e não verbal, como: lousas, quadro plastificado com pequenas frases mais perguntadas pelo paciente, abecedário, para que ele aponte nas letras, formando as palavras, papel e caneta em pranchetas;
- Rádio com as músicas preferidas do paciente, em baixo som;
- Exposição de fotos e bilhetinhos de pessoas que o paciente estima, em um local do box, a fim de encorajá-lo a vencer a tristeza e a saudade;
- Apagar as luzes do box e adjacências, para simular a noite, no horário noturno, minimizando as alterações do ciclo circadiano;
- Instalação de aparelho de televisão no box;
- Utilizar biombo ou fechar as persianas do box na hora do banho e/ou higienização;
- Durante os cuidados e, principalmente, a higienização, evitar falar de assuntos particulares, que possam constranger o paciente.

▶ Humanizando o Cuidado com a Família

A assistência prestada aos familiares de pacientes internados na UTI implica em compreender o processo vivenciado, quando um de seus membros é internado em uma unidade de pacientes criticamente enfermos.[12] Mesmo nos dias atuais ainda existem pessoas que associam a UTI com um local onde o paciente está confinado à morte, mas com os avanços tecnológicos, a especialização dos profissionais, as técnicas e medidas de segurança no cuidado, a UTI tornou-se um local onde há muita possibilidade de vida.

Durante a hospitalização, os membros da família acabam "adoecendo" emocionalmente. O enfermeiro deve estar apto a reconhecer, quando um familiar necessita de intervenção psicológica.[12] Ele, o enfermeiro, ainda tem importante papel na reintegração do paciente às suas atividades. Dentro dos cuidados holísticos deve-se incluir o cuidado com a família, resgatando o conceito de bem-estar, o que aumenta o campo de atuação da enfermagem intensivista. Daí, a necessidade de um adequado manejo com essa clientela. Para tanto se propõe:

Permitir, em comum acordo, a participação da família nos cuidados, como dar alimentação, auxílio na higienização, massagens de conforto, toque e carinho;

O médico deverá dar informação sobre o estado do paciente com clareza, usando linguagem compreensível no nível cultural, de quem está recebendo a mensagem, com fidedignidade;

A equipe deve reconhecer um familiar que sirva de referência para os demais familiares, no intuito de concentrar as informações e evitar ruídos de comunicação, assim, será possível permitir a permanência dele, por um tempo maior ao lado do paciente, para que ele seja um agente facilitador no processo de recuperação do paciente. A equipe é importante nesse processo, pois nem todas as instituições contam com um serviço de psicologia hospitalar;

A elaboração e entrega de um folheto explicativo sobre a UTI é um valioso método para esclarecimento ao familiar, logo na internação, assim, algumas dúvidas já serão sanadas, e haverá a melhor compreensão do funcionamento, regras e atividades desenvolvidas pelos profissionais na UTI;

Disponibilizar um local para que os familiares aguardarem a entrada na UTI e receberem notícias;

Manterem os familiares informados do que está causando atraso na liberação da visita. Muitas vezes são necessárias medidas de urgência, que não podem esperar o término da visita para serem executadas.

▶ Humanizando o Trabalho na UTI

Por ser a UTI, um local onde o aparato tecnológico se destaca, há uma valorização das tecnologias duras, havendo necessidade de conhecimento técnico-científico dos profissionais que as manipulam. Muito se fala na humanização aos pacientes e familiares, mas deve-se dar um destaque também à humanização para a equipe. Pois, a relação do ser cuidado e de quem cuida é considerada, eventualmente, suplementar, dispensável ou, até mesmo, ausente.[12]

Deve-se buscar qualidade de vida no ambiente de trabalho, pois a maioria dos profissionais passam grande parte de seu tempo nesse local. Sendo assim, salienta-se a necessidade de humanizar também as condições de trabalho desses profissionais, no sentido de estabelecer sempre uma melhor relação para a oferta do cuidado humanizado.[12]

O profissional motivado estará mais disposto a ofertar um trabalho de qualidade aos seus pacientes e familiares, bem como nas relações multiprofissionais. Há de se refletir sobre as condições que os profissionais de saúde estão trabalhando, para que eles, satisfeitos com o seu ambiente laboral sejam motivadores e promotores de ações humanizadoras.[13]

Considerações Finais

É justo considerar que o enfermeiro é imprescindível no planejamento da estrutura física da UTI, pois agrega conhecimento técnico-científico e competências que o habilita a gerenciar o cuidado e estabelecer um ambiente terapêutico humanizado, seguro, sustentável e com altos níveis de qualidade.[14,15]

A estrutura e aparato tecnológico são importantes no cenário da terapia intensiva, no entanto, o foco nas reais necessidades do paciente e a busca por novas estratégias, capazes de envolver o paciente e a família na integralidade do cuidado, por meio de comunicação adequada e eficaz, bem como o relacionamento colaborativo, são componentes fundamentais. Vale ressaltar que deve-se, ainda, considerar a individualidade do cuidado e as diversas formas de enfrentamento e experiência com a doença, e com a hospitalização no complexo ambiente da UTI.

Referências Bibliográficas

1. Mercosul. Grupo de Mercado Comum. Resolução nº 65/06. Diretrizes para habilitação e funcionamento dos serviços de terapia intensiva adulto, pediátrica e neonatal; 2006: 1-11.
2. Brasil. Ministério da Saúde. Secretaria Nacional de Organização de Desenvolvimento de Serviços de Saúde. Normas padrões de Construção de Instalações dos Serviços de Saúde. P. 25;87. 1987.
3. Brasil. Ministério da Saúde. Portaria nº 3.432, 12 de agosto de 1998. Estabelece critérios de classificação para as Unidades de Tratamento Intensivo – UTI. Diário Oficial [da] República Federativa do Brasil. 1998 ago. 13; Seção 1, p.109.
4. Knobel E. Terapia Intensiva: enfermagem. (Série terapia intensiva). São Paulo: Atheneu; 2006. (Série terapia intensiva).
5. Brasil. Ministério da Saúde. Secretaria de Assistência à Saúde. Coordenação-Geral de Normas, Departamento de Normas Técnicas. Normas para projetos físicos de estabelecimentos assistenciais de saúde. Brasília: Ministério da Saúde; 1995. p. 40.
6. Pettengill MAM, Souza RP. A Humanização e o suporte emocional: equipe, familiares e pacientes. In: Viana RAPP, Whitaker IY (Orgs.). Enfermagem em terapia intensiva: práticas e vivências. Porto Alegre: Artmed; 2011. p. 87-100.
7. Fontana RT. Humanização no processo de trabalho em enfermagem: uma reflexão. Rev Rene. 2010; 11(1):201-207.
8. Brasil. Ministério da Saúde. Secretaria de Assistência à Saúde. Programa nacional de humanização da assistência hospitalar. Brasília: Ministério da Saúde; 2014.
9. Silva FD, Chernicharo IM, Silva RC, Ferreira MA. Discursos de enfermeiros sobre humanização na unidade de terapia intensiva. Esc. Ana Nery. 2012;16(4):719-27. Disponível em: http://dx.doi.org/10.1590/s1414-81452012000400011.
10. Santos FS. Diagnóstico diferencial do delirium. In: Santos FS, editor. Delirium: Uma síndrome mental orgânica. São Paulo: Atheneu; 2008. p. 53-60.
11. Ely EW, Margolin R, Francis J, May L, Truman B, Dittus R, et al. Evaluation of delirium in critically ill patients: validation of the Confusion Assessment Method for the Intensive Care Unit(CAM-ICU). Crit Care Med. 2001; 29 (7): 1370-1379.
12. Lemos RCA, Rossi LA. O significado cultural atribuído ao centro de terapia intensiva por clientes e seus familiares: um elo entre a beira do abismo e a liberdade. Revista Latino-Am. Enfermagem. 2002; 10 (4): 345-357.
13. Silva FD, Chernicharo IM, Silva RC, Ferreira MA. Discurso do Enfermeiro sobre humanização na UTI Discurso do Enfermeiro sobre humanização na UTI. Esc Anna Nery (impr.). 2012; 16(4):719-727.
14. Marques IR, Souza AR. Tecnologia e humanização em ambientes intensivos. Rev Bras Enf. 2010; 63(1):141-4.
15. Cintra EA, Nishide VM, Nunes WA. Assistência de enfermagem ao paciente gravemente enfermo. São Paulo: Atheneu; 2005.

CAPÍTULO

5 Avaliação de Tecnologias em Saúde

Roberto Carlos Lyra da Silva

Introdução

São inegáveis os avanços do sistema de saúde brasileiro, proporcionados pela implantação do Sistema Único de Saúde (SUS), com base nos conceitos de universalidade e equidade da assistência à saúde, em que pese o fato desse modelo, diante das carências experimentadas ao longo de todos esses anos, resultar no desenvolvimento da saúde suplementar ou privado.

Fato é que, independentemente do modelo de financiamento adotado para a atenção a saúde, seja ele público ou privado, muitos países, por conta de crises financeiras e, sobretudo, por conta das mudanças na expectativa de vida e do perfil epidemiológico (hoje se vive por mais tempo e esse fenômeno é acompanhado pelo aumento na incidência e prevalência de doenças crônicas), têm se deparado com a crescente elevação dos custos, com os cuidados em saúde, tanto em termos absolutos como em termos relativos.

Essa situação torna-se ainda mais complicada, em países cujo sistema de saúde é universal, como é o caso do Brasil, nos quais o debate precisa se voltar, urgentemente, também, para o processo de gestão dos recursos do orçamento destinados a saúde. Esse debate naturalmente nos colocará diante do dilema de aceitar o crescimento dos níveis elevados no atendimento, sem limites das despesas, inclusive na alta complexidade (o que pode pôr em risco os modelos de financiamento), ou manter o nível de excelência e principalmente de equidade no atendimento à população como um todo, sem, contudo, perder a dimensão de uma análise mais econômica mais racional do gasto.[1]

Na tentativa de alcançar maior eficiência do sistema, gestores, profissionais de saúde e pesquisadores passaram a se preocupar com a urgente necessidade de quantificar e justificar os benefícios, e os custos associados aos serviços prestados, sobretudo, na alta complexidade, que tem exigido cada vez mais a incorporação de novas tecnologias em saúde. Que incluem, entre outras coisas, os medicamentos, equipamentos e procedimentos técnicos, sistemas organizacionais, educacionais, de informação e de suporte e os programas e protocolos assistenciais, por meio dos quais, a atenção e os cuidados com a saúde são prestados à população. Assim, a busca pela eficiência na alocação dos recursos passou a ocupar um importante e destacado papel na pauta das discussões de políticas públicas em todo mundo.[2]

TÓPICOS ABORDADOS

- Marco Conceitual e Histórico
- ATS no Contexto da Terapia Intensiva

▶ Marco Conceitual e Histórico

Complementarmente, cabe destacar que as tecnologias em saúde, de modo mais abrangente, compreendem um conjunto amplo de elementos, que vão desde conhecimentos concretamente incorporados em artefatos, aos vários conhecimentos subjacentes a novos procedimentos médico-cirúrgicos, usados no cuidado médico, assim como os sistemas organizacionais e de apoio, mediante os quais os cuidados com a saúde são dispensados.[3]

A Avaliação de Tecnologias em Saúde (ATS) pode ser entendida como a pesquisa sistemática da melhor evidência disponível acerca das características técnicas, segurança, eficácia, efetividade, custos, custo-efetividade, impacto da implementação e considerações socioculturais, éticas e legais acerca da tecnologia que está sendo avaliada. Tem como objetivo permitir que profissionais de saúde, gestores, sistemas, serviços e organizações de saúde possam, a partir dessas evidências, aumentar a qualidade e o bem-estar do paciente, e a otimização da relação de custo-efetividade e, portanto, da eficiência de produtos para saúde.[4-6]

Trata-se de uma área, cuja atividade é multi e interdisciplinar e que, por meio da sintetize de evidências científicas sobre a aplicação de tecnologias de saúde na sociedade, consegue demonstrar as consequências da incorporação das tecnologias em saúde, a curto, médio e longo prazo.

A ATS está estreitamente ligada a Medicina Baseada em Evidências (MBE), atualmente chamada de Saúde Baseada em Evidências e, avalia, principalmente, os desfechos clínicos para a tomada de decisões em pacientes individuais. A ATS realiza uma avaliação, a partir de uma perspectiva mais abrangente, considerando a forma como a tecnologia a ser integrada aos sistemas de saúde, incluindo a avaliação dos aspectos econômicos, considerando sempre as particularidades de cada cenário e seus diferentes contextos locais, fazendo com que seus resultados sejam menos transferíveis (validade externa limitada) aos cenários e contextos de outros países, sendo recomendável que cada país possua sua própria agência de ATS.[7]

Nesse ambiente complexo, em 1970 surge a ATS. Diante da impossibilidade de se tomar decisões com maior nível de asserção possível, sem informações adequadas, rapidamente se transforma em um elo entre as evidências científicas e os tomadores de decisão nos serviços de saúde, na medida que se propõe produzir informações seguras e transparentes que respaldariam as tomadas de decisões.[4,8]

Os primeiros estudos de ATS começaram a ser desenvolvidos e publicados na Europa, a partir de 1970. Mas, foi somente na década de 1980 que surgiram as primeiras unidades ou instituições voltadas especificamente para esse fim. A partir de 1990, a ATS se institucionalizou na Europa, quando, em vários países da União Europeia, foram criados os primeiros programas que contribuíram para a disseminação da cultura de ATS em quase todos os países-membros, por meio da criação de agências ou institutos ou, ainda, pelo estabelecimento de departamentos em universidades ou em organizações públicas, com o objetivo de produzir evidências científicas que possibilitariam melhorar a saúde no nível individual e populacional, contribuindo para as tomadas de decisões na política e na área prática de saúde, e orientar as tomadas de decisões com sua natureza multidisciplinar e abrangente.[9]

A ATS vem sendo empregada nos dias de hoje, como uma ferramenta para informar decisões, acerca da incorporação de novas tecnologias em diversos países, especialmente na Austrália, Canadá e Europa Ocidental, onde são conduzidas por diversas entidades, entre as quais, as agências governamentais, companhias de seguro, associações profissionais, instituições privadas e instituições universitárias.[4]

Criada em 1993, a International Network of Agencies for Health Technology Assessment (INAHTA) tem como principal missão de se tornar um foro permanente para o intercâmbio e colaboração, entre as diversas agências no mundo, incluindo a Rede Brasileira de Avaliação de Tecnologias em Saúde (REBRATS). Em 2003, foi constituída a Health Technology Assessment International (HTAi), sucessora da International Society of Technology Assessment in Health Care, fundada em 1979, responsável pela publicação do International Journal for Technology Assessment in Health Care (IJTAHC) e também pela organização do evento científico mundial mais importante da área, o HTAi Annual Meeting.[4]

As discussões acerca da implementação da ATS no Brasil são da década de 1980. Mas, foi com a instituição do Conselho de Ciência, Tecnologia e Inovação em Saúde (CCTI), pelo Ministério da Saúde, em 2003, que o tema ganhou maior destaque, com a criação, em 2005, por esse Conselho, de um Grupo Permanente de Trabalho em Avaliação de Tecnologias em Saúde (GT/ATS), coordenado pelo Departamento de Ciência e Tecnologia (DECIT), que é membro da INAHTA, para o desenvolvimento de estudos de ATS no país.

A REBRATS é criada em 2008, sob a coordenação do DECIT e, atualmente, com 80 membros, que reúne instituições gestoras do SUS, instituições de ensino e pesquisa, incluindo a Universidade Federal do Estado do Rio de Janeiro (UNIRIO), representada pelo Laboratório de Avaliação Econômica e de Tecnologias em saúde (LAETS), unidades de saúde, hospitais, sociedades profissionais e sociedades de usuários.

São objetivos da REBRATS: produção e disseminação de estudos e pesquisas prioritárias no campo da ATS, padronização de metodologias, monitoramento do horizonte tecnológico, validação da qualidade dos estudos e promoção do uso de evidência científica para o processo de tomada de decisão em saúde.

Com a criação da REBRATS, são implantados os Núcleos de Avaliação de Tecnologias em Saúde (NATS), em 24 hospitais públicos de ensino, que foram selecionados de todas as regiões do Brasil, com vistas à promoção da capacidade técnica para inserção de instituições na REBRATS, desenvolvimento de ações para a capacitação permanente de profissionais, incentivo e produção de pesquisa voltada ao uso da evidência científica na tomada de decisão, coordenação e revisão de diretrizes clínicas dos hospitais, fomento à articulação entre ensino e serviço na área de ATS, além do incentivo e disseminação da cultura da ATS entre os profissionais de saúde. Como resultado das atividades de estruturação da ATS no Brasil, foi aprovada a Política Nacional de Gestão de Tecnologias em Saúde (PNGTS), por meio da portaria 2.690/2009 e, o Brasil, escolhido em 2011 para sediar o HTAi Annual Meeting.[10]

Na busca da consolidação da ATS no Brasil, foi sancionada, em 2011, a Lei n. 12.401, que promoveu alterações na Lei Orgânica da Saúde (Lei n. 8.080, de 19/09/1990), para dispor sobre a oferta de procedimentos terapêuticos e a dispensação de medicamentos no âmbito do SUS. Essa lei permitirá o aperfeiçoamento e atualização do SUS, garantindo que os processos de inovação em saúde sejam subordinados às análises da ATS antes da incorporação ao sistema de saúde.

Constata-se, a partir de então, inicialmente no contexto internacional e, mais recentemente, no Brasil, um expressivo crescimento, quantitativo e qualitativo de estudos de avaliação de tecnologias em saúde (ATS), e o desenvolvimento de diferentes técnicas de abordagem, cada vez mais sofisticadas, para comparar distintas alternativas de intervenções, tratamentos e programas de saúde, de modo a melhor orientar o processo de incorporação, abandono e desinvestimento de tecnologias em saúde.

▶ ATS no Contexto da Terapia Intensiva

Na terapia intensiva, a utilização de tecnologias em saúde se confunde com o nascimento dessas unidades, sobretudo quando nos referimos aos equipamentos médico-assistenciais (EMA), ou eletromédicos, destinados a monitorização de parâmetros vitais e suporte avançado de vida, entendidos como tecnologias duras, capazes de ampliar a capacidade natural de nossos sentidos e de manter os pacientes vivos, mesmo diante de condições clínicas bastantes desfavoráveis.[11]

Muito embora saibamos que não seja o único fator, a utilização dessas tecnologias cada vez mais dispendiosas, entre as quais, os monitores de sinais vitais multiparamétricos, os ventiladores mecânicos, bombas de infusão, entre outros, são apontadas como uma das principais causadoras da elevação dos custos na área da saúde, sobretudo quando falamos de terapia intensiva.[12,13]

Parece não haver dúvida de que o peso significativo que costumamos atribuir às tecnologias, no aumento dos custos do financiamento do setor saúde, tem muito a ver com a especificidade de sua utilização. Nos diversos setores econômicos, a difusão de dada tecnologia tende a envolver um processo de substituição e, não de acúmulo, no qual a nova tecnologia que está sendo incorporada passa a ocupar o espaço daquela que está sendo abandonada.

E, geralmente como prática atual, nos serviços de saúde, novas tecnologias são incorporadas de forma, muitas vezes acelerada, ainda que pouca ou nenhuma evidência tenha sido produzida ou recuperada, acerca da sua segurança, eficácia e efetividade.

A incorporação de bombas de infusão volumétricas de peristalse linear, não substitui, em muitos serviços de saúde, a utilização de bombas de infusão de peristalse por roldana, que é uma tecnologia já superada. A utilização da ressonância magnética é outro exemplo. Ela, na maioria das vezes, não excluiu o uso da tomografia computadorizada nos testes diagnósticos.

Não raramente, e como vimos, não somente por essa razão, o processo de incorporação de tecnologias em saúde de modo cumulativo tem concorrido para o aumento de despesas diretamente proporcional ao aperfeiçoamento dos conhecimentos e equipamentos utilizados no diagnóstico e no tratamento das doenças. Esse aumento exponencial dos custos da alta complexidade e a necessidade, cada vez mais urgente de tomar/efetuar decisões, com a devida justificativa para a alocação de recursos, de orçamentos, quase sempre escassos e sabidamente finitos, tem ao longo dos últimos anos demonstrado a importância da necessidade de otimizar a relação entre custos e benefícios de saúde, resultantes dos serviços prestados, não somente nas unidades de terapia intensiva, mas em todos os níveis e complexidades da atenção em saúde, inclusive na atenção básica.

O processo de tomada de decisão para nortear a escolha das tecnologias e intervenções, que provavelmente poderão oferecer maiores benefícios para o doente em terapia intensiva, inclusive no que se refere à própria indicação de internação dele nessa unidade ou a indicação de utilização de algum equipamento médico-assistencial para diagnóstico, suporte ou para fins terapêuticos é, muitas vezes, inadequado. E, não raramente, está fortemente sujeito a pressões diversas, incluindo-se nelas as indústrias de insumos de saúde, os usuários e seus familiares e os profissionais de saúde, todos interessados e envolvidos nesse processo.

Os equipamentos médico-assistenciais (EMA) estão inseridos em um contexto muito complexo formado pelo ambiente, pelos usuários (profissionais de saúde), pelo paciente e sua doença e, pelo conjunto de equipamentos utilizados na assistência. São definidos, segundo a ANVISA,[2] por meio da RDC nº 02, de 25 de janeiro de 2010, como equipamento ou sistema, inclusive seus acessórios e partes de uso ou aplicação médica, odontológica ou laboratorial, utilizado direta ou indiretamente para diagnóstico, terapia e monitorização, na assistência à saúde da população, e que não utiliza meio farmacológico, imunológico ou metabólico para realizar sua principal função em seres humanos, podendo, entretanto, ser auxiliado em suas funções por tais meios.

Esses equipamentos médico-assistenciais (EMA) representam um setor estratégico no Complexo Industrial da Saúde, uma vez que tem mostrado um crescimento significativo na produção industrial do país. Não obstante, as crescentes inovações e incorporações dessas tecnologias em saúde, nas unidades de terapia intensiva, têm provocado um aumento da dependência tecnológica, resultando no crescimento contínuo dos gastos no setor e, exigindo mudanças no comportamento de profissionais intensivista e gestores, que precisarão se tonar cada vez mais sistemáticos e racionais nos processos de avaliação quanto à necessidade de incorporação dessas tecnologias na unidade.

O desenvolvimento de novas soluções tecnológicas para as unidades de cuidados intensivos tem elevado, também, a complexidade do funcionamento e manejo desses serviços, com impactos sobre os recursos humanos disponíveis, para os quais, tem se tornado cada vez mais complexo acompanhar todo esse desenvolvimento, exigindo melhor formação e qualificação acadêmica.

Profissionais mais bem qualificados costumam ser mão de obra mais cara e, tudo isso precisa ser pensado. Em muitos serviços, dadas às condições salariais e a grande competitividade do mercado, sobretudo na área de enfermagem, concorrem entre si, por mão de obra qualificada. Ainda que de forma muito lenta, as empresas estão adotando novos modelos de gestão, que primam pela fidelização de seus profissionais, pois já estão percebendo o quanto o treinamento e a qualificação de mão de obra para lidar com as novas tecnologias têm elevado os custos. Nesse sentido, a curva de aprendizado e o fator humano tem sido objeto de enorme preocupação por parte dos gestores, sobretudo no âmbito do processo de trabalho e a utilização das tecnologias disponíveis na unidade.

Há de se destacar, corroborando com o que acabamos de afirmar que, no que se refere aos equipamentos, não raramente, os mesmos profissionais que, há 20 anos operavam EMA dotados de interface de apresentação, que disponibilizavam informações textuais, e que tinham como interface de atuação, botões e seletores, e raras mensagens de alertas (EMA de gerações mais antigas), hoje, precisam operar e gerenciar a "nova geração" de EMA, dotados de interfaces cada vez mais requintadas, com gráficos, imagens, telas de navegação, comandos *touch screen*, comandos por voz e, muitas mensagens de alerta (sinais de alarmes sonoros e luminosos).

Diante dessa nova realidade, em seu cotidiano, o profissional defronta-se com situações, aparentemente sem solução, envolvendo EMA, tais como: despreparo técnico, elevado risco de erros, desempenho insatisfatório, alto custo de manutenção, adoções desnecessárias, elevado índice de reparos, uso inadequado e a rápida obsolescência tecnológica e, a ATS, que pode ser vista tanto pela perspectiva clínica como pela econômica, vislumbrada como uma importante ferramenta que pode ajudar a minimizar esses problemas no processo de incorporação de equipamentos médico-assistenciais em terapia intensiva.[14]

Os equipamentos médicos sob regime de vigilância sanitária compreendem todos os equipamentos de uso em saúde com finalidade médica, odontológica, laboratorial ou fisioterápica, utilizados direta ou indiretamente para diagnóstico, terapia, reabilitação ou monitorização de seres humanos e, ainda, os equipamentos com finalidade de embelezamento e estética. Os equipamentos médicos estão inseridos na categoria de produtos para a saúde, outrora denominados de correlatos, em conjunto com os materiais de uso em saúde e os produtos de diagnóstico de uso *in vitro*.

O registro e o cadastro dos produtos na ANVISA são regulamentados por resoluções específicas de acordo com a natureza de cada um. Para os equipamentos médicos a resolução destinada ao registro é a Resolução ANVISA RDC nº 185, de 22 de outubro de 2001, embora legislações complementares também sejam utilizadas neste processo. Especificamente para o registro de equipamentos médicos, classe de risco I e II adota-se, complementarmente a Resolução ANVISA RDC nº 185/2001, a Instrução Normativa nº 13, de 22 de outubro de 2009. Para o cadastro a resolução aplicável é a Resolução ANVISA RDC nº 24, de 21 de maio de 2009.

O modelo adotado para garantir a segurança sanitária dos equipamentos eletromédicos foi estabelecido pela ANVISA, adotando normas técnicas da série NBR IEC 60.601-1 ?

Equipamento eletromédico Parte I – prescrições gerais para a segurança e normas técnicas particulares da série NBR IEC 60.601-2. A norma técnica ABNT NBR IEC 60601-2-49:2003 trata, especificamente, das prescrições particulares para a segurança de equipamentos para monitorização multiparamétrica de paciente em equipamento eletromédico.

A norma técnica ABNT NBR IEC 60601-1:1997 define equipamento eletromédico na subcláusula 2.2.15, como equipamento elétrico destinado a diagnóstico, tratamento ou monitorização de paciente que estabelece contato físico ou elétrico, com o paciente, e/ou fornece energia para o paciente ou recebe a que dele provem, e/ou detecta essa transferência de energia.

Os equipamentos médicos são classificados em quatro classes de risco, conforme o risco associado na utilização dos equipamentos: Classe I – baixo risco, Classe II – médio risco, Classe III – alto risco e Classe IV – máximo risco.

Complementarmente à classificação de risco, existe o enquadramento por regras, que obedece a indicação e finalidade de uso do equipamento.

As regras de classificação são baseadas em prazos relacionados com a duração do contato com o paciente, com o grau de invasividade e a parte do corpo afetada pelo uso do produto. A duração pode ser transitória com uso por menos de 60 minutos, curto prazo com uso contínuo por não mais de 30 dias e, longo prazo, indicado para uso contínuo por mais de 30 dias.

As instruções de uso dos equipamentos devem conter informações detalhadas em língua portuguesa, a respeito de cada tela, comando, controle, indicadores, principalmente naqueles equipamentos que possuem suportes lógicos (*softwares*). Os equipamentos que utilizem alarmes sonoros ou visuais devem apresentar instruções claramente descritas e detalhadas de como proceder para verificação, ativação e ajuste deles, de forma que possibilite ao usuário a utilização correta e segura do equipamento.

A Resolução ANVISA RDC nº 56, de 6 de abril 2001, indica os requisitos essenciais de segurança e eficácia aplicáveis aos equipamentos médicos. Esses requisitos orientam o fabricante a respeito dos possíveis riscos associados ao equipamento e que precisam ser controlados, por exemplo, nos monitores multiparamétricos. Além de outros fatores de risco, deve ser avaliada a inadequação de alarmes para alerta, que devem atender aos requisitos essenciais da RDC nº 56/01(11.2.2, 12.3, 12.4).

Esses requisitos essenciais se referem: 11.2.2 a radiação intencional; o 12.3 coloca que, todo produto de saúde elétrico deve incluir sistema de alerta que indique qualquer falha da fonte de energia externa; e o 12.4 que os produtos para saúde destinados a monitorizar um ou mais parâmetros clínicos de um paciente devem dispor de sistemas de alarme apropriados para alertar o operador de situações que possam provocar condições de risco ou agravar o estado de saúde do paciente.

Além da Resolução ANVISA RDC nº 56/01, os equipamentos médicos que possuam alarmes para alerta devem também seguir referências normativas básicas referentes a alarmes: ABNT NBR ISO 14971, ISO/TR 14969, ABNT NBR IEC 60601 (como já foi discutido), RDC ANVISA nº 59/00, ISO 14155, IEC 61010.

A busca por segurança e qualidade na assistência ao paciente grave deve ser assumida como um compromisso ético dos profissionais da área de saúde ou não, que participem direta ou indiretamente da assistência na UTI.

Ante a necessidade contínua de mudanças na assistência, visto os avanços no conhecimento técnico-científico, impelidos pelas novas tecnologias, é um desafio prestar assistência à saúde, com qualidade e mínimo de risco para o paciente e equipe, com eficácia, efetividade e baixo custo. Assim, a ausência de eventos adversos ou falhas que comprometem a qualidade da assistência é um objetivo a ser alcançado, constituindo-se também uma das preocupações da ATS.[15]

Na terapia intensiva o problema dos eventos adversos relaciona-se ao avanço tecnológico e científico, a utilização de várias aparelhagens e novas tecnologias diagnósticas e terapêuticas, cuidados específicos, e diversos profissionais envolvidos na assistência.[16]

Autores sugerem que os eventos adversos relacionados com equipamentos médicos são decorrentes de falhas no desempenho dos aparelhos, como o não acionamento dos alarmes em equipamentos de monitorização e suporte de vida. Essas falhas podem ser associadas a problemas de gerenciamento do ambiente e a gestão das tecnologias em saúde.[17]

A gestão do ambiente hospitalar deve contemplar aspectos de segurança física e patrimonial, e os equipamentos biomédicos são um dos focos, no que se refere à sua manutenção, treinamento, manuais e guias de operação (Mendonça; In: Sales, 2010) .

Os equipamentos médicos estão dentro das áreas de atuação para a segurança do ambiente, preconizadas pela Secretaria de Assistência à Saúde – Ministério da Saúde, no item gestão do ambiente hospitalar – Síntese e, também, pelo Consórcio Brasileiro de Acreditação – Joint Comission International (CBA-JCI).[18]

Ainda, dentro do Plano de Gestão do Ambiente Hospitalar e Segurança (PGAHS) encontra-se a gestão de equipamentos biomédicos, que prevê o monitoramento de equipamentos biomédicos para inspecionar, testar e manter o funcionamento desses equipamentos, visto a sua complexidade, uso e manutenção, e pelo fato de serem destinados a pacientes que necessitam de cuidados especiais. O plano prevê a necessidade de um inventário patrimonial; constantemente atualizado do acervo dos equipamentos biomédicos. As unidades de terapia intensiva, a exemplo de outros nichos de tecnologias como os EMA, precisam ter essa preocupação.[19]

Considerações Finais

O plano de gestão de equipamentos biomédicos também pode auxiliar na especificação, na aquisição e na aceitação das novas tecnologias; treinar pessoal para a manutenção e operação; indicar, elaborar e controlar os contratos, serviço de manutenção e/ou programar e executar a manutenção preditiva, preventiva e corretiva; participar do estabelecimento de medidas de controle e segurança do ambiente; estabelecer rotinas para aumentar a vida útil de equipamentos; estabelecer programa de calibragem e teste; e monitorizar o desempenho.

Parece existir uma estreita relação entre os fatores organizacionais, características, condições de trabalho e resultados de morbidade e mortalidade em uma UTI. Não é possível analisar um evento adverso fora do sistema de funcionamento da organização, sem levar em consideração as condições de trabalho dela. Atualmente, a decisão sobre o cuidado depende de múltiplos fatores econômicos, políticos e operacionais que interferem e criam pressões para as decisões. Tudo isso pode não ser evidente até que um evento adverso ocorra. Dentre os principais fatores relacionados encontramos: as características dos pacientes na UTI, a disponibilidade e uso de protocolos, as características individuais da equipe, os fatores relacionados com a equipe, e com o ambiente, dentre esses a manutenção de equipamentos e, por fim, a organização e o gerenciamento da unidade e o modo como as tecnologias em saúde são incorporadas e gerenciadas.[20]

Referências Bibliográficas

1. Brasil. Ministério da Saúde. Secretaria de Ciência, Tecnologia e Insumos Estratégicos, Departamento de Ciência e Tecnologia. Diretrizes Metodológicas: estudos de avaliação econômica de tecnologias em saúde. Brasília: Ministério da Saúde; 2009.
2. Brasil. Ministério da Saúde. Agência Nacional de Vigilância Sanitária (ANVISA), www.anvisa.gov.br, 2010.
3. Office Of Technology Assessment (Ota). Congress: Assessing The Efficaccy And Safety Of Medical Technologies. Washington, D.C.: Government Printing Office, 1978. Gpo N° 052-003-00593-0.
4. Banta HD et al. Introduction to the EUR-ASSESS report. Int J Technol Assess Health Care. 1997; 13(2):133-43.
5. Gabbay J, Walley T. Introducing new health interventions. BMJ 2006; 332(7533):64-5.
6. Nita ME, Secoli SR, Nobre MRC, Ono-Nita SK, Campino ACC, Sarti FM, Costa AM, Ono-Nita SK. CarrilhoFJ. Avaliação de tecnologias em saúde: evidência clínica, análise econômica e análise de decisão. Porto Alegre: Artmed; 2010, p. 420.
7. Krauss-Silva L. Avaliação tecnológica em saúde: questões metodológicas e operacionais. Cad Saúde Pública. 2004; 20(Suppl 2):S199-S207.
8. Battista R, Hodge MJ. The evolving paradigm of health technology assessment: reflections for the Millennium. CMAJ. 1999; 160(10):1464-7.
9. European Network for Health Technology Assessment (Eunethta). Handbook On Hta Capacity Building; Work Package 8; October 2008; Lead Partner: CAHTA.
10. Brasil. Ministério da Saúde. Agência Nacional de Vigilância Sanitária, ANVISA, Manual para regularização de equipamentos médicos, disponível em: www.anvisa.gov.br, junho 2010.
11. Silva RCL, Silva CL, Porto IS, Silva VRF, Meireles IB, Januário VF. Técnicas e tecnologias para cuidar em terapia intensiva. In: Silva RCL, Figueiredo NMA. CTI: Atuação, intervenção e cuidados de enfermagem. 2. ed. São Caetano do Sul (SP): Yendis; 2010. p 129.
12. Silva SC. In: Beccaria LM et al. Eventos Adversos na Assistência de Enfermagem em uma Unidade de Terapia Intensiva. Revista Brasileira de Terapia Intensiva, São José do Rio Preto, 21(3), 2009, p 276–282.
13. Padilha KG, Vattimo FF, Silva SC, Kimura M, Watanabe M. Enfermagem em UTI: cuidando do paciente crítico. Barueri (SP): Manole; 2010. p 1171-89.
14. Brasil. Ministério da Saúde. Secretaria de Ciência, Tecnologia e Insumos Estratégicos. Departamento de Ciência e Tecnologia. Diretrizes metodológicas: elaboração de estudos para avaliação de equipamentos médicos assistenciais. Brasília: Ministério da Saúde; 2013. Disponível em <http://www.saude.gov.br/bvs> e na página da Rede Brasileira de Avaliação de Tecnologias em Saúde: <www.saude.gov.br/rebrats>. Acesso em: 10 de dezembro de 2013.
15. Toffoleto MC, Silva SC, Padilha KG. Segurança do paciente e prevenção de eventos adversos na UTI. In: Padilha KG, Vattimo FF, Silva SC, Kimura M, Watanabe M. Enfermagem em UTI: cuidando do paciente crítico. Barueri (SP): Manole; 2010. p 1171-89.

16. Padilha KG. Ocorrências Iatrogênicas em Unidade de Terapia Intensiva (UTI): Análise dos Fatores Relacionados. Revista Paulista de Enfermagem, 25(1), Janeiro/Março 2006, p 18-23.
17. Lima LF, Leventhal LC, Fernandes MPP. Identificando os Riscos do Paciente Hospitalizado, Einstein, São Paulo, 2008, 6(4): p 434-438.
18. Moraes A. Ergonomia, ergodesign e usabilidade: algumas histórias, precursores, divergências e convergências. In: Moraes A, Amado G. Coletânea de palestras de convidados internacionais e nacionais: Ergodesign e Usich. Rio de Janeiro: iUser, 2004.
19. Sales PR. Gestão do ambiente e segurança. In: Padilha KG, Vattimo FF, Silva SC, Kimura M, Watanabe M. Enfermagem em UTI: cuidando do paciente crítico. Barueri (SP): Manole; 2010. p 1240-68.
20. Laselva CR, Junior Moura DF, Spolaore FHG. Segurança do paciente em UTI: o enfermeiro e a prevenção de iatrogenias. In: Knobel E. Terapia Intensiva: enfermagem. (Série terapia intensiva). São Paulo: Atheneu; 2006. p 59-66.

CAPÍTULO

6 Metodologias para Orientação do Cuidado na Terapia Intensiva

Allan Peixoto de Assis • Carolina Corrêa Pinto Farias

Introdução

Este capítulo tem como objetivo discutir a aplicação da Sistematização da Assistência de Enfermagem (SAE) e do *Nursing Activities Score* (NAS), como instrumentos orientadores do cuidado de enfermagem em terapia intensiva. A SAE busca sistematizar a assistência por meio da aplicação do processo de enfermagem e, assim, utilizar o método científico para resolução de problemas. O NAS é um instrumento que visa medir a carga de trabalho de enfermagem baseado nas intervenções terapêuticas, de acordo com a gravidade da doença.[1] A junção entre SAE e NAS possibilita vincular a quantificação da carga de trabalho sobre o aspecto clínico, dando suporte ao enfermeiro para atribuir valores de complexidade úteis na prática gerencial.

No âmbito da SAE, encontramos hoje muitas referências que tratam da sua finalidade e importância, porém vemos poucas publicações sobre sua aplicação na prática. Cabe colocar, antes de qualquer discussão, que a SAE, assim como o processo de enfermagem, giram em torno de um problema ou de um diagnóstico.

Diagnosticar em enfermagem não é identificar doenças e, sim, respostas humanas, ou seja, respostas resultantes de um insulto na saúde do indivíduo, que o expõe a deficiências e vulnerabilidades modificáveis por intervenções de enfermagem. Para isso, é necessário que o olhar do enfermeiro esteja voltado para as questões clínicas tangíveis aos seus cuidados, independentemente do diagnóstico médico.[2]

A resolução COFEN 358/2009 torna obrigatório o registro das etapas da SAE nos prontuários de todas as instituições de saúde brasileiras, sejam elas públicas ou privadas, o que torna a SAE também uma necessidade legal.[3] Mas, para que haja o registro é necessário que os enfermeiros pratiquem a SAE no domínio intelectual, ou seja, que a utilizem como base abstrata de todas as suas ações de cuidado: a anamnese, o exame físico, o diagnóstico de enfermagem, o planejamento, a intervenção e a avaliação.[4]

A Resolução ANVISA nº 07/2010, que dispõe sobre os requisitos mínimos para o funcionamento de unidades de terapia intensiva (UTI), estabelece que os pacientes internados na UTI devam ser avaliados por meio de um Sistema de Classificação de Necessidades de Cuidados de Enfermagem, recomendado por literatura científica especializada. Além disso, o enfermeiro coordenador da UTI deve correlacionar as necessidades de cuidados de enfermagem com o quantitativo de pessoal disponível, de acordo com um instrumento de medida utilizado.[5] Nesse contexto, encontramos o NAS como uma ferramenta a ser legalmente utilizada.

Nos próximos parágrafos utilizaremos a metodologia de gerenciamento de casos para aplicar a SAE e, sequencialmente, o NAS em uma situação clínica comum da terapia intensiva.

Tópicos Abordados

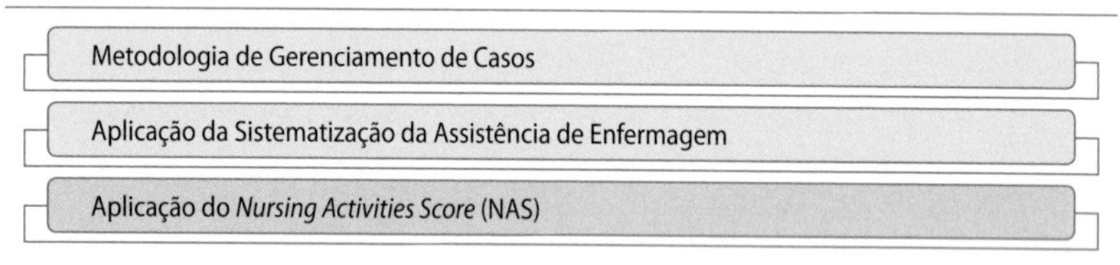

▶ Metodologia de Gerenciamento de Casos

É definido como um processo cooperativo que diagnostica, planeja, implementa, coordena, monitoriza e avalia opções e serviços, de acordo com as necessidades de saúde de uma pessoa, por meio de recursos disponíveis e de comunicação para promover resultados custo-efetivos e de qualidade.[6]

Gerenciando o paciente com necessidades de ventilação – Case

BJM, 43 anos, masculino, peso predito 80 kg, calculado pela fórmula 50 + 0,91×(Altura - 152,4 cm)[7], compareceu ao pronto atendimento do hospital com queixa de mal-estar, febre baixa, tosse pouco produtiva e cansaço, sendo liberado para casa com prescrição de antibiótico oral. Após uma semana o paciente retornou ao serviço com esforço ventilatório intenso e saturação periférica de oxigênio (SpO_2) de 89%. A equipe da emergência realizou intubação traqueal e transferiu o paciente para a UTI, sedado e com noradrenalina a 0,08 mcg/kg/min, em acesso venoso central.

O enfermeiro Carlos avaliou BJM logo após ter recebido o seu plantão. O paciente estava sedado com midazolan e fentanil, pontuação -3, pela Escala de Agitação e Sedação de Richmond (RASS – *Richmond Agitation Sedation Scale*), ventilando, via tubo orotraqueal em modo Assistido-Controlado (A/C), modalidade PCV (Ventilação Controlada a Pressão) de 13 cmH_2O, com FR programada de 15 irpm, Fração inspirada de oxigênio (FiO_2) de 100% e PEEP = 7 cmH_2O, fazendo Volume Corrente exalado (VCe) = 380 mL, Pressão de pico (Ppico) = 32 cmH_2O, FR = 28 irpm e SpO_2 = 90%.

Era possível visualizar a contração da musculatura acessória durante a ventilação. A ausculta pulmonar evidenciava crepitações difusas, mais audíveis em ápices. A ausculta cardíaca apresentava-se com bulhas normofonéticas, em dois tempos. Ritmo sinusal ao monitor. Abdome flácido, com ruídos hidroaéreos presentes. A diurese estava sendo quantificada via cateter vesical de demora, que foi instalado, assim que o paciente chegou à unidade, bem como cateter para mensuração invasiva de pressão arterial.

A pele estava íntegra em região dorsal, sacra e calcâneos e os membros não apresentavam edema. Para realizar a inspeção do dorso e realizar cuidados básicos de higiene, Carlos foi auxiliado pelo técnico de enfermagem Alberto. Foi necessário realizar a troca do curativo do acesso venoso central por sujidade de sangue. Após realizar todos os cuidados de admissão, Carlos foi à recepção da unidade conversar com a família para dar informações sobre o caso e realizar orientações a respeito do funcionamento e rotinas do setor.

Dados hemodinâmicos e laboratoriais

FC = 112 bpm; PA = 92×56 mmHg; Temperatura = 36,5; FR=24 irpm; Diurese = 0,9 ml/kg/h; Glicemia=100 mg/dl; pH=7,14; HCO_3- = 28 mEq/L; pCO_2=53 mmHg; pO_2 = 68 mmHg. Saturação venosa central de oxigênio ($SvcO_2$) = 70%. Lactato sérico = Normal.

A última radiografia de tórax de BJM estava disponível no negatoscópio do leito e evidenciava infiltrado difuso bilateral, índice cardiotorácico (ICT) normal e ausência de apagamentos nos seios costofrênicos.

▶ Aplicação da Sistematização da Assistência de Enfermagem

Como o enfermeiro Carlos aplicará a SAE neste paciente?

Primeira etapa: Histórico de enfermagem

A primeira etapa do processo de enfermagem já foi realizada por Carlos, que é a coleta de informações sobre BJM. Essa coleta se iniciou desde o recebimento do plantão e foi fazendo nexo com o que, posteriormente, ele constatou no exame físico, na análise laboratorial e de imagem.

Na UTI esta etapa pode ser auxiliada por instrumentos estruturados por categorias que representem focos de interesse para a enfermagem como nas Necessidades Humanas Básicas (NHB), nos domínios da NANDAi® e nos Padrões Funcionais de Saúde (PFS) de Marjory Gordon.

Após coletar os dados é necessário destacar as informações importantes ou as alterações clínicas que gerarão as hipóteses diagnósticas. No caso de BJM podemos destacar os seguintes pontos:

- BJM internou no hospital por piora progressiva de dispneia iniciada há uma semana, sendo intubado e submetido à ventilação mecânica invasiva;
- Está sedado RASS-3 e em uso de noradrenalina por cateter venoso central;
- Possui cateter venoso central, cateter arterial, cateter vesical de demora e tubo orotraqueal;
- Ppico = 32 cmH_2O, FR = 28 irpm, VCe = 380 mL e SpO_2 = 90%;
- Uso de musculatura acessória;
- Ausculta pulmonar com crepitações difusas;
- FC = 112 bpm; PA = 92×56 mmHg;
- pH = 7,14; HCO_3- = 28 mEq/L; pCO_2 = 53 mmHg; pO_2 = 68 mmHg;
- Radiografia de tórax com infiltrado bilateral.

Segunda etapa: Diagnóstico de Enfermagem

Uma vez destacadas as alterações coletadas do caso de BJM, o enfermeiro Carlos deverá levantar hipóteses diagnósticas derivadas da situação clínica atual. A situação clínica atual é uma análise geral do contexto de apresentação do paciente. No caso de BJM, estamos diante de um paciente com insuficiência respiratória aguda, já intubado, em ventilação mecânica invasiva, mal adaptado, taquicárdico, levemente hipotenso e com acidose respiratória.

A monitorização ventilatória mostra um valor de pressão de pico elevada, não condizente com a pressão total administrada (13 + 7), não tendo sido evidenciada dobra no circuito ou saturação do filtro, o que nos faz pensar em algum problema parenquimatoso que reduza a complacência pulmonar. O paciente ventila em modalidade de pressão controlada e, por isso, o volume corrente depende da pressão ofertada e da complacência e resistência de vias aéreas. Nota-se um VC exalado muito pequeno para o peso do paciente, não sendo o suficiente para uma ventilação alveolar adequada.

As Diretrizes Brasileiras de Ventilação Mecânica[7] recomendam para uma ventilação segura aproximadamente 6 ml/kg de VC, o que daria para BMJ, um VC ideal de 480 ml. Importante observar que há uso de musculatura acessória pelo paciente e diferença entre a FR programada (15) e a FR dos ciclos assistidos (28), o que evidencia sofrimento ventilatório e pode, também, explicar a taquicardia.

A alteração de complacência pulmonar é também inferida pela análise da Radiografia. Podemos observar infiltrado bilateral, suscitando exsudato inflamatório parenquimatoso e colabamento de unidades alveolares. A análise quantitativa da troca gasosa pode ser feita pela relação PaO_2/FiO_2. A literatura indica que a relação P/F normal deve ser > 300. BMJ apresenta uma relação P/F de 68, o que explica a acidose respiratória.

A hipotensão arterial não é importante no momento, pois, o cálculo da pressão arterial média (PAM) resulta em 68 mmHg. A literatura recomenda PAM > 65 mmHg como pressão mínima de perfusão tecidual, portanto não há má perfusão, até porque o lactato e a SvO_2 estão normais e a diurese mantida, porém há um risco de piora desta perfusão em razão da hipóxia, ao uso de noradrenalina e a taquicardia, merecendo, assim, uma monitorização.

Essa análise, anteriormente realizada, é crucial para o raciocínio que leva ao diagnóstico de enfermagem. O diagnóstico deve refletir a condição real que orienta as ações do enfermeiro, por isso deve ser julgado com prioridade. Muitas vezes elaboramos uma lista de diagnósticos semelhantes que, na verdade, estão renomeando sinais ou sintomas do paciente e não está de fato apresentando qual é a resposta humana central que deve ser abordada.

Outras vezes, diagnosticamos problemas de enfermagem periféricos, que já fazem parte do universo daquele paciente e orientam cuidados que já pertencem à rotina assistencial da unidade. A própria internação na UTI já impõe vulnerabilidades comuns. Praticamente, todo paciente crítico possui risco de infecção, risco de queda, risco de integridade da pele prejudicada e etc., sendo os cuidados preventivos uma prática que já integra a atenção de enfermagem do serviço.

Para o caso de BJM utilizaremos o modelo OPT (*Outcome-Present State Test*) proposto por Pesut e Herman[8] como ferramenta para o encontro do diagnóstico central (ou prioritário), aquele em que os enfermeiros devem concentrar esforços para resolução imediata. O modelo

OPT dá suporte à elaboração do diagnóstico por meio de uma rede mental de raciocínio clínico. Essa rede consiste em derivar hipóteses diagnósticas a partir da situação clínica atual do paciente e, posteriormente, ligar os diagnósticos que se inter-relacionam até o encontro do diagnóstico central.

No caso de BJM, as seguintes hipóteses puderam ser aventadas com base no agrupamento dos dados destacados, conforme é demonstrado no Quadro 6.1.

Quadro 6.1 Hipóteses diagnósticas baseadas nos dados do caso

Dados do caso	Hipóteses diagnósticas
Dispneia progressiva, Ppico=32 cmH_2O, FR=28 irpm, VCe=380 mL, uso de musculatura acessória e ausculta pulmonar com crepitações difusas.	• Padrão respiratório ineficaz • Fadiga
Uso de noradrenalina e taquicardia sinusal.	• Risco de perfusão tissular ineficaz
Acidose respiratória (pO_2=68/pCO_2=53), SpO_2=90% e P/F=68.	• Troca gasosa prejudicada
Acesso venoso central, cateter vesical de demora e tubo orotraqueal acoplado em VMI.	• Risco de infecção

Fonte: Elaboração dos autores, 2017.

As hipóteses diagnósticas de BJM foram construídas com base no agrupamento semântico dos dados destacados no histórico. Para aplicação do modelo OPT, essas hipóteses devem ser ligadas à situação clínica atual, conforme a Figura 6.1.

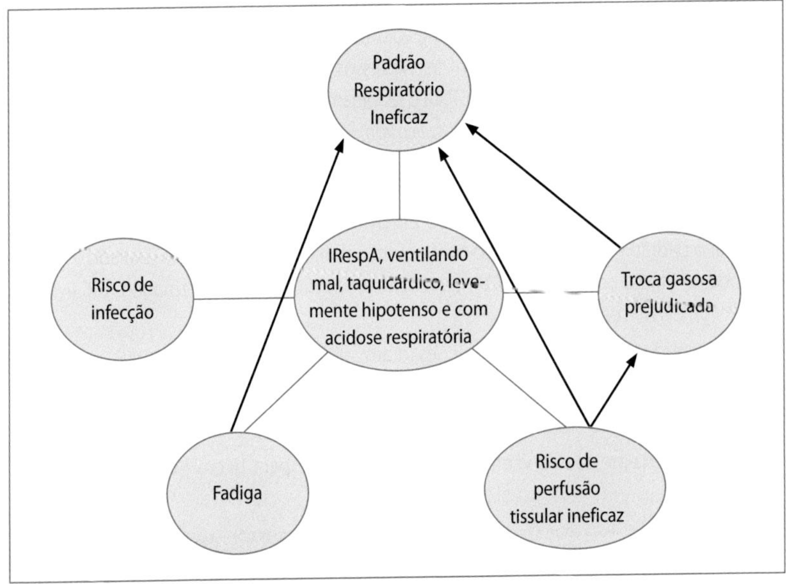

Figura 6.1 Aplicação do modelo OPT no caso de BJM. Fonte: Pesut e Herman, 1999.

No Quadro 6.1 é possível observar que as hipóteses que derivam da situação clínica atual, inter-relacionam-se etiologicamente. Analisando a rede de Pesut e Herman[8] vemos que a fadiga, a troca gasosa prejudicada e o risco de perfusão tissular ineficaz são sustentados pelo padrão respiratório ineficaz, de modo que se houver uma melhora do padrão respiratório, espera-se o uso menor de músculos acessórios, melhorando a fadiga, aumentando a ventilação alveolar, melhorando a troca gasosa e uma redução do risco de má perfusão tissular. Já está havendo oferta máxima de oxigênio (FiO_2 = 100%). O foco agora deve ser a otimização ventilatória para que o O_2 ofertado chegue até o alvéolo.

O risco de infecção é um diagnóstico prioritário para o caso, por causa da presença dos dispositivos invasivos, porém não reflete uma necessidade individual de BJM, já que a maioria dos pacientes de UTI apresentam essa vulnerabilidade, assim como outros riscos comuns do paciente crítico, e recebem medidas preventivas de rotina.

Então, o diagnóstico central de BJM é padrão respiratório ineficaz caracterizado por uso de musculatura acessória, taquipneia e ventilação-minuto diminuída, relacionado com a fadiga e síndrome da hipoventilação . Segundo a NANDA, o padrão respiratório ineficaz é definido como "*inspiração e/ou expiração que não proporciona ventilação adequada*".[2]

Terceira etapa – Planejamento de Enfermagem

Muitas vezes, ao chegar a um ou mais diagnósticos centrais é comum direcionar o pensamento para as intervenções que se desejam implementar. Porém, antes é necessário planejar essas intervenções tendo como foco o resultado esperado.

Nesta etapa o enfermeiro Carlos deverá determinar o resultado que almeja alcançar com o tratamento do padrão respiratório ineficaz, que é melhorar o padrão ventilatório com pressão de distensão (*driving pressure – DP*[1]) segura, volume corrente de 6 ml/kg e troca gasosa adequada. Idealmente, os resultados devem ser expressos em dados objetivos, ou seja, manter DP $\leq$ 15 cmH_2O, VCe $\approx$ 480 ml e P/F > 200. Para o planejamento pode-se utilizar a classificação de enfermagem *NOC* (*Nursing Outcomes Classification*).[2]

Quarta etapa – Intervenção de Enfermagem

Para atingir os resultados planejados o enfermeiro Carlos deverá intervir no sentido de melhorar o padrão ventilatório, tendo como meta, valores seguros de DP, VC exalado e relação P/F. Pode-se utilizar como suporte à intervenção a classificação de enfermagem *NIC* (*Nursing Intervention Classification*).[2]

Nesse sentido, as seguintes intervenções foram aplicadas:

1. Elevação de cabeceira do leito;
2. Administração de bloqueador neuromuscular, conforme prescrito;
3. Aumento da pressão do ventilador para 18 e da PEEP para 10 cmH_2O;

---

[1] O DP corresponde à diferença entre a pressão inspiratória máxima (pressão de platô) e a pressão expiratória final (PEEP), sendo ideal para evitar lesão pulmonar induzida pela ventilação (VILI) um valor de DP de até 15 cmH2O7. No caso de BJM a pressão de platô é igual à pressão de pico se esta coincidir com fluxo zero ao fim da inspiração. Considerando que o fluxo era zero ao final da inspiração de BJM seu DP é de 25 cmH2O.

4. Discussão com médico e terapeuta respiratório sobre a possibilidade de pronação e recrutamento alveolar;
5. Suspensão das atividades de mudança de decúbito e higiene no leito até regularização do padrão ventilatório;
6. Coleta de gasometria arterial após 15 minutos dos ajustes acima.

Cabe colocar que, das intervenções derivam as atividades ou ações que podem ou não serem implementadas pelos enfermeiros. Muitas delas podem ser prescritas para que a execução seja feita por técnicos. No caso de BJM, o enfermeiro Carlos prescreveu os seguintes cuidados para a equipe de técnicos da UTI:

1. Não mobilizar o paciente de decúbito, até segunda ordem;
2. Não dar banho no leito, até segunda ordem;
3. Manter cabeceira entre 30-45 graus por todo o período;
4. Realizar higiene bucal com gluconato de clorexidina 0,12%, 2×/dia;[7]
5. Realizar higiene bucal nos intervalos com água filtrada ou aromatizante bucal, sem álcool, a cada 4 horas;[7]
6. Realizar higiene ocular com cloreto de sódio 0,9% 1×/dia e, manter os olhos lubrificados com colírio preconizado na instituição a cada 4 horas;
7. Anotar sinais vitais e diurese 1/1 h;
8. Realizar desinfecção de conexões parenterais antes de sua manipulação, com solução antisséptica a base de álcool, por meio de fricção mecânica, de 5 a 15 segundos;[9]

Quinta etapa – Avaliação de Enfermagem

Após a implementação das intervenções é necessário avaliar se o paciente atingiu os resultados planejados. No caso de BJM após as intervenções do enfermeiro Carlos os seguintes eventos foram observados:

- ✓ Normalização da FR do paciente para o valor programado de 15 irpm;
- ✓ FC = 78 bpm;
- ✓ RASS -5 e não utilização de músculos acessórios;
- ✓ Ppico = 28 cmH$_2$O, VCe = 483 ml, DP=18 cmH$_2$O;
- ✓ Gasometria – pH = 7,34; HCO_3^- = 24mEq/L; pCO_2 = 48 mmHg; pO_2 = 95 mmHg;
- ✓ P/F = 95.

BJM estava visivelmente mal adaptado à prótese ventilatória. A queda da complacência ocasionada por sua doença de base (SDRA – Síndrome do Desconforto Respiratório Agudo) contribuiu demasiadamente para o padrão respiratório ineficaz. A elevação da cabeceira aumentou as zonas com maior relação ventilação/perfusão, e o bloqueio neuromuscular impediu interferências autônomas do paciente sobre a ventilação, reduzindo a pressão de pico.

Os ajustes dos parâmetros ventilatórios (aumento do delta de pressão e da PEEP) alcançaram o VC exalado alvo com redução (ainda que não satisfatória) do DP e alguma melhora na relação P/F. Se considerarmos que houve resolução do padrão respiratório ineficaz como diagnóstico central inicial, podemos inferir que o que passa a sustentar a condição crítica do paciente é agora a troca gasosa prejudicada. A manobra de recrutamento alveolar e a posição prona podem auxiliar, consideravelmente, na melhora da troca gasosa, porém um novo processo de enfermagem deve ser realizado com novas intervenções ou manutenção das intervenções anteriores, pois a condição diagnóstica mudou, já que o paciente é dinâmico.

▶ Aplicação do *Nursing Activities Score* (NAS)

Para a correta aplicação do NAS, deve-se organizar um plano de trabalho para definição de qual modelo de coleta será utilizado (1 medida a cada 24 h; 2 medidas a cada 12 h; 3 medidas em 6 + 6+ 12 h ou 8 + 8 + 8 h).

Embora esse instrumento correlacione de forma quantitativa e objetiva o uso do tempo às ações de enfermagem, é necessária a uniformização dos parâmetros de medidas para os itens que operem com a subdivisão "normal", "além do normal", "muito além do normal". O NAS é dividido em 7 categorias, distribuídas em 23 itens, e cada ponto atribuído equivale a 14,4 minutos. Sua pontuação máxima pode chegar a 176,8%.[1]

O Quadro 6.2 apresenta a pontuação do NAS em um turno de trabalho.

Quadro 6.2 Escore de pontos do Nursing Activities Score

Atividades básicas	Pontuação
1. MONITORIZAÇÃO E CONTROLES	
1a. Sinais vitais horários, cálculo e registro do balanço hídrico.	4,5
Paciente que requer monitorização NORMAL de rotina na UTI dos Sinais Vitais, aplicação de escalas de avaliação (dor, RASS, Glasgow), controle de BH (inclusive SNG e SNE) e que não necessita de alterações frequentes no tratamento, na terapêutica, nem intensificação da monitorização. Administração assistida de dieta via oral.	
1b. Presença à beira do leito e observação contínua ou ativa por 2 horas ou mais em algum plantão por razão de segurança, gravidade ou terapia, tais como: Ventilação Mecânica Não Invasiva (VMNI), desmame, agitação, confusão mental, posição prona, preparo e administração de fluídos ou medicamentos e auxílio em procedimentos específicos.	12,1
Paciente que requer monitorização intensificada ALÉM DO NORMAL por alterações do quadro clínico, instabilidade hemodinâmica, oligúria, sangramento, dispneia, febre, alteração do nível de consciência, medição de escalas de avaliação acima da rotina da UTI, medida de pressão venosa central, pressão arterial invasiva, pressão intra-abdominal, uso de sedativos ou de insulina contínua, suporte ventilatório VMNI ou alteração de parâmetros ventilatórios preparação de fluidos e medicação de urgência. Paciente estabiliza após condutas terapêuticas adotadas. Pós Operatório imediato de cirurgia cardíaca (POICC) ou cirurgias de grande porte onde paciente permanece estável. Procedimentos invasivos com intercorrências. Extubação sem intercorrência. Administração assistida de dieta VO que demande tempo acima da rotina.	
1c. Presença à beira do leito e observação contínua ou ativa por 4 horas ou mais em algum plantão por razão de segurança, gravidade ou terapia.	19,6
Paciente gravíssimo, que requer monitorização MUITO ALÉM DO NORMAL em, pelo menos, um turno em 24horas, sem estabilização após condutas terapêuticas adotadas, requer presença contínua de enfermagem. Alterações descritas na categoria "ALÉM DO NORMAL", porém com uma frequência maior e necessitando de intervenções. Hemodiálise com intercorrência necessitando da intervenção do enfermeiro (quando hemodiálise é realizada pela equipe da UTI). Pacientes instáveis em Pós Operatório imediato de cirurgia cardíaca (POICC) ou cirurgias de grande porte.	

Continua...

Quadro 6.2 Escore de pontos do Nursing Activities Score *(continuação)*

2. INVESTIGAÇÃO LABORATORIAL: Bioquímica e microbiológica	4,3
Paciente submetido a qualquer exame bioquímico ou microbiológico, independente da quantidade, realizado a beira do leito pelo profissional de enfermagem. Ex.: HGT, glicosúria, culturais de rastreamento, gasometria e outros. Quando o coletador do laboratório ou médico realizar a coleta, este item não deve ser pontuado.	
3. MEDICAÇÕES, exceto drogas vasoativas.	5,6
Paciente que recebeu qualquer tipo de medicamento, independente da via e dose. Drogas vasoativas serão pontuadas em item específico (item 12).	
4. PROCEDIMENTO DE HIGIENE Realização de procedimento de higiene tais como: curativo de ferida e cateteres intravasculares, troca de roupa de cama, higiene corporal do paciente em situação especial (incontinência, vômito, queimaduras, feridas com secreção, curativos cirúrgicos complexos com irrigação) e procedimentos especiais (pacientes em isolamento).	
4a. NORMAL	4,1
Paciente que foi submetido, em frequência "NORMAL" (rotina da UTI), a um dos procedimentos de higiene acima descritos em, pelo menos, um dos turnos das 24 horas. Incluir também curativos fechados em cateter vascular 1× ao dia.	
4b. Realização de procedimentos de higiene que durem mais do que 2 horas em algum plantão.	16, 5
Paciente que foi submetido, em frequência "ALÉM DO NORMAL", a um dos procedimentos de higiene acima descritos em, pelo menos, um dos turnos das 24 horas. Curativo de cateter vascular 2× ao dia; curativo médio em úlcera de pressão, curativo em incisão cirúrgica 2× ao dia; Curativo médio (com deiscência de sutura); troca de roupas de cama 2× em 24 horas; banho em paciente instável com 3 profissionais; higiene corporal 2× por plantão. Incontinência fecal 3× ao dia. Paciente em isolamento.	
4c. Realização de procedimentos de higiene que durem mais do que 4 horas em algum plantão.	20,0
Paciente que foi submetido, em frequência "MUITO ALÉM DO NORMAL", a um dos procedimentos de higiene acima descritos em, pelo menos, um dos turnos das 24 horas. Curativos extensos, complexos, cavidade aberta ou ≥ 3× por dia e aberta. Pacientes com obesidade mórbida.	
5. CUIDADOS COM DRENOS. Todos, exceto sonda gástrica.	1,8
Paciente com qualquer tipo de dreno ou sonda com objetivo de drenagem. Inclui sonda vesical de demora, derivação ventricular externa (DVE), dreno de tórax, outros. EXCLUI sondas gástricas (nasogástricas, nasoenterais, gastrostomias e outras) que deverão ser consideradas no item 1 ou 21.	
6. MOBILIZAÇÃO E POSICIONAMENTO Inclui procedimentos tais como: mudança de decúbito, mobilização do paciente, transferência da cama para a cadeira e mobilização do paciente em equipe (p. ex.: paciente imóvel, tração e posição prona).	
6a. Realização do(s) procedimento(s) até três vezes em 24 horas.	5,5
6b. Realização do(s) procedimento(s) mais do que três vezes em 24 horas ou com dois enfermeiros em qualquer frequência.	12,4
6c. Realização do(s) procedimento(s) com três ou mais enfermeiros em qualquer frequência.	17,0
7. SUPORTE E CUIDADOS AOS FAMILIARES E PACIENTES Inclui procedimentos tais como telefonemas, entrevistas e aconselhamentos. Frequentemente o suporte e o cuidado, sejam aos familiares ou aos pacientes, permitem a equipe continuar com outras atividades de enfermagem (p. ex.: comunicação com os pacientes durante procedimentos de higiene ou comunicação com os familiares enquanto presente à beira do leito observando o paciente). Paciente sedado e ou sem familiar/visita ou orientação ou educação do paciente/familiar (não pontuar).	
7a. Suporte e cuidado aos familiares e pacientes que requerem dedicação exclusiva por cerca de 1 hora em algum plantão tais como: explicar condições clínicas, lidar com circunstancias familiares difíceis.	4,0

Continua...

Quadro 6.2 **Escore de pontos do Nursing Activities Score** *(continuação)*

Pontua-se quando realizado orientação ou educação para o paciente e ou família, fornecido suporte emocional com dedicação exclusiva de um enfermeiro da equipe, com duração "NORMAL", de acordo com a rotina estabelecida na Unidade em, pelo menos, um turno/plantão nas 24 horas.	
7b. Suporte e cuidados aos familiares e pacientes que requerem dedicação exclusiva por 3 horas ou mais em algum plantão tais como: morte, circunstancias especiais (p. ex.: grande número de familiares, problemas de linguagem e famílias hostis).	32,0
8. TAREFAS ADMINISTRATIVAS E GERENCIAIS	
8a. Realização de tarefas de rotina tais como: procedimentos de dados clínicos, solicitação de exames e troca de informações profissionais (p. ex.: passagem de plantão e visitas clínicas).	4,2
Inclui os registros realizados como SAE e ou passagem de plantão, round multidisciplinar ou tarefas administrativas e gerencial relacionada com o paciente, com duração "NORMAL".	
8b. Realização de tarefas administrativas e gerenciais que requerem dedicação integral por cerca de 2 horas em algum plantão tais como: atividades de pesquisa, aplicação de protocolos, procedimentos de admissão e alta.	 23,2
Inclui os registros realizados como SAE e ou passagem de plantão, rounds multidisciplinares ou tarefas administrativas e gerencial relacionada com o paciente, com duração "ALÉM NORMAL". Admissão de POI, paciente instável que requer registros mais longos. Necessidade de providenciar materiais e equipamentos. Montagem da máquina de Hemodiálise, aplicação de protocolo como ECLS, Transplante, outros. Quando a enfermeira necessita a ajuda de uma colega para o desempenho de suas atividades. P. ex.: a enfermeira continua atendendo o paciente e uma colega assume as atividades administrativas.	
8c. Realização de tarefas administrativas e gerenciais que requerem dedicação integral por cerca de 4 horas ou mais de tempo em algum plantão, tais como: morte e procedimentos de doação de órgãos, coordenado com outras disciplinas.	30,0
Inclui qualquer tarefa administrativa e gerencial relacionada com o paciente, que teve duração "MUITO ALÉM DO NORMAL", de acordo com a rotina estabelecida na Unidade. Paciente gravíssimo, instável, que necessite de registros intensos. Passagem de plantão detalhada, rounds multidisciplinares, organização de equipamentos e materiais especiais para assistência do paciente, procedimentos cirúrgicos no Box, protocolos como transplante, ECLS, dispositivos de assistência ventricular.	
9. SUPORTE RESPIRATÓRIO. Qualquer hora de ventilação mecânica/ventilação assistida com ou sem pressão expiratória final positiva, com ou sem relaxantes musculares; respiração espontânea com ou sem pressão expiratória final positiva (CPAP ou BIPAP), com ou sem tubo endotraqueal; oxigênio suplementar por qualquer método.	1,4
10. CUIDADOS COM VIAS AÉREAS ARTIFICIAIS. Tubo endotraqueal ou cânula de traqueostomia.	1,8
11. TRATAMENTO PARA MELHORA DA FUNÇÃO PULMONAR.	4,4
Pacientes que tenham recebido tratamento para melhora da função pulmonar, realizado em qualquer frequência, pela equipe de enfermagem. Aspiração com sistema aberto ou fechado e nebulização.	
Suporte Cardiovascular	
12. Drogas vasoativas	1,2
13. Reposição intravenosa de grandes perdas de fluídos. Administração de fluídos >3lm²/dia, independentemente do tipo de fluído administrado.	2,5
14. Monitorização de átrio esquerdo. Cateter de artéria pulmonar com ou sem medidas de débito cardíaco.	1,7
Pacientes em uso de cateter em artéria pulmonar (Cateter de Swan-Ganz). Incluir nesse item o uso de marca-passo cardíaco, balão intra-aórtico, monitorização de débito cardíaco, suporte de vida extracorpóreo (ECLS), dispositivos de assistência ventricular.	

Continua...

Quadro 6.2 Escore de pontos do Nursing Activities Score *(continuação)*

15. Reanimação cardiorrespiratória nas últimas 24 horas.	1,7
Suporte Renal	
16. Técnicas de hemofiltração. Técnicas dialíticas.	7,7
17. Medida quantitativa do débito urinário (com ou sem dispositivo urinário).	(7,0)
Suporte Neurológico	
18. Medidas de pressão intracraniana (PIC), cateter de bulbo jugular ou microdiálise.	1,6
Suporte Metabólico	
19. Tratamento de acidose/ alcalose metabólica.	1,3
Pacientes que utilizaram medicação específica para correção da acidose ou alcalose metabólica. Acidose e alcalose respiratória não devem ser pontuadas neste item, tampouco a correção ventilatória. Ex. Alcalose: administração de Push de Potássio. Na alcalose metabólica é fundamental corrigir a hipocalcemia e os fatores que provocam esta deficiência. Acidose metabólica administração de bicarbonato de sódio. *Bolus* ou infusão contínua.	
20. Nutrição Parenteral Total.	(2,8)
21. Alimentação enteral por sonda gástrica ou outra via gastrointestinal.	1,3
Intervenções Específicas	
22. Intervenção(ões) específica(s) na Unidade de Terapia Intensiva (UTI). Intubação endotraqueal, inserção de Marca-passo, cardioversão, endoscopia, cirurgia de emergência, lavagem gástrica e outras nas últimas 24 horas. NÃO estão incluídas intervenções de rotina sem consequências diretas para as condições clínicas do paciente, tais como: radiografias, ecografias, eletrocardiogramas, curativos de cateteres venosos ou arteriais.	2,8
Pacientes submetidos à intervenção diagnóstica ou terapêutica listada acima, dentro da UTI. Procedimentos específicos realizados na unidade que requerem a atuação ativa da equipe podem ser considerados neste item, inclusive inserção de cateteres venosos ou arteriais e punção lombar. Procedimentos realizados pelo enfermeiro, como passagem de sonda vesical de demora ou alívio, sonda nasoentérica ou gástrica, cateter central de inserção periférica (PICC), instalação de Pressão intra-abdominal, outros.	
23. Intervenções específicas fora da Unidade de terapia Intensiva.	1,9
Pacientes que requerem intervenções diagnósticas ou terapêuticas realizadas fora da UTI. Ex.: Tomografia, Cintilografia, Ressonância Magnética, Hemodinâmica (levar ou buscar paciente), procedimentos cirúrgicos (levar ou buscar paciente), transferência de paciente para o andar e encaminhamento do corpo para Morgue.	
TOTAL	86,1

Fonte: Vieira e Padilha, 2014.[10]

Nota: os itens pontuados foram circulados.

Com a pontuação obtida é possível calcularmos o número de horas exigidas para os cuidados de enfermagem ao paciente BJM. Primeiramente, devemos multiplicar o total de pontos por 14,4 (número de minutos correspondentes a 1 ponto NAS)[1], para, então, acharmos o valor em horas dividindo o valor encontrado por 60 (correspondente ao número de minutos que tem em 1 hora).

$$NAS = 86{,}1 \times 14{,}4 \text{ min} = 1.239{,}84 : 60 = 20{,}67 \text{ horas}$$

Cabe ressaltar que esse resultado ainda deve sofrer um incremento de 19,2%, visto que o NAS não descreve 100% das atividades de enfermagem, e sim 80,8%.[1] Dessa forma:

NAS = 20,67 × 19,2% = 24,63 horas

Como interpretação desse valor, inferimos que é necessário um profissional de enfermagem exclusivo para realizar os cuidados do paciente BJM.

Considerações Finais

Procurou-se demonstrar, por meio do gerenciamento do caso de BJM a aplicação da SAE e do NAS. A SAE não pode ser encarada como uma exigência burocrática que existe apenas para ser registrada no prontuário e consumir tempo do enfermeiro. Ela deve pertencer ao escopo da prática, nas atividades corriqueiras do cuidado, na análise pormenorizada dos pacientes e no gerenciamento dos recursos da unidade.

Fazer a SAE é sistematizar o cuidado na estrutura do processo de enfermagem, considerando os saberes adquiridos da formação e as experiências clínicas sedimentadas com o tempo. A aplicação do NAS permite ao enfermeiro subsidiar as ações desenvolvidas durante a assistência prestada, sendo uma ferramenta importante tanto ao auxílio à gestão de recursos humanos da UTI como à gestão do cuidado.

Referências Bibliográficas

1. Queijo AF, Padilha KG. Nursing Activities Score (NAS): adaptação transcultural e validação para a língua portuguesa.Rev. esc. enferm. USP. 2009; 43(spe): 1018-1025.
2. Herdman TH, Kamitsuru S (Orgs). Garcez RM (Trad). NANDA International. Diagnósticos de enfermagem da NANDA: definições e classificação 2015-2017. Porto Alegre: Artmed, 2015.
3. Brasil. Conselho Federal de Enfermagem. Resolução COFEN nº 358, de 15 de outubro de 2009. Dispõe sobre a Sistematização da Assistência de Enfermagem e a implementação do Processo de Enfermagem em ambientes, públicos ou privados, em que ocorre o cuidado profissional de Enfermagem, e dá outras providências. Diário Oficial [da] República Federativa do Brasil. 2009 out. 23.
4. Garcia TR. Sistematização da assistência de enfermagem: aspecto substantivo da prática profissional. Esc Anna Nery 2016;20(1):5-10.
5. Brasil. Ministério da Saúde. Resolução – RDC nº 7, de 24 de Fevereiro de 2010. Dispõe sobre os requisitos mínimos para funcionamento de Unidades de Terapia Intensiva e dá outras providências. Diário Oficial [da] República Federativa do Brasil. 2010 fev. 25; Seção 1, p. 48.
6. Gonzales RIC, Casarin SNA, Caliri MHL, Sassaki CM, Monroe AA, Villa TCS. Gerenciamento de caso: um novo enfoque no cuidado à saúde. Rev Latino-am Enfermagem 2003 março-abril; 11(2):227-31.
7. Associação de Medicina Intensiva Brasileira (AMIB). Diretrizes Brasileiras de Ventilação Mecânica. Cuidados de enfermagem nos pacientes com suporte ventilatório invasivo e não invasivo. 2013.
8. Pesut J, Herman JA. Clinical Reasoning: the art and science of critical and creative thinking. Columbia: Delmar; 1999.
9. Brasil. Agência Nacional de Vigilância Sanitária. Medidas de Prevenção de Infecção Relacionada com a Assistência à Saúde. Brasília: Anvisa; 2017.
10. Vieira DF, Padilha KGP. Manual do nursing activities score – NAS. Associação Brasileira de Enfermagem em Terapia Intensiva – ABENTI. Departamento de Enfermagem em Terapia Intensiva da Associação Brasileira de Medicina Intensiva – AMIB. São Paulo: AMIB; 2014.

CAPÍTULO

7 Gestão da Qualidade na Unidade de Terapia Intensiva

Indicadores Assistenciais

Lucas Rodrigo Garcia de Mello

Introdução

Atualmente, o tema "Qualidade em Saúde" tem sido amplamente discutido nas organizações de saúde. A revista "Melhores Práticas em Saúde, Qualidade e Acreditação" publicou em 2015, edição nº 15, uma matéria com título de *"O que está na agenda dos hospitais?"*. Foi uma pesquisa inédita com objetivo de mapear tendências, elencando os desafios no segmento saúde e as principais preocupações dos gestores hospitalares, nos hospitais situados no Brasil.[1] No *ranking* das ações para colocar em prática pelo gestor, o tema Qualidade e Segurança do Paciente apareceu em 2º lugar, perdendo apenas para o tema que citava a busca por Solidez/ Resultados Financeiros.

Sabemos que o produto e/ou o resultado de uma instituição de saúde é a recuperação da saúde do indivíduo, com isso, o resultado financeiro da instituição parte de uma série de ações complexas e interações de múltiplos processos para que a recuperação do paciente seja efetiva. Portanto, a Qualidade em Saúde precisa estar na agenda, e nas mãos de todos os gestores, supervisores, coordenadores, profissionais, que possuem cuidados diretos ao paciente.[2,3]

O conceito de "Qualidade Total" ganhou força entre as décadas de 1980 e 1990, quando passou a estar presente nos meios de comunicação, levando as empresas a transformar os processos de trabalho com visão de futuro e a necessidade de trabalhar a sustentabilidade. A necessidade de criar um planejamento, a revisão dos processos e o acompanhamento dos resultados passaram a ser vitais para o posicionamento e solidez das organizações no mercado.[2-4]

A implantação dos Sistemas de Qualidade foi necessária para adotar a prática de estimular competitividade, de eficiência e eficácia dos processos internos e externos, com isso, melhorando o desempenho e alcançando melhores resultados. Na época esse movimento pela "Qualidade" refletiu fortes mudanças no modelo de gestão das empresas, tornando primordial a reestruturação e a busca pela excelência nos serviços e/ou produtos, por meio de práticas focadas no resultado do processo.[5]

Para alcançar essa mudança alguns fatores eram necessários como: visão sistêmica da organização e todos os processos internos, a transformação dos indivíduos e desenvolvimento individual e coletivo com a mesma visão do negócio da instituição.[6,7]

Alguns autores enfatizam os determinantes da Qualidade, ou seja, os fatores essenciais que determinam a qualidade: confiabilidade, presteza, competência, acessibilidade, cortesia, comunicação, credibilidade, segurança, compreensão, conhecimento do cliente e aspectos Tangíveis relacionados com a empresa e com o indivíduo.[6,7]

Tópicos Abordados

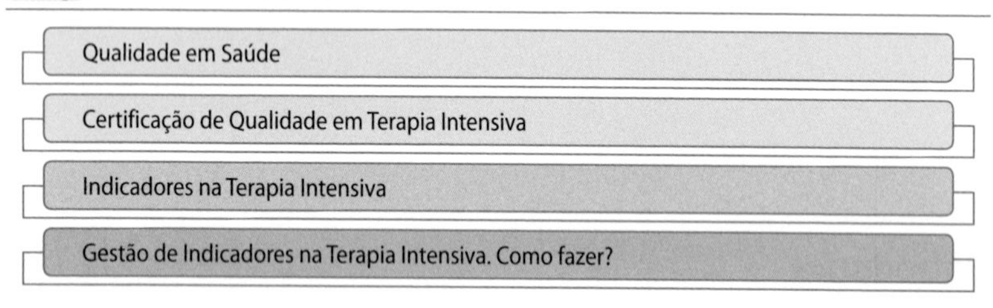

▶ Qualidade em Saúde

Na Saúde, a Qualidade, segundo Donabedian, é um tipo de atenção que maximiza o bem-estar do paciente para alcançar o resultado esperado. Para o pesquisador a Qualidade possui uma tríade: estrutura, processo e resultado. Cita também os componentes da qualidade como: qualidade técnica, qualidade interpessoal, qualidade individual e qualidade social.[2-6] Na estruturação da tríade podemos levantar os seguintes aspectos:

- Estrutura: Recursos físicos, mão de obra qualificada, materiais e equipamentos, recursos financeiros necessários para realizar a assistência em saúde.
- Processo: Atividades envolvendo os profissionais de saúde e pacientes. A relação e dinâmica dos processos.
- Resultado: Será considerado o produto final da assistência realizada ao indivíduo no aspecto saúde, dentro dos padrões e expectativas almejadas pela organização.

O desafio principal das instituições de saúde é solidificar e disseminar os pilares da Qualidade em Saúde. São eles: eficácia, eficiência, efetividade, oportunidade, conformidade, legitimidade e equidade.[8-9]

O tema Qualidade em Saúde avança todos os dias. Podemos citar um marco, a criação do modelo *Triple Aim* – Melhor Tratamento, Melhor Saúde com o Menor Custo, articulado em 2008 pelo Institute for Healthcare Improvement (IHI). Mais recentemente, nos EUA, o professor da Faculdade de Saúde Pública de Harvard, Lucian Leap junto a outros autores, afirmam que devemos trabalhar com conceito de *Quadruple Aim* centrada em quatro dimensões: melhorar a experiência do indivíduo, em relação à assistência prestada; melhorar a saúde das populações; reduzir o custo dos cuidados de saúde; e o quarto ponto são os profissionais de saúde, ou seja, a importância da equipe multiprofissional como: médicos, enfermeiros e todos os profissionais da saúde na busca para a transformação da qualidade da assistência.[10]

▶ Certificação de Qualidade em Terapia Intensiva

No Brasil existem, no momento, três métodos de acreditação hospitalar. São eles: a Organização Nacional de Acreditação (ONA), a Joint Comission International (JCI) e o Qmentum (Acreditação Canadense). Todas as metodologias possuem o mesmo objetivo: garantir a Qualidade e Segurança do Paciente.

A unidade de terapia intensiva possui inúmeros fatores que podem interferir direta ou indiretamente na ocorrência de evento adverso, tornando necessário que, o processo de certificação tenha uma avaliação criteriosa para analisar todos os riscos existentes, bem como as medidas de prevenção e mitigação. Os principais riscos e/ou incidentes encontrados na UTI são:[11-13]

- Prevenção e diagnóstico de doenças, podendo ser minimizado com a elaboração e implantação dos protocolos clínicos de acordo com o perfil epidemiológico;[11-15]
- Riscos relacionados com a administração de medicamentos. Recentes estudos demonstram que as drogas mais frequentes relacionadas com os erros, são as que atuam no sistema cardiovascular, seguidas de anticoagulantes e antibióticos. Sendo imprescindível a elaboração e implantação de um plano de terapia medicamentosa;[11-15]
- Riscos relacionados com a monitorização e interpretação de medicamentos. Estima-se que, quase 20% dos casos deeventos adversos são encontradas as falhas na monitorização e interpretação dos equipamentos;[11-15]
- Riscos relacionados com cateteres, tubos e drenos. O paciente crítico utiliza um suporte avançado à vida com a necessidade de um ou mais dispositivos, podendo esses contribuir para o aumento da morbimortalidade, em razão das infecções relacionadas com a assistência à saúde (IRAS). Um plano de prevenção e controle de infecção hospitalar, elaborado pelo Serviço de Controle de Infecção Hospitalar (SCIH) e equipe multiprofissional poderá reduzir e controlar os eventos relacionados com a infecção.[11-15]

Health Services Accreditation - O Instituto Qualisa de Gestão (IQG) em parceria com a Associação de Medicina Intensiva Brasileira (AMIB) criaram um certificado por distinção para os serviços de Terapia Intensiva que possui, como objetivo principal, aperfeiçoar os cuidados prestados na unidade, em busca da excelência no atendimento. As instituições que possuem o interesse passam por uma avaliação rigorosa e estruturada, de acordo com as áreas de impacto na prestação de serviços de terapia intensiva. As vantagens em obter a certificação são: o compromisso e a habilidade com a população em oferecer um cuidado crítico com o mais alto nível possível, distinção no mercado, profissionais reconhecidos e o cumprimento das boas práticas em segurança e qualidade.[16]

▶ Indicadores na Terapia Intensiva

Em 2010, com a publicação da Resolução da Diretoria Colegiada (RDC) nº 07, que dispõe sobre os requisitos mínimos para o funcionamento de unidades de terapia intensiva (UTI), com a Instrução Normativa nº 04 de 2010 devem ser monitorizados mensalmente, no mínimo, os seguintes indicadores:[13-16]

- Taxa de mortalidade observada e esperada;
- Tempo de permanência na UTI;
- Taxa de reinternação em 24 horas;
- Densidade de incidência de Pneumonia Associada à Ventilação Mecânica (PAV);
- Taxa de utilização de ventilação mecânica (VM);
- Densidade de Incidência de Infecção Primária da Corrente Sanguínea (IPCS) relacionada com cateter venoso central;
- Taxa de utilização de cateter venoso central (CVC);
- Densidade de Incidência de Infecções do Trato Urinário (ITU) relacionada com cateter vesical.

Esses indicadores exigidos pela legislação e auxiliam na gestão da unidade de terapia intensiva, porém somente eles não são suficientes para executar uma gestão eficiente, efetiva e eficaz.

Os indicadores hospitalares são usados para ajudar a descrever a situação atual de um determinado problema fenômeno, servindo também para comparações, verificar mudanças ou tendências e avaliar e monitorizar a execução das ações planejadas durante um determinado período.[13-18]

O indicador é uma unidade de medida de determinada atividade, e não uma medida direta de qualidade, pois por meio dos indicadores é possível identificar ou designar ações para um determinado tema ou processo em busca da melhoria de resultados.[13-15]

Existem pontos importantes a serem considerados durante a implementação dos indicadores. São eles: não é necessário medir tudo, existem instituições de saúde que o gestor destina a maior parte do tempo coletando dado e não possuir tempo para colocar em prática as ações para melhoria do processo. Definir por indicadores que, realmente são importantes para a tomada de decisão e que, contribuem para alcançar o resultado e/ou produto do processo de forma efetiva, eficaz e eficiente.[13-16]

De acordo com conceito de Donabedian podemos classificar os indicadores em três dimensões:[10-16]

- Estrutura – Itens de controle: Como a assistência é prestada? Recursos físicos, materiais, equipamentos, financeiros, organizacionais, humanos etc. Exemplo: Índice Enfermeiro/Leito.
- Processo – Itens de controle: O que foi feito? O processo da assistência. Exemplo: Tempo Porta/Balão
- Resultado – Itens de controle: O que aconteceu com o paciente? Resultados obtidos e desfechos. Exemplo: Taxa de Mortalidade Padronizada.

É importante lembrar algumas estratégias para a construção dos indicadores:

- Mapeamento do processo, ponto de vital importância para definir a cadeia cliente – fornecedor (Cadeia de Valor) e definindo o produto do processo a ser monitorizado;
- Identificar o fenômeno a ser monitorizado e a sua relevância;
- Sensibilizar os profissionais na estruturação do instrumento da coleta dos dados;

- O indicador precisa ser: relevante, válido, confiável, claro, prático e o mais importante monitorizado para utilizar como instrumento para tomada de decisão;
- Elaboração da Ficha Técnica;
- Compartilhar os resultados com toda equipe.

Na ficha técnica do indicador precisam constar os seguintes itens:

- Item de controle;
- Objetivo/meta (motivo, valor, tempo, prazo do item que se quer medir);
- Tipo (taxa, coeficiente, índice, percentual, número absoluto etc.);
- Fórmula (maneira de cálculo);
- Fonte de informação (local de onde será coletada a informação);
- Método (retrospectivo, prospectivo ou transversal);
- Amostra;
- Responsável (pela elaboração);
- Frequência (número de vezes que será medido em determinado período);
- Objetivo/meta (motivo, valor, tempo, prazo do item que se quer medir).

Outro ponto importante na utilização dos indicadores é não "reinventar a roda", pois já existem indicadores que devem ser utilizados, recomendados por legislação; validados cientificamente e reprodutível no meio hospitalar; referendados por diretrizes, sociedades e conselhos; e indicadores específicos locais.

Alguns exemplos de indicadores essenciais na terapia intensiva seguem descritos no Quadro 7.1.

Quadro 7.1 Exemplos de indicadores assistenciais e administrativos na terapia intensiva

Assistenciais	Administrativos
Incidência de lesão por pressão nos pacientes com risco	Horas de assistência de enfermagem na UTI
Incidência de queda do paciente com risco	Horas de enfermeiros em UTI
Incidência de erro de medicação	Horas de técnicos de enfermagem em UTI
Reintubação não planejada de cânula endotraqueal	Índice de treinamento dos profissionais de enfermagem
Reintubação não planejada de cateter oro/nasoenteral para aporte nutricional	Taxa de rotatividade dos profissionais de enfermagem (*Turn Over*)
Incidência de flebite	Taxa de absenteísmo dos profissionais de enfermagem
Taxa de mortalidade padronizada	Carga de trabalho da enfermagem – *Nursing Activies Score* (NAS)
Prevenção de PAV: cabeceira elevada, higiene oral, profilaxia de lesão mucosa gástrica, profilaxia de tromboembolismo e despertar diário	
Adesão ao protocolo de sepse	
Adesão ao protocolo de prevenção de lesão por pressão	

Fonte: Sistema Epimed Monitor/Programa Farol/CQH/ANAHP.

▶ Gestão de Indicadores na Terapia Intensiva. Como fazer?

A partir da década 1960, encontramos a realização de pesquisas sobre o uso de indicadores para subsidiar a prática de gestão dos serviços de saúde públicos e privados.[13-16]

Com a entrada das metodologias de certificação hospitalar, foi necessário que o enfermeiro, inserido no contexto de gestão do serviço de saúde, desenvolvesse uma prática, ou melhor, uma habilidade de gestão através do uso de indicadores em saúde.[11-16]

O desafio de todo gestor é saber utilizar os indicadores como uma ferramenta gerencial na prática profissional, com isso, garantindo entender o fenômeno analisado, o processo de trabalho, o resultado obtido e uma tomada de decisão mais assertiva possível.[11-16]

É importante ressaltar que as unidades de terapia intensiva possuem indicadores exigidos na Instrução Normativa nº 4 de 24 de fevereiro de 2010, que está atrelada à Resolução da Diretoria Colegiada nº 7 (RDC 7 – Dispõe sobre os requisitos mínimos para o funcionamento das unidades de terapia intensiva).

A seleção dos indicadores para utilizar na gestão do serviço pode variar de acordo com o perfil da unidade, população atendida, categoria diagnóstica, protocolos implementados, o uso de sistemas de informação, complexidade da coleta dos dados, recursos humanos e a necessidade específica de cada instituição de saúde.[13-16]

É importante ressaltar que a manutenção dos indicadores na unidade depende do método empregado na coleta, análise, disseminação da informação e tomada de decisão. É muito comum encontrar gestores de enfermagem "frustrados" com o seu desempenho no processo de trabalho devido uma sobrecarga na gestão dos indicadores e, muitas vezes, com informações que não contribuem para a melhoria e/ou aperfeiçoamento do resultado.[13-16]

Na prática da gestão dos indicadores em saúde é importante lembrar que, quatro pontos são importantes para o seu desenvolvimento e implementação: O que você, enquanto gestor, pretende refletir com o uso desse indicador? Quais os pontos que serão mensurados e analisados? Existe evidência científica disponível? E, por último, você pretende utilizar/agir com essa informação obtida no indicador?

Na terapia intensiva nos deparamos com uma alta complexidade técnica, consequentemente, a necessidade de serem utilizadas as informações obtidas com os indicadores para um acompanhamento/monitoramento do resultado "produto" da UTI.[13-18]

Atualmente, existem sistemas de dados informatizados no mercado, a utilização deles, não é uma obrigatoriedade para o gestor, porém facilitam e contribuem fortemente para prática de gestão, tomadas de decisão e disseminação dos resultados.

Após a seleção dos indicadores a serem implementados na UTI é fundamental divulgar os resultados obtidos, muitas instituições chamam essa estratégia de "Gestão à Vista". Mas, deve-se ressaltar que não é apenas importante divulgar os gráficos, números, metas, entre outros aspectos. É necessário explicar para o time da UTI (médico, enfermeiros, técnicos de enfermagem, fisioterapeutas, auxiliares administrativos) como está o nosso processo de trabalho e o que podemos melhorar juntos, em busca do objetivo comum.[13-19]

Quando o gestor se aproxima da equipe operacional para divulgar os resultados, é muito comum encontrar respostas para o fenômeno analisado e contribuir para a análise crítica.

Muitas vezes, consegue ainda receber a "resposta" (tomada de decisão) para melhorar o processo de trabalho, justamente com a equipe que executa o processo todos os dias.

O gestor enfermeiro da UTI após implementar o conjunto de indicadores na unidade, precisa focar na análise crítica da informação obtida, ou seja, levantar todas as informações necessárias para entender o fenômeno analisado. É muito comum utilizar uma Lista de Verificação para estratificar os aspectos obtidos na informação. Lembre-se que análise crítica não é somente escrever se o resultado obtido foi positivo. É compreender o resultado, a causa do fenômeno e ter foco em "criticar" o processo que está sendo analisado.

Uma ferramenta da qualidade muito utilizada para uma avaliação constante dos processos de trabalho garantindo o sucesso da instituição é o acrônimo PDCA. É um método de gestão de processos com objetivo de garantir o alcance das metas:[11-19]

- P – Planejar (PLAN):
  - ✓ Estabeleça as metas;
  - ✓ Estabeleça o método para alcançar as metas levantadas.
- D – Executar (DO);
- C – Verificar (CHECK);
- A – Avaliar (ACT).

Para garantir o sucesso da ferramenta é necessário percorrer todo ciclo de forma contínua e persistente, e não pular etapas. Durante muitos anos as instituições de saúde utilizaram a ferramenta PDCA, porém foi observada a necessidade de garantir não somente uma verificação das ações, mas uma análise mais consistente para que a ação fosse efetiva. O IHI desenvolveu o modelo PDSA a ferramenta recebe uma mudança na etapa de verificação, ou seja, o "S" significa STUDY garantindo uma análise dos dados mais consistentes e eliminando possíveis erros:[11-18]

- P – Planejar (PLAN):
  - ✓ Defina o objetivo/meta;
  - ✓ Desenvolva um plano de melhorias.
- D – Executar (DO):
  - ✓ Implemente o plano de melhorias;
  - ✓ Acompanhe o seu plano de melhorias;
  - ✓ Documente as ações.
- S – Estudar (STUDY):
  - ✓ Destine um tempo para analisar os dados e estudar os resultados;
  - ✓ Compare os resultados com as previsões;
  - ✓ Resuma e reflita sobre o que foi aprendido.
- A – Avaliar (ACT):
  - ✓ Refine a mudança com base no que foi obtido;
  - ✓ Determine quais modificações devem ser feitas.

Considerações Finais

Todo gestor se preocupa com o seu papel desempenhado na gestão do serviço, mas lembre-se que a melhoria é contínua, a cada plano de melhoria instalado e resultado obtido temos pessoas envolvidas nesse processo que possuem comportamentos e que reagem e aderem de maneira diferente às mudanças propostas. Cabe ao gestor do serviço de saúde a vontade de acertar, introduzir novos conceitos e não se esquecer de refletir sempre nas decisões gerenciais que serão tomadas. Segundo a médica Dra. Sylvia Lemos, "*A gestão passa..., mas o profissional não. Ele, a cada dia, aprimora-se dependendo da sua fome de saber*". Portanto, o segredo para o sucesso da gestão e formação de uma equipe de alta performance é desenvolver estratégias para estimular o crescimento/aprimoramento científico contínuo e, empoderamento/envolvimento no processo de tomada de decisão.

Referências Bibliográficas

1. O que está na agenda dos hospitais? Melhores Práticas em Saúde, Qualidade e Acreditação. [publicação online]; 2015; (15): 36-41. [acesso em 02 abr 2017]. Disponível em: http://revistamelhorespraticas.com.br/novo2015/edicao-sel?cod-edicao=37.
2. Feldman LB, Fazenda NRR, Helito RAB, Ruthes RM. Indicadores, auditorias, certificações: ferramentas de qualidade para gestão em saúde. D'Innocenzo M (Coord.). 2. ed. São Paulo: Martinari; 2010. p. 151-93.
3. Moura GMSS, Juchem BC, Falk MLR, Magalhães AMM, Suzuki LM. Construção e implantação de dois indicadores de qualidade assistencial de enfermagem. Rev Gaúcha Enferm., Porto Alegre (RS) 2009 mar;30(1):136-40.
4. Barbosa NB, Elias PEM. As Organizações Sociais de Saúde como forma de gestão público/privado. Cien Saude Colet 2010; 15(5):2483-2495.
5. Kluck M, Prompt CA, Ferreira J, Guimarães JR. A gestão da qualidade assistencial do Hospital de Clínicas de Porto Alegre: implementação e validação de indicadores. Rev. adm. saúde;10(40,n.esp):97-102, jul.-set. 2008.
6. Tamaki EM, Tanaka O Y, Felisberto E, Alves CKA, Drumond Jr M, Bezerra LCA et al. Metodologia de construção de um painel de indicadores para o monitoramento e a avaliação da gestão do SUS. Cien Saúde Colet. 2012 abr; 17(4): 839-849.
7. Bittar OJNV. Hospital: qualidade & produtividade. São Paulo: Sarvier; 1997. 137 p.
8. Kayano J, Caldas EL. Indicadores para o diálogo. São Paulo: Pólis, Programa Gestão Pública e Cidadania; Easp/FGV; 2001.
9. Moura GMSS, Juchem BC, Falk MLR, Magalhães AMM, Suzuki LM. Construção e implantação de dois indicadores de qualidade assistencial de enfermagem. Rev Gaúcha Enferm., Porto Alegre (RS) 2009 mar;30(1):136-40.
10. Maurren B, Kenney C. Buscando o triple aim na saúde. São Paulo: Atheneu; 2015.
11. Zambon LS. Segurança do Paciente em Terapia Intensiva: caracterização de eventos adversos em pacientes críticos, avaliação de sua relação com mortalidade e identificação de fatores de risco para sua ocorrência. [Tese de Doutorado]. São Paulo: Faculdade de Medicina da Universidade de São Paulo; 2014.
12. Watcher RM. Compreendendo a segurança do paciente. 2 ed. São Paulo: Artmed; 2013.
13. Hinrichsen SL. Qualidade e segurança do paciente: gestão de riscos. Rio de Janeiro: Medbook; 2012.
14. Rothschild JM, Landrigan CP, Cronin JW, Kaushal R, Lockley SW, Burdick E et al. The Critical Care Safety Study: The incidence and nature of adverse events and serious medical errors in intensive care. Crit Care Med. 2005 Aug;33(8):1694-700.
15. Silva SC. Ocorrências iatrogênicas em unidades de terapia intensiva: impacto na gravidade do paciente e na carga de trabalho de enfermagem. [Tese de Doutorado]. São Paulo: Escola de Enfermagem da Universidade de São Paulo; 2003.

16. IQG. Instituto Qualisa de Gestão. Manual de Padrões de Avaliação em Unidades de Tratamento Intensivo.Versão 2017-2019. São Paulo. 2017.
17. Padilha KG. Ocorrências iatrogênicas em Unidade de Terapia Intensiva (UTI): análise dos fatores relacionados. Rev Paul Enferm. 2006;25(1):18-23.
18. Bittar OJNV. Gestão de processos e certificação para qualidade em saúde. Rev. Assoc. Med. Bras. 2000 Mar; 46(1):70-76.
19. Knobel E. Terapia Intensiva: enfermagem. São Paulo: Atheneu; 2010.

CAPÍTULO

8 Segurança do Paciente na UTI

Protocolos Básicos, Métodos de Detecção e Análise de Eventos Adversos

Flávia Giron Camerini • Keroulay Estebanez Roque

Introdução

Após a publicação feita pelo Institute of Medicine (IOM), que abordou os resultados negativos da assistência ao paciente nas unidades de saúde, a segurança do paciente tem sido objeto de estudo em inúmeras publicações com objetivo de melhorar a qualidade da assistência prestada.[1,2]

Nos níveis nacional e internacional, as publicações na área de segurança do paciente crescem a cada ano e apontam dados cada vez mais alarmantes relacionados com a qualidade da assistência nos serviços de saúde.[3,4] Nesse contexto, percebe-se que situações de insegurança são uma realidade mundial nos serviços de saúde, e as unidades de terapia intensiva (UTI) brasileiras não estão isentas desse problema. Os impactos não se relacionam apenas com danos ou situações clínicas de risco, mas também com problemas gerenciais e financeiros.

Estima-se que a taxa de incidência de eventos adversos (EAs) em UTI varia de 0,87 a 34,7 por 100 pacientes/dia.[5,6] A grande variabilidade das taxas encontradas expressam diferenças entre as formas de notificação, de análise das informações e do processo de classificação do evento e possível dano.[7] No entanto, independente da metodologia adotada, percebe-se que a ocorrência de EAs representam um grave problema na assistência à saúde e impacta diretamente no tempo de internação e na mortalidade dos pacientes. Em contrapartida aos dados alarmantes, inúmeras iniciativas[8,9] têm sido publicadas e apresentam a redução da incidência de EAs nos serviços de saúde.

Neste capítulo, serão apresentados a Classificação Internacional de Segurança do Paciente (*International Classification for Patient Safety*), o Programa Nacional de Segurança do Paciente (PNSP) e os protocolos básicos do Ministério da Saúde. Por entendermos que os EAs são desnecessários e ocasionam danos aos pacientes, daremos enfoque nos métodos de detecção e análise desse tipo de incidente. A identificação e análise da ocorrência de EA são primordiais para a garantia da segurança nas terapias intensivas. Infelizmente, muitas UTI não realizam avaliação do seu processo de trabalho, e quando mensuram dados assistenciais, não empregam os resultados para a melhoria contínua da qualidade da assistência à saúde.[10,11]

Nesse sentido, este capítulo tem como objetivo fornecer ao enfermeiro intensivista uma compreensão sobre conceitos de segurança e apresentar os principais métodos de detecção e análise de EAs, a fim de auxiliar na melhoria da qualidade da assistência prestada ao paciente crítico.

Tópicos Abordados

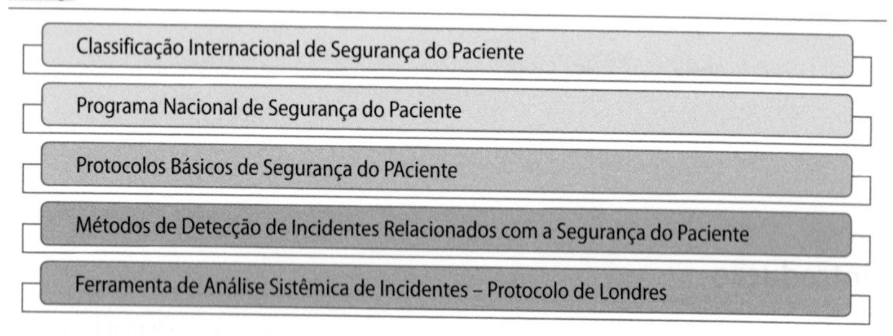

▶ Classificação Internacional de Segurança do Paciente

Após a criação em outubro de 2004 da Aliança Mundial para a Segurança do Paciente (*World Alliance for Patient Safety*), em 2009 a Organização Mundial de Saúde (OMS) desenvolveu a Classificação Internacional de Segurança do Paciente (CISP).[12] Essa classificação foi criada com a finalidade de facilitar a descrição, a comparação, o monitoramento, a análise e a interpretação de informações relacionadas com a segurança dos pacientes. De maneira geral, a CISP, foi projetada para melhorar o atendimento ao paciente.[12]

A divulgação da classificação internacional marcou o início de uma discussão sobre a taxonomia no âmbito da segurança do paciente e contribuiu para o consenso de definições e conceitos na área.[12,13] De forma geral, a classificação foi estruturada de forma hierárquica em 10 classes de alto nível, tendo como objetivo organizar e padronizar a informação a ser utilizada nos eventos. As classes definidas são as seguintes:[12]

1. Tipo de incidente;
2. Consequências para o paciente;
3. Características do paciente;
4. Características do incidente;
5. Fatores contribuintes/perigos;
6. Consequências organizacionais;
7. Detecção;
8. Fatores atenuantes do dano;
9. Ações de melhoria;

10. Ações para reduzir o risco,

As classes "tipo de incidente" e "consequências para o paciente" são categorias que destinam-se a agrupar os incidentes com significado clínico, sendo incidente relacionado com a segurança do paciente, definido como um evento ou circunstância que poderia ter resultado, ou resultou, em dano desnecessário ao paciente.[12] A classe "tipo de incidente" categoriza os incidentes que apresentam uma natureza comum, com características compartilhadas, como, por exemplo, "processo clínico/procedimento", "nutrição", "medicação", entre outras. A classe "consequências para o paciente" se refere ao impacto sobre o paciente, podendo ser inteiramente ou parcialmente atribuível a um incidente. As "consequências para o paciente" podem ser classificadas de acordo com o tipo de dano, o tamanho do dano e o impacto social ou econômico.[13,14]

As classes relacionadas com as "característica dos pacientes", "característica do incidente", "fatores contribuintes/perigo" e "consequências organizacionais" se referem às informações descritivas do evento, constituindo dados e circunstâncias importantes relacionadas com o contexto do incidente. De acordo com a OMS,[15] existe uma relação complexa entre o "tipo de incidente" e os "fatores contribuintes", em razão de um único incidente poder apresentar diversos fatores contribuintes.

As classes "detecção", "fatores atenuantes", "ações de melhoria" e "ações para reduzir o risco" recolhem informações relevantes para a prevenção, a redução do risco e o aumento da segurança do paciente. As ações de melhoria podem ser aplicadas ao paciente ou à organização (revisão de casos, *debriefing* e mudança de cultura). Já as ações de mitigação do risco concentram-se em medidas para prevenir a repetição do incidente ou a ocorrência de incidente semelhante, para o paciente.[14]

Para um entendimento ideal de como funciona a CISP, faz-se necessário conhecer os 48 conceitos-chave, que representam o entendimento internacional de termos e conceitos relevantes à segurança do paciente.[12,14] Todos os conceitos podem ser acessados, gratuitamente, no site da OMS.[15] Neste capítulo, não abordaremos todos os conceitos, descreveremos apenas os mais utilizados na terapia intensiva.

O conceito de Segurança do Paciente é definido como a redução do risco de danos desnecessários relacionados com os cuidados de saúde, para um mínimo aceitável. Um mínimo aceitável se refere à noção coletiva, em face do conhecimento atual, recursos disponíveis e no contexto em que os cuidados foram prestados em oposição ao risco do não tratamento ou de outro tratamento alternativo.[12] Nessa definição, a palavra "desnecessário" determina que todos os EAs são evitáveis. Danos ocasionados por atos necessários, por exemplo, perda da continuidade de pele por causa de uma punção venosa, não são consideradas incidentes.

Dano implica prejuízo na estrutura ou funções do corpo ou qualquer efeito pernicioso, dele resultante, incluindo doença, lesão, sofrimento, incapacidade ou morte, e pode ser físico, social ou psicológico.[12]

O grau do dano corresponde à gravidade, à duração e às implicações no tratamento, resultantes de um incidente. O dano pode ser classificado em:[12]

- Nenhum – o resultado da assistência ao paciente é assintomático, ou nenhum sintoma é detectado, e nenhum tratamento é necessário;
- Leve – o resultado da assistência ao paciente pode ser sintomático, mas os sintomas são leves, a perda de função ou dano é mínima ou intermediária, mas de curta duração, e nenhuma ou uma mínima intervenção é necessária;
- Moderado – o resultado da assistência ao paciente é sintomático, necessitando intervenção adicional, aumento no tempo de internação, ou causa dano permanente ou perda de função por tempo prolongado;
- Grave – o resultado da assistência ao paciente é sintomático, necessitando intervenção para manutenção da vida ou importantes intervenções médicas/cirúrgicas, reduzindo a expectativa de vida ou causas de dano ou perda de função de longa duração ou permanentes;
- Morte – a morte é identificada como associada ao incidente, no curto prazo.

Outros conceitos comumente usados são os erros e violações, que são considerados incidentes relacionados com a segurança do paciente e aumentam o *risco*, isto é, a probabilidade de um incidente acontecer.[12,13] Erros configuram falhas na execução de um plano de ação pretendido ou a aplicação de um plano incorreto; trata-se de ato não intencional. Já a violação é uma divergência deliberada de um procedimento-padrão ou uma regra. As violações são intencionais, embora raramente maliciosas, e podem se tornar rotineiras e automáticas em certos contextos. Violação não se aplica a situações em que há intenção de dano.

Os incidentes relacionados com a segurança do paciente podem ser de quatro tipos:[12]

- Circunstância notificável é uma situação com potencial significativo para causar dano, mas em que não ocorreu nenhum incidente. Exemplos: situação de uma UTI com falta de recursos humanos em um turno de serviço; ou quando um enfermeiro evidencia que o desfibrilador não funciona, apesar de não ter sido necessário sua utilização.
- Quase evento (*near miss*) é um incidente que não alcançou o paciente. Exemplo: preparo de uma solução endovenosa do paciente errado, mas o erro foi detectado antes de iniciar a administração.
- Incidente sem dano é um incidente em que um evento atingiu o paciente, mas não resultou em dano discernível. Exemplo: administração de solução endovenosa em um paciente errado, mas o mesmo não apresentou reação ao medicamento.
- Incidente com dano (EA) é um incidente que resulta em dano desnecessário ao paciente. Exemplo: transfundiu-se a unidade de sangue errada e o paciente morreu por reação hemolítica.

Na área da terapia intensiva, faz-se necessário que os profissionais de saúde, em especial o enfermeiro, se apropriem dessa taxonomia para a padronização das notificações e para interpretação dos eventos. É importante destacar que a taxonomia proposta pela OMS[12] não pretende simplesmente propor uma classificação, mas também estabelecer um modelo para melhor compreensão dos incidentes relacionados com a segurança do paciente.

▶ Programa Nacional de Segurança do Paciente

No Brasil, em abril de 2013, foi publicada a Portaria nº 529, que institui o PNSP e busca contribuir na qualificação do cuidado em saúde em todos os estabelecimentos de saúde do território nacional, além de promover maior segurança para pacientes, profissionais de saúde e ambiente de assistência à saúde.[9] O PNSP[9] deve:

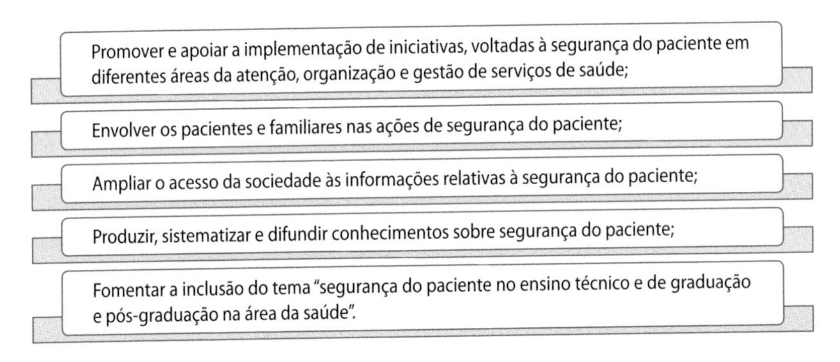

No âmbito dos estabelecimentos de saúde, é obrigatória a implantação do Núcleo de Segurança do Paciente (NSP), com a atribuição de elaborar o Plano de Segurança do Paciente (PSP) nos termos definidos pelo PNSP.[5,13] O NSP é responsável por apoiar a direção do serviço na condução das ações de melhoria da qualidade e da segurança do paciente. O PSP é um documento que aponta situações de risco e descreve as estratégias e ações definidas pelo serviço de saúde, para a gestão de risco, visando à prevenção e mitigação de incidentes em todas as fases de assistência ao paciente.[9,16] Nesse contexto, torna-se fundamental a aplicação de ferramentas de gestão de risco, protocolos de segurança, métodos de detecção e avaliação de EAs.

O Ministério da Saúde aprova os protocolos básicos de segurança do paciente, por meio das Portarias nº 1.377/13 e 2095/13.[17,18] Os protocolos de identificação do paciente, segurança na prescrição, uso e administração de medicamentos, cirurgia segura, higiene das mãos, prevenção de úlcera por pressão e prevençao de quedas devem ser implantados em todas as unidades de saúde do Brasil. Os protocolos de segurança do paciente são instrumentos baseados em evidências científicas, valiosos para a padronização de processos de trabalho e importantes para a qualidade da assistência.

A seguir, daremos início a uma breve discussão dos protocolos de identificação segura, segurança na prescrição, uso e administração de medicamentos, cirurgia segura e prevenção de quedas. O protocolo de prevenção de úlcera por pressão será discutido no capítulo 10 – Integridade da pele – desafios na UTI; e o protocolo de higienização das mãos para prevenção de infecção também será abordado nos capítulos 13 – Acessos vasculares e terapia intravenosa e capítulo 18 – Sepse.

▸ Protocolos Básicos de Segurança do Paciente

Identificação segura

Para assegurar a identificação correta de todos os pacientes é necessário usar, pelo menos, dois identificadores em pulseira branca padronizada, colocada em um membro do paciente, para que seja conferido antes do cuidado. No mínimo, dois identificadores devem ser utilizados na pulseira, como o nome completo, a data de nascimento e o número de prontuário do paciente. O número do quarto/enfermaria/leito do paciente não deve ser utilizado como um identificador, sendo apenas um código localizador.[19]

A pulseira de identificação deve ser conferida antes de qualquer cuidado, ou seja, antes da administração de medicamentos, sangue e hemoderivados, antes de coleta de material para exame, antes da entrega da dieta e antes de procedimentos invasivos.[19]

Nesse sentido, o enfermeiro intensivista, e outros profissionais de saúde, devem utilizar, no mínimo, dois identificadores antes da realização de procedimentos, perguntando o nome completo ao paciente ou acompanhante, a data de nascimento ou o número de prontuário do paciente e conferindo as informações contidas na pulseira com a prescrição ou rotulagem do material/medicamento. No cuidado aos pacientes críticos, não sendo possível perguntar os identificadores ao paciente, os profissionais devem conferir os dois (ou mais) identificadores na pulseira com a prescrição do cuidado.[19]

Segurança na prescrição, uso e administração de medicamentos

De acordo com o Ministério da Saúde (2013), a prescrição médica deve conter o nome do hospital, o nome completo do paciente, o número do prontuário, a data do nascimento, a data da prescrição, o número da enfermaria e do leito, o nome completo do prescritor, o número de registro do conselho profissional e a assinatura.[20]

Recomenda-se que as prescrições sejam digitadas, para reduzir os erros de medicação ocasionados pela ilegibilidade da prescrição escrita a mão. Os medicamentos prescritos devem seguir a denominação comum brasileira e evitar o uso de abreviaturas. É importante destacar o aumento da probabilidade de erro de medicação, por causa do uso de abreviaturas como U (unidades), UI (unidades internacionais), KCl (cloreto de potássio), NaCl (cloreto de sódio), HCTZ (hidroclorotiazida), e outros. Os nomes de medicamentos semelhantes devem ser prescritos com destaque na escrita, da parte do nome que os diferencia, em letra maiúscula ou negrito, por exemplo, DOPAmina e DOBUtamina.[20]

As alergias relatadas pelo paciente ou acompanhante devem ser registradas na prescrição para subsidiar adequada análise farmacêutica e de enfermagem, reduzindo a ocorrência de erros de dispensação e de administração de medicamento.[20]

As unidades de saúde precisam divulgar uma lista com os medicamentos potencialmente perigosos (MPPs) ou de alta vigilância, que constam na relação de medicamentos padronizados da instituição. Essa lista de MPPs deve conter a descrição do uso terapêutico, doses máximas, dose usual e forma de administração (reconstituição, diluição, tempo de infusão e via de administração).[20] De acordo com o Instituto para Práticas Seguras no Uso de Medicamentos,[21] os MPPs são aqueles que possuem risco aumentado de provocar danos significativos aos pacientes em decorrência de falha no processo de utilização. A dupla checagem é recomendada nas fases de cálculo de doses, análise farmacêutica da prescrição, durante a dispensação e preparo e administração de MPPs.[20,21]

A etapa de administração de medicamento é considerada a última barreira para evitar um erro de medicação derivado dos processos de prescrição e dispensação. O preparo e a administração segura de medicamentos requerem responsabilidade, exatidão e atenção do profissional de enfermagem.

Outra recomendação importante é que os estoques de eletrólitos concentrados e bloqueadores neuromusculares sejam eliminados nas unidades de internação. As sobras de medicamentos não administrados aos pacientes devem ser descartadas ou devolvidas à farmácia, pois o estoque de medicamentos nas unidades são fonte importante de erros.[20]

O processo de uso dos medicamentos (prescrição, dispensação e administração) deve estar devidamente descrito em procedimentos operacionais padrão, atualizados e divulgados para os profissionais do estabelecimento de saúde. Espera-se que as instituições de saúde possuam uma política de incentivo à melhoria da segurança do uso de medicamentos, centrado no trabalho em equipe, notificação e ambiente não punitivo.[20]

É importante ressaltar que apesar da etapa de preparo de medicamentos não ser amplamente discutida no protocolo, esta é uma etapa importante do sistema de medicação, que na maioria das terapias intensivas é realizada pela equipe de enfermagem.

Cirurgia segura

Após a criação da Aliança Mundial para a Segurança do Paciente pela OMS, em 2007, foi implementado o segundo desafio global voltado para a segurança no centro cirúrgico, com base no tema "cirurgias seguras salvam vidas". Um grupo de especialistas foi constituído com o objetivo de discutir sobre as práticas de segurança em quatro áreas: trabalho em equipe, anestesia, prevenção da infecção cirúrgica e indicadores de avaliação dos serviços de cirurgia. Por meio do uso da Lista de Verificação de Cirurgia Segura objetiva-se melhorar a segurança do cuidado cirúrgico em todo o mundo, definindo padrões de segurança que podem ser aplicados em todos os países, membros da OMS.[22]

A lista de verificação possui uma estrutura estabelecida para a assistência transoperatória segura em hospitais e envolve uma sequência rotineira de eventos como a avaliação pré-operatória do paciente, a intervenção cirúrgica e a preparação correta para assistência pós-operatória.[22]

Na fase pré-operatória, a obtenção do consentimento informado, a confirmação da identidade do paciente, do sítio a ser operado, da demarcação do local a ser operado e do procedimento a ser realizado, a verificação da segurança dos equipamentos de anestesia e dos medicamentos, a existência e disponibilidade de exames diagnósticos, bem como o prontuário completo e o preparo adequado para ocorrências transoperatórias são todas etapas suscetíveis à intervenção, em busca de uma cirurgia mais segura.[22,23]

Durante a fase operatória, o uso adequado, e sensato, de antimicrobianos, a disponibilidade de imagens essenciais, a monitorização adequada do paciente, um trabalho de equipe efetivo, relatórios competentes da anestesia e da cirurgia, técnica cirúrgica meticulosa e a comunicação eficiente entre os membros das equipes são necessários para assegurar uma assistência cirúrgica segura.[22,23]

Na fase pós-operatória, um plano de assistência, a compreensão das possíveis ocorrências transoperatórias e o comprometimento são requisitos necessários para melhoria dos resultados cirúrgicos.[22,23]

A lista de verificação divide a cirurgia em três fases: antes da indução anestésica, antes da incisão cirúrgica e antes do paciente sair da sala de cirurgia. A checagem dos itens da lista de verificação deve ser conduzida por um único responsável e, em cada fase, o condutor deve confirmar a conformidade dos itens antes de prosseguir para a próxima etapa.[23] Caso verifique algum item em inconformidade, a verificação deverá ser interrompida e o paciente mantido na sala de cirurgia, até a sua solução.

Higiene das mãos

É um termo geral, que segundo o protocolo da Agência Nacional de Vigilância Sanitária (ANVISA) se refere a qualquer ação de higienizar as mãos para prevenir a transmissão de micro-organismos e evitar que pacientes e profissionais de saúde adquiram infecção relacionada com a assistência à saúde.[24]

Atualmente, para o ambiente hospitalar e, em especial para as unidades intensivas, recomenda-se que as mãos sejam higienizadas em cinco momentos essenciais, de acordo com o fluxo de cuidados assistenciais, conhecidos como "meus cinco momentos para a higiene das mãos". Os cinco momentos recomendados são: antes de tocar o paciente; antes de realizar procedimento asséptico; após o risco de exposição a fluídos corporais ou excreções; após tocar o paciente; após tocar superfícies próximas ao paciente.[24]

Recomenda-se que as mãos sejam higienizadas com sabonete líquido (ou antissépticos degermantes) e água (quando estiverem visivelmente sujas) ou com preparações alcoólicas. As duas recomendações têm técnicas e indicações distintas, porém, a principal diferença está relacionada com o tempo de fricção das mãos. A higiene com sabonete/antisséptico e água deve ter duração mínima de 40 a 60 segundos. Já a fricção das mãos com preparação alcoólica deve ter duração de no mínimo 20 a 30 segundos.[24]

Independentemente da técnica escolhida para a higiene das mãos, sabe-se que a melhora da prática de higienização das mãos é alcançada por meio da implementação de ações para transpor diferentes obstáculos e barreiras comportamentais. O protocolo da ANVISA recomenda que nas UTI sejam implementados indicadores de desempenho para a mensuração da melhoria da adesão às práticas de higiene das mãos.[24]

Prevenção de quedas

Considera-se queda, quando o paciente é encontrado no chão ou quando, durante o deslocamento, necessita de amparo, ainda que não chegue ao chão. A queda pode ocorrer da própria altura, da maca/cama ou de assentos, como cadeira de rodas, poltronas, cadeiras, cadeira higiênica, banheira, trocador de fraldas, bebê conforto, berço ou vaso sanitário.[25]

A redução de queda e de dano em pacientes críticos deve contemplar a avaliação de risco do paciente, a garantia de cuidado multiprofissional em ambiente seguro e a promoção de educação do paciente, familiares e profissionais de saúde. A avaliação do risco de queda deve ser realizada no momento da admissão do paciente com o emprego de uma escala adequada ao perfil de pacientes da instituição e deve ser repetida diariamente, até a alta hospitalar.[25] A reavaliação do risco de queda dos pacientes também deve ser realizada na transferência entre setores, na mudança do quadro clínico, após episódio de queda na internação e identificação de outro fator de risco. O risco de queda deve ser comunicado aos pacientes e familiares e, a toda equipe assistencial.[25]

Os principais fatores de risco para queda[25] são:

- Demográfico – crianças menores de 5 anos e idosos maiores de 65 anos.
- Psicocognitivos – declínio cognitivo, depressão e ansiedade.
- Condições de saúde e presença de doenças crônicas – acidente Vascular cerebral prévio, hipotensão postural, tontura, convulsão, síncope, dor intensa, baixo índice de massa corpórea, anemia, insônia, incontinência ou urgência miccional, incontinência ou urgência para evacuação, artrite, osteoporose e alterações metabólicas.
- Funcionalidade – dificuldade no desenvolvimento das atividades da vida diária, necessidade de dispositivo de auxílio à marcha, fraqueza muscular e articulares, amputação de membros inferiores e deformidades nos membros inferiores.
- Comportamento sensorial – visão, audição ou tato.
- Equilíbrio corporal – marcha alterada.
- Uso de medicamentos – benzodiazepínicos, antiarrítmicos, anti-histamínicos, antipsicóticos, antidepressivos, digoxina, diuréticos, laxativos, relaxantes musculares, vasodilatadores, hipogliceminantes orais, insulina e polifarmácia.
- Obesidade grave
- História prévia de quedas

As instituições de saúde devem adotar medidas gerais para a prevenção de quedas de todos os pacientes, independente do risco. Devemos garantir um ambiente de cuidado seguro, conforme legislação vigente, com o emprego de pisos antiderrapantes, mobiliário e iluminação adequados, corredores livres de obstáculos, orientação para o uso de vestuário e calçados adequados e, movimentação segura dos pacientes no ambiente hospitalar.[25]

Métodos de Detecção de Incidentes Relacionados com a Segurança do Paciente

Métodos distintos têm sido utilizados para a identificação de incidentes relacionados com a segurança do paciente. As abordagens descritas com maior frequência na literatura envolvem autópsias e comissão de revisão de óbitos, análise da causa-raiz, análise de queixas dos pacientes, notificação de eventos, análise de dados administrativos, revisão de prontuário e observação assistencial.[26-29]

O método de notificação de incidentes, realizado por profissionais de saúde de forma voluntária é o mais utilizado na área de segurança do paciente. No entanto, a subnotificação é uma limitação inerente. A realização de campanhas que estimulem a notificação, e orientem profissionais envolvidos diretamente na assistência, mostram elevado teor educativo, particularmente, quando dissociam a notificação voluntária do uso de medidas punitivas.[29,30]

A revisão de prontuário consiste na busca retrospectiva de incidentes por meio da identificação de critérios de rastreamento. Esses critérios são rastreados em diversas partes do prontuário: sumário de alta do paciente, evoluções de profissionais de saúde, prescrições de medicamentos e exames laboratoriais. Esse método requer dupla revisão, comumente realizadas por enfermeiros e médicos treinados. A revisão de prontuário é um método pouco prático, por avaliar os registros do período de internação do caso estudado. Apesar de dispendiosa, a revisão em prontuário pode ser facilitada nas instituições com prontuário eletrônico e, naquelas em que o registro da informação é de qualidade.[29,30] Dependendo da qualidade do registro, dificuldades adicionais podem ser enfrentadas no processo de identificação de possíveis eventos nos prontuários. A restrição de dados confiáveis compromete a detecção do evento e a determinação da relação causal.

Dentre os métodos de detecção de EAs que utilizam revisão de prontuários está a proposta do Institute for Healthcare Improvement (IHI), com base em rastreadores que abrangem seis módulos relacionados com: medicamentos, assistência, cirurgias, terapia intensiva, perinatal e emergência (Quadro 8.1).[8] Essa abordagem tem como objetivo identificar EAs e mensurar a taxa de eventos ao longo do tempo. A detecção de eventos em instituições hospitalares possibilita identificação de falhas no processo de cuidar e implementação de estratégias para redução de eventos promovendo a segurança e a qualidade do cuidado prestado.[8]

Quadro 8.1 Critérios de rastreamento de incidente relacionado com a segurança do paciente propostos pelo IHI

Grupamento dos critérios	Critérios de Rastreamento
Assistência à saúde	1. Transfusão ou uso de produtos sanguíneos 2. Parada cardiorrespiratória 3. Dialise 4. Hemocultura positiva 5. Raio X e Doppler para investigação de embolia 6. Queda abrupta maior que 25% da hemoglobina ou hematócrito 7. Queda 8. Úlcera por pressão 9. Readmissão durante o período de 30 dias 10. Uso de contenção 11. Infecção associada ao cuidado da saúde 12. Acidente vascular cerebral intra-hospitalar 13. Transferência para terapia intensiva 14. Complicação de procedimentos

Continua...

Quadro 8.1 **Critérios de rastreamento de incidente relacionado com a segurança do paciente propostos pelo IHI** *(continuação)*

Medicamentos	1. Cultura positiva para *Clostridium difficile* 2. Tempo de Tromboplastina Parcial (PTT) > 100 segundos 3. Razão Normalizada Internacional (INR) > 6 4. Glicose < 50 mg/dL 5. Ureia aumentada ou creatinina > 2 vezes o valor basal 6. Uso de vitamina K 7. Uso de difenidramina 8. Uso de flumazenil 9. Uso de naloxona 10. Uso de antiemético 11. Sedação excessiva/hipotensão 12. Suspensão abrupta de medicamento
Cirúrgicos	1. Retorno não programado ao centro cirúrgico 2. Alteração de procedimento admissão na terapia intensiva em pós-operatório 3. Intubação/reintubação/ventilação não invasiva na unidade de recuperação pós-anestésica 4. Raio X no intraoperatório ou na unidade de recuperação pós-anestésica 5. Morte intraoperatório e no pós-operatório 6. Ventilação mecânica > 24 horas de pós-operatório 7. Uso de noradrenalina e adrenalina no intraoperatório 8. Nível de troponina >1,5 ng/ml no pós-operatório 9. Mudança de modo anestésico durante a cirurgia 10. Conduta na unidade de recuperação pós-anestésica 11. Patologia não relacionada com o diagnóstico cirúrgico 12. Inserção de acesso venoso central ou arterial durante a cirurgia 13. Tempo cirúrgico > 6 horas 14. Dano em procedimento operatório
Terapia intensiva	1. Caso de pneumonia 2. Readmissão na terapia intensiva 3. Complicações de procedimentos na unidade 4. Entubação/ reentubação
Perinatal	1. Apgar < 7 no quinto minuto 2. Transferência materna/neonatal 3. Uso de sulfato de magnésio ou terbutalina 4. Lacerações de períneo de grau 3 e 4 5. Indução do parto
Emergência	1. Readmissão na emergência no período de 48 horas 2. Tempo na emergência > 6 horas

Fonte: Adaptado de Institute for Healthcare Improvement. IHI. 2009[8]

No método de observação assistencial, os EAs são identificados por meio de monitoramento prospectivo dos pacientes e profissionais de saúde.[29-31] Assim, o investigador tem a possibilidade de obter informações não registradas no prontuário, discutir o evento com os profissionais envolvidos e manter o contato direto com o paciente. Entretanto, o método requer tempo e observadores treinados, sendo considerado de alto custo para a instituição.[7,29,30] O pesquisador pode acompanhar, por exemplo, o sistema de medicação (composto por várias etapas: prescrição, dispensação/distribuição, preparo/administração e monitorização do medicamento).[32]

Verifica-se grande variabilidade das estimativas de EAs, explicada, em parte, por mecanismos de obtenção da informação, processo de classificação do evento e possível dano (como e quem determina).[33] Diferenças no método de detecção de incidentes comprometem a comparação entre estimativas obtidas pelos estudos. A notificação voluntária é a estratégia mais comumente utilizada na área de segurança do paciente, no entanto, subestima incidentes, particularmente aqueles que não geram danos facilmente detectáveis.[29,30]

Naessens e cols.[34] avaliam a frequência e os eventos adversos identificados por indicadores propostos pela Agency for Healthcare Research and Quality (AHRQ), rastreadores do IHI e notificações voluntárias. Dos prontuários revisados retrospectivamente, 27,7% dos eventos foram detectados pelos critérios do IHI. Apesar de os critérios de rastreamento serem sensíveis à identificação de eventos, o autor recomenda a combinação de diferentes abordagens para avaliar a segurança do paciente.

Um estudo de Classen e cols.[35] comparou três métodos de detecção de eventos adversos, em uma mesma amostra de pacientes hospitalizados. O método de revisão retrospectiva de prontuário, proposto pelo IHI, identificou 10 vezes mais eventos adversos, quando comparado à notificação voluntária e ao rastreamento pelos indicadores da AHRQ.

Para Vicent,[36] não há método perfeito para estimar a incidência de incidentes relacionados com a segurança do paciente. Todos os métodos permitem uma visão parcial do problema, necessitando da combinação de várias técnicas para a identificação de eventos. Usualmente, os métodos de observação da assistência, revisão de prontuário e notificação são utilizados, concomitantemente, em estudos prospectivos.

▸ Ferramenta de Análise Sistêmica de Incidentes – Protocolo de Londres

O protocolo de Londres, fundamentado no modelo organizacional proposto por James Reason, Vincent e cols.,[37] apresenta um processo de investigação de acidentes e análises desenvolvidas em contexto de investigação, adaptado a prática de gestores de riscos e de profissionais treinados para investigação de um incidente.[38] O protocolo visa garantir a estruturação e a sistematização da investigação, a análise de incidente voltada para a identificação de fatores contribuintes, a reflexão sobre as lacunas e as insuficiências do sistema de saúde, revelados pelo evento e a elaboração de um plano de ação.[38]

A identificação de falhas ativas, atos inseguros ou omissões cometidas pelos profissionais e os fatores contribuintes são fundamentais para a investigação de incidentes. No campo da segurança do paciente, o reconhecimento de falhas no sistema organizacional contribui para a definição de barreiras de defesa, destinadas a evitar ou reduzir o impacto do incidente.[38,39]

Conforme abordado anteriormente, os incidentes decorrem das combinações de fatores que se originam em diferentes etapas do sistema de saúde. Fatores contribuintes são circunstâncias ou ações que desempenham um papel na origem, no desenvolvimento ou no aumento do risco de ocorrência de um incidente.[13] Esses fatores podem estar associados ao sistema, aos profissionais, ao paciente ou serem fatores externos à instituição, fora do controle organizacional (Figura 8.1).[38]

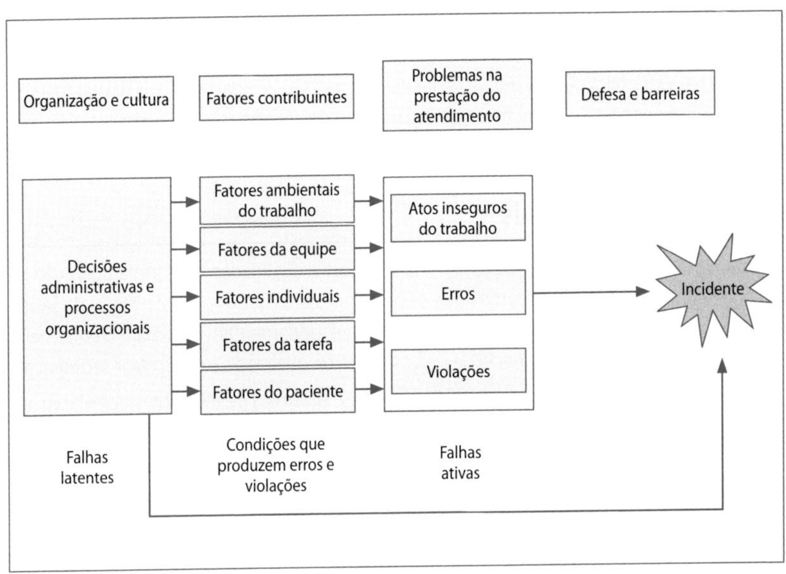

Figura 8.1 Adaptação do modelo organizacional de causalidade de incidentes clínicos. Fonte: Vicent , 2009.36

A investigação do incidente deve ser com base na cultura de segurança aberta e justa com os profissionais, ou seja, uma cultura de segurança positiva caracterizada pela comunicação fundamentada na confiança mútua, pela percepção comum da importância da segurança e confiança na efetividade de medidas preventivas.[38,39]

As etapas de análise e investigação sugeridas pelo protocolo são:[38]

- Decisão de investigar;
- Selecionar o time de investigação;
- Coletar e organizar os dados;
- Estabelecer a cronologia;
- Identificar os problemas;
- Identificar os fatores contribuintes;
- Fazer recomendações e desenvolver um plano de ação.

Essas etapas representam uma síntese do protocolo, na qual cada etapa sugerida apresenta um desdobramento diferente para investigação e análise dos incidentes. Entendemos que, a análise de incidentes é um elemento importante, não apenas para identificar as possíveis causas, como também para a identificação de fraquezas no sistema e prevenção de novos eventos.

Portanto, a identificação e a análise de incidentes não são atividades triviais nas terapias intensivas, sendo necessária, a utilização de um método de investigação, profissionais treinados e tempo para sua aplicação.

Considerações Finais

Ao final deste capítulo, esperamos ter contribuído com a divulgação e a correta utilização da CISP na terapia intensiva. Destacamos que os protocolos divulgados pelo Ministério da Saúde são de suma importância nesse contexto, uma vez que fundamentam e auxiliam o enfermeiro intensivista a prestar uma assistência de enfermagem de qualidade e com maior segurança.

Os métodos de detecção e a ferramenta de análise sistêmica de incidentes permitirão aos enfermeiros realizarem a medição e o monitoramento desses eventos, ao longo da internação hospitalar. É importante ressaltar que a omissão e a subnotificação ainda são as principais limitações inerentes à notificação voluntária, sendo necessária a combinação de métodos na identificação de EAs. O reconhecimento dos fatores contribuintes para a ocorrência de incidentes e o desenvolvimento de um plano de ação apoiarão, na prevenção ou, pelo menos, redução de dano causado aos pacientes.

Assim, evidenciamos que ainda há muito o que avançar na direção de uma cultura de segurança nas nossas UTI. Esperamos, assim, ter transmitido ao enfermeiro intensivista relevantes lições e conteúdos que propiciem a implementação da cultura de segurança, a fim de contribuirmos para melhorias no cuidado prestado ao paciente crítico.

Referências Bibliográficas

1. Capucho HC, Cassiane SHDB. Necessidade de implantar programa nacional de segurança do paciente no Brasil. Rev Saúde Pública 2013;47(4):791-8.
2. Kohn LT, Corrigan JM, Donaldson MS. To err is human: building a safer health system. 2. ed. Washington: National Academy of Sciences; 1999.
3. Vlayen A, Verelst S, Bekkering GE, Schrooten W, Hellings J, Claes N. Incidence and preventability of adverse events requiring intensive care admission: a systematic review. Journal of Evaluation in Clinical Practice 2012; 18: 485-97.
4. Mendes W, Martins M, Rozenfeld S, Travassos C. The assessment of adverse events in hospitals in Brazil. Int J Qual Health Care. 2009;21(4):279-84.
5. Ilan R, Squires M, Panopoulos C, Day A. Increasing patient safety event reporting in 2 intensive care units: A prospective interventional study. J Crit Care. 2011 Aug 1;26(4):431.e11-431.e18.
6. Pottier V, Daubin C, Lerolle N, Gaillard C, Viquesnel G, Plaud B, et al. Overview of adverse events related to invasive procedures in the intensive care unit. Am J Infect Control. 2012 Apr 1;40(3):241-6.
7. Roque KE, Tonini T, Melo ECP, Roque KE, Tonini T, Melo ECP. Adverse events in the intensive care unit: impact on mortality and length of stay in a prospective study. Cad Saúde Pública [Internet]. 2016 Oct [cited 2016 Dec 29];32(10). Available from: http://www.scielosp.org/scielo.php?script=sci_abstract&pid=S0102-311X2016001105001&lng=en&nrm=iso&tlng=en.

8. Institute for Healthcare Improvement. IHI Global Trigger Tool for Measuring Adverse Events. IHI Innovation Series white paper. Cambridge, Massachusetts: Institute for Healthcare Improvement; 2009.
9. Brasil. Ministério da Saúde. Portaria nº 529, de 1º de abril de 2013. Institui o Programa Nacional de Segurança do Paciente (PNSP). Diário Oficial [da] República Federativa do Brasil. 2013 abr. 2; Seção 1, p. 43.
10. Pedreira LC, Brandão AS, Reis AM. Evento adverso no idoso em Unidade de Terapia Intensiva. Rev Bras Enferm, Brasília 2013 mai-jun; 66(3): 429-36.
11. Silva AT, Terra FT, Dázio EMR, Sanches RS, Resk ZMR. Os enfermeiros e a segurança do paciente na práxis hospitalar. Cogitare Enferm. 2016; 21(5): 01-08.
12. World Health Organization, World Alliance for Patient Safety. The conceptual framework for the international classification for patient safety: final technical report. Version 1.1. [Genebra]: WHO, Jan. 2009.
13. Runciman WB, Hibbert P, Thomson R, Van Der Schaaf T, Sherman H, Lewall P. Towards an international classification for patient safety: key concepts and terms. Int J Qual Health Care. 2009;21(1):18-20.
14. Mendes W. Taxonomia em segurança do paciente. In: Sousa P, Mendes W, organizadores. Segurança do paciente: conhecendo os riscos nas organizações de saúde. Rio de Janeiro: EAD/ENSP; 2014. p. 57-72.
15. World Health Organization (WHO). http://www.who.int/patientsafety/implementation/taxonomy/icps_technical_report_en.pdf) [site de internet] Acessado em jan 2017.
16. Brasil. Ministério da Saúde. Resolução – RDC nº 36, de 25 de julho de 2013. Institui ações para a segurança do paciente em serviços de saúde e dá outras providências. Diário Oficial [da] República Federativa do Brasil. 2013 jul. 26; Seção 1, p. 32.
17. Brasil. Ministério da Saúde. Portaria nº 1.377, de 9 de julho de 2013. Aprova os Protocolos Básicos de Segurança do Paciente [Internet]. Diário Oficial [da] República Federativa do Brasil. 2013 jul. 10 [acesso em: 2017 Jan 25]. Disponível em: http://bvsms.saude.gov.br/bvs/saudelegis/gm/2013/prt1377_09_07_2013.html.
18. Brasil. Ministério da Saúde. Portaria nº 2.095, de 24 de setembro de 2013. Aprova os Protocolos de Segurança do Paciente [Internet]. Diário Oficial [da] República Federativa do Brasil. 2013 set. 25 [acesso em: 2017 Jan 25]. Disponível em: http://www.saude.pr.gov.br/arquivos/File/0SEGURANCA_DO_PACIENTE/portaria_2095_2013.pdf.
19. Brasil. Ministério da Saúde. Agência Nacional de Vigilância Sanitária. Protocolo de identificação do paciente. Brasília: Anvisa; 2013.
20. Brasil. Ministério da Saúde. Agência Nacional de Vigilância Sanitária. Protocolo de segurança na prescrição, uso e administração de medicamentos. Brasília: Anvisa; 2013.
21. Instituto para Práticas Seguras no Uso de Medicamentos. Medicamentos potencialmente perigosos. Boletim Instituto para Práticas Seguras no Uso de Medicamentos 2013;2(1):1-3.
22. Organização Mundial da Saúde (OMS). Segundo desafio global para a segurança do paciente: cirurgias seguras salvam vidas. Rio de Janeiro: Organização Pan-Americana da Saúde, Ministério da Saúde, Agência Nacional de Vigilância Sanitária; 2009.
23. Brasil. Ministério da Saúde. Agência Nacional de Vigilância Sanitária. Protocolo para cirurgia segura. Brasília: Anvisa; 2013.
24. Brasil. Ministério da Saúde. Agência Nacional de Vigilância Sanitária. Protocolo para a prática de higiene das mãos em serviços de saúde. Brasília: Anvisa; 2013.
25. Brasil. Ministério da Saúde. Agência Nacional de Vigilância Sanitária. Protocolo prevenção de quedas. Brasília: Anvisa; 2013.
26. Roque KE, Melo ECP. Adjustment of evaluation criteria of adverse drug events for use in a public hospital in the State of Rio de Janeiro. Rev Bras Epidemiol. 2010 Dec;13(4):607-19.
27. Reis AMM, Cassiani SHDB. Prevalence of potential drug interactions in patients in an intensive care unit of a university hospital in Brazil. Clinics. 2011 Jan;66(1):9-15.
28. Dias MAE, Martins M, Navarro N. Adverse outcome screening in hospitalizations of the Brazilian Unified Health System. Rev Saúde Pública. 2012 Aug;46(4):719-29.
29. Caldas B, Sousa P, Mendes W. Aspetos mais relevantes nas investigações/pesquisas em segurança do paciente. In: Sousa P, Mendes W. Segurança do paciente: criando organizações de saúde seguras. Rio de Janeiro: EAD/ENSP; 2014. p.187-206.

30. Wachter RM. Compreendendo a segurança do paciente. 2. ed. Porto Alegre: AMGH; 2013.
31. Forster AJ, Worthington JR, Hawken S, Bourke M, Rubens F, Shojania K, et al. Using prospective clinical surveillance to identify adverse events in hospital. BMJ Qual Saf. 2011 Sep 1;20(9):756-63.
32. Oliveira RB de, Melo ECP. The medication system in a specialized hospital in the city of Rio de Janeiro. Esc Anna Nery. 2011 Sep;15(3):480-9.
33. Leape LL. Scope of problem and history of patient safety. Obstet Gynecol Clin North Am. 2008 Mar;35(1):1-10, vii.
34. Naessens JM, Campbell CR, Huddleston JM, Berg BP, Lefante JJ, Williams AR, et al. A comparison of hospital adverse events identified by three widely used detection methods. Int J Qual Health Care. 2009 Aug 1;21(4):301-7.
35. Classen DC, Resar R, Griffin F, Federico F, Frankel T, Kimmel N, et al. "Global trigger tool" shows that adverse events in hospitals may be ten times greater than previously measured. Health Aff Proj Hope. 2011 Apr;30(4):581-9.
36. Vicent C. Segurança do paciente: orientações para evitar eventos adversos. São Caetano do Sul (SP): Yendis; 2009.
37. Vincent C, Taylor-Adams S, Stanhope N. Framework for analysing risk and safety in clinical medicine. BMJ. 1998 Apr 11;316(7138):1154-7.
38. Vicent C, Burnett S, Carthey J. The measurement and monitoring of safety. London: The Health Foundation; 2013.
39. Zohar D, Livne Y, Tenne-Gazit O, Admi H, Donchin Y. Healthcare climate: a framework for measuring and improving patient safety. Crit Care Med. 2007 May;35(5):1312-7.

CAPÍTULO

9 Métodos e Estratégias para uma Comunicação Efetiva na UTI

Carla Cristina Guimarães Lima • Tony de Oliveira Figueiredo

Introdução

A alta complexidade de uma unidade de terapia intensiva propicia um campo fértil para distúrbios de comunicação dentro da própria unidade, entre os membros da mesma área ou de áreas diferentes, e fora da UTI, com as outras áreas e/ou unidades do Hospital.[1] A monitorização da qualidade dos serviços se mostra cada dia mais importante para segurança do paciente crítico.[2] Nesse sentido, a comunicação efetiva na UTI é um marco no que se refere a bons desfechos relacionados com os pacientes. Falhas de comunicação são responsáveis por 32% dos erros em UTI.[3] Neste capítulo, procuramos realizar uma revisão de conceitos e práticas úteis na melhoria contínua do atendimento ao paciente crítico, com foco na comunicação efetiva.

Podemos definir comunicação como a transmissão de informações entre pessoas que pode ser escrita, verbal ou eletrônica. Uma comunicação efetiva é oportuna, precisa, completa, sem ambiguidade e compreendida pelo receptor.[4] A habilidade, na comunicação, é um elemento fundamental para alta performance na prática profissional e essencial para excelência nos cuidados intensivos, e ao contrário do que se possa pensar, boa capacidade de comunicação pode ser ensinada/aprendida.[5]

Entre os principais desafios encontrados para a comunicação efetiva no trabalho em equipe da saúde, tem-se: a diversidade na formação dos profissionais, em que o treinamento para comunicação pode diferir entre os indivíduos; a tendência de uma mesma categoria profissional se comunicar mais uns com os outros; o efeito da hierarquia, o que pode inibir os demais membros da equipe.[6]

A comunicação clara e objetiva reduz conflitos e, para que isso ocorra, o ideal é que se utilize uma linguagem acessível de ser compreendida, pois, somente com o acompanhamento do raciocínio é que a mensagem é verdadeiramente captada. É importante expor as ideias, mas sem que haja a intenção de dominar, humilhar ou constranger; deve-se evitar julgar ou impor um ponto de vista. Interromper significa não estar aberto ou não querer ouvir o que o outro tem a dizer, portanto, prestar atenção deixando que as pessoas concluam seu raciocínio é ser um bom ouvinte. Para desenvolver todas essas habilidades é necessário treinar a assertividade continuamente.[7]

Tópicos Abordados

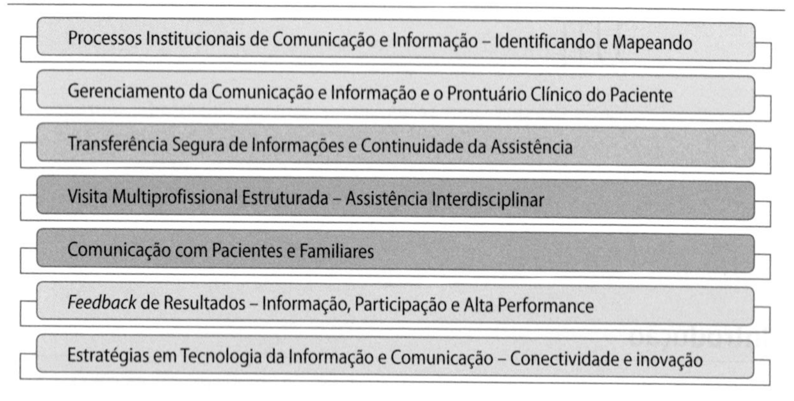

▶ Processos Institucionais de Comunicação e Informação – Identificando e Mapeando

A excelência dos serviços de saúde está diretamente relacionada com a dinâmica dos processos institucionais de comunicação e informação nas atividades de gestão e linhas de cuidado. O ponto de partida para se estabelecer uma assistência segura e de qualidade, tem início na identificação e mapeamento dos processos de comunicação, com e sobre o paciente, com familiares, entre profissionais ou serviços e, com a comunidade interna e externa à instituição.

O diagnóstico situacional dos processos de comunicação e informação deve ser realizado na intenção de protocolar todos os métodos e canais, sejam eles impressos ou digitais, de documentos do prontuário do paciente ou dos processos assistenciais, como: programas, formulários e demais impressos e materiais de comunicação, informação, educação ou divulgação. Esse diagnóstico inicial é o que vai permitir analisar a efetividade, manter os processos, propor alterações ou melhorias.[8]

As instituições devem estar aptas a obter, gerenciar e utilizar a informação para melhorar os resultados do cuidado ao paciente, bem como aprimorar o seu próprio desempenho. A experiência adquirida ao longo do tempo tende a tornar as organizações mais eficazes e qualificadas, aptas a elaborar um sistema de gerenciamento de informações que identifique e defina as necessidades de coletar dados, que analise e transforme esses dados em informação e, que, ainda, permita transmiti-los e divulgá-los de forma sistematizada.[8]

▶ Gerenciamento da Comunicação e Informação e o Prontuário Clínico do Paciente

Os registros em assistência à saúde consistem na comunicação escrita de informações de processos gerenciais e assistenciais, relacionados com o paciente e seus cuidados. Destina-se a diversos fins: gerência do cuidado e transferência segura de informações do paciente, auditorias, estudos e pesquisas. Desse modo, é imprescindível que sejam redigidos de maneira clara e precisa retratando de forma fidedigna a realidade a ser documentada.

A alta gestão deve planejar e implementar uma política segura de gerenciamento de comunicação, que preserve a integridade dos dados, privacidade e confidencialidade das informações. Além disso, deve identificar as pessoas autorizadas a realizar anotações no prontuário clínico do paciente e definir/padronizar o conteúdo e formato desses registros.

As anotações feitas no prontuário clínico do paciente devem estar identificadas com data e hora, e conter a assinatura do profissional de saúde responsável pelas informações e, como parte das atividades de melhoria de desempenho, a instituição deve realizar auditorias regulares avaliando a conformidade dos registros.[8]

Toda unidade de atendimento ambulatorial ou de internação deve instituir e manter um prontuário para registro de informações de todos os pacientes avaliados ou submetidos a intervenções ou tratamento. Devem ser registrados os dados de identificação do paciente, diagnóstico, justificativas para o tratamento, evolução clínica e quaisquer informações necessárias para a continuidade do cuidado.[8]

O prontuário é uma fonte primária de informações sobre o processo de cuidado e sobre a evolução do paciente, sendo, portanto, uma ferramenta essencial de comunicação. As anotações médicas, de enfermagem e qualquer anotação referente ao tratamento e cuidado ao paciente devem estar disponíveis para todos os profissionais de saúde, e atualizadas durante a internação, consultas ambulatoriais até a sua alta.[8]

▶ Transferência Segura de Informações e Continuidade da Assistência

A efetividade da comunicação na instituição é uma responsabilidade das lideranças. Portanto, elas devem compreender a importância de traçar planos de ação e estratégias que assegurem a comunicação e coordenação entre os indivíduos e departamentos responsáveis pelos serviços clínicos, além de estabelecer protocolos que definam os processos de comunicação entre as diversas categorias profissionais, entre as unidades assistenciais, entre os grupos profissionais e não profissionais, entre os profissionais das áreas clínica e gerencial, entre os profissionais de saúde e familiares e também com outras instituições.[8]

Para que o cuidado ao paciente seja coordenado e integrado, os líderes precisam promover uma cultura de valorização da cooperação, comunicação e transferência segura de informações do paciente, entre todos os profissionais direta ou indiretamente ligados a assistência, entre serviços, na transferência ou encaminhamento interno ou externo do paciente a exames e procedimentos e, ainda, na alta hospitalar. O estabelecimento de canais de comunicação e a utilização de instrumentos estruturados de transferência do cuidado devem ser estimulados.[8]

A transferência segura de informações entre profissionais de saúde é essencial para segurança do paciente e, para continuidade de seu tratamento. Essas informações podem ser comunicadas verbalmente, por escrito ou por meio eletrônico. A política estabelecida pela gestão e lideranças da instituição deve decidir quais informações devem ser comunicadas, por quais meios, e com que frequência. As informações devem ser transmitidas de um profissional para outro, em local tranquilo e silencioso e o conteúdo deve ser estruturado, conciso e bem direcionado, abordando o estado de saúde do paciente, o sumário do seu tratamento e a evolução clínica do paciente, frente ao cuidado ofertado.[8]

São ditas algumas "verdades populares" sobre a comunicação: pensado não significa falado; falado não significa ouvido; ouvido não significa entendido. Uma mensagem pode determinar diferentes entendimentos, dependendo do nível de ruído, estresse, carga de trabalho ou cultura em que ela é transmitida.

Muitas técnicas de comunicação podem ser usadas para melhorar o intercâmbio de informações, entre elas. Uma estratégia que tem ganho destaque é a inclusão de maneiras padronizadas para apresentar a informação do paciente, denominada SBAR (Situação – descrição do que aconteceu; *Background* – história prévia; Avaliação – o que foi observado; Recomendação – o que deve ser feito). Essa tática fornece estrutura para a comunicação, entre os profissionais, a respeito da situação, e da condição do paciente, e permite que os profissionais antecipem os próximos passos e alterem o seu modelo mental, se necessário.[6,9]

Outras técnicas com a mesma finalidade incluem a verbalização da informação sobre o que é importante para toda equipe, especialmente em situações de emergência, a repetição de volta à ordem e confirmação da informação recebida, a fim de evitar erros, por exemplo, da dose e via de medicações.[6,10]

▶ Visita Multiprofissional Estruturada – Assistência Interdisciplinar

A Reunião Assistencial Multiprofissional (RAM) ou "corre leito" ou *Round* é uma importante ferramenta de gestão do cuidado, qualidade e segurança, garantindo melhores resultados, em menor tempo para o paciente e, é uma das melhores estratégias para melhorar a comunicação entre os profissionais de saúde. Consiste na passagem conjunta dos diversos profissionais da equipe assistencial por paciente, com vistas a coordenar o seu cuidado, checar os riscos e medidas de prevenção, estabelecer metas diárias/semanais de cuidado, além de checar itens que garantam a segurança e o acolhimento dos pacientes e familiares, assim como o preparo para alta.[11]

Por meio das visitas multidisciplinares, a assistência ao paciente é centrada em suas reais necessidades e esta ferramenta permite maior integração da equipe na assistência ao paciente e conhecimento deste pela partilha dos diversos saberes e olhares.[11] Muitas vezes, a falta de comunicação entre profissionais acaba prejudicando de algum modo a evolução do paciente, por isso é fundamental integrar os profissionais em benefício do paciente, fazendo uma análise mais completa, seja no seu aspecto nutricional, psicológico, respiratório ou motor, medicamentoso, relacionado com os cuidados prestados ou restrições, deficit de deglutição e, assim, sucessivamente. Essa parceria técnica especializada contribui para redução do tempo de internação e mortalidade, independente de outros fatores prognósticos.[12]

Além da equipe multidisciplinar, a visita com a participação dos setores de suporte técnico científico, como a Comissão de Controle e Infecção Hospitalar (CCIH), Núcleo de Segurança do Paciente (NSP), Serviço de Educação Permanente e Coordenações Assistenciais é uma excelente estratégia, favorecendo a comunicação e a atuação da equipe como um time. Estabelecer metas e objetivos comuns a serem atingidos auxilia nos processos de entendimento e cooperação para elaboração de um plano terapêutico que, dentro do possível, alcance melhores resultados em menor tempo e com menor custo, proporcionando maior satisfação aos pacientes e familiares, maior satisfação da equipe multiprofissional e maior sustentabilidade à organização.

▶ Comunicação com Pacientes e Familiares

Estimular o envolvimento dos pacientes e seus familiares tem impacto positivo no desfecho da assistência, na segurança do cuidado e na redução de eventos adversos, no entanto essa integração é difícil e, ainda, um grande desafio a ser vencido, sendo necessária uma grande "mudança cultural".[13] O fortalecimento do vínculo e a aproximação entre a equipe e o paciente/família estimulam a participação no planejamento do tratamento e nas decisões clínicas, fundamental para uma assistência à saúde segura e de qualidade.

A comunicação com pacientes e familiares deve ser objetiva, transparente e adequada para o nível de compreensão, pois para tomar decisões e participar do processo de cuidado é preciso que compreendam as informações que recebem. É importante identificar a linguagem preferencial e estabelecer um canal efetivo de comunicação. O fornecimento de informações coesas pela equipe multiprofissional ajuda a compatibilizar as expectativas dos pacientes/familiares com a capacidade da instituição em atendê-las.[8] É importante ressaltar que a comunicação só é realmente efetiva quando o receptor consegue compreender a mensagem transmitida pelo emissor.

As informações fornecidas devem transmitir confiança e segurança.[14] Após algum tempo de internação, a esperança começa a ser construída, e parece ser determinada, fortemente, pela informação.[15] Mostrar interesse e escutar o paciente e a família pode ser um primeiro passo para construir um elo de confiança, e um canal efetivo de comunicação. É importante, ainda, que o enfermeiro esteja atento e seja capaz de identificar posturas, expressões, atitudes, comportamentos e outros meios de interação/comunicação não verbal.

▶ *Feedback* de Resultados – Informação, Participação e Alta Performance

Indicadores são medidas utilizadas para avaliar eficiência, eficácia e confiabilidade assistencial, de forma periódica e contínua. Medem os aspectos qualitativos e/ou quantitativos, relativos à estrutura, aos processos e aos resultados. O trabalho dos indicadores é um processo valiosíssimo para qualificação e segurança da assistência em saúde. A reunião mensal com a alta administração e a equipe (operacional) traduzem reversão de resultados indesejáveis e/ou manutenção de metas alcançadas.[16]

A elaboração de estratégias para prevenção de eventos e revisão dos processos, com busca ativa e treinamentos institucionais, são considerados imprescindíveis para obtenção de desfechos favoráveis. Uma das maneiras mais efetivas que um líder tem para demostrar atenção aos seus subordinados é pelo processo de *feedback*. Os gestores, normalmente, apresentam-se tão sobrecarregados com suas tarefas do dia a dia que acabam não dando a devida importância a essa estratégia. [16]

No entanto, quando o *feedback* de resultados não é encarado como simples cumprimento burocrático, além de ajudar no desempenho da equipe, também motivará a busca contínua pela excelência e alta performance. A reunião de *feedback* deve abordar quesitos importantes para melhores desfechos que parecem óbvios, mas que são muitas vezes ignorados. A postura e algumas condutas são de grande importância, por parte de quem conduz a reunião: destacar pontos de desenvolvimento, destacar e qualificar antes de cobrar algo; não realizar outras atividades durante esse processo (p. ex.: falar ao celular, ver e-mail); evitar interrupções e distrações; realizar uma escuta ativa, quando alguém se pronuncia e não ter medo de dar *feedback* negativo. Com certeza, a pessoa ou o grupo se sentirá respeitado, envolvido e fazendo parte do processo.[16]

▶ Estratégias em Tecnologia da Informação e Comunicação – Conectividade e Inovação

As Tecnologias de Informação e Comunicação (TIC) ou as Tecnologias de Informação Móveis e Sem Fio (TIMS), caracterizam-se pela miniaturização (redução do tamanho e peso) e por sua portabilidade. Oferecem muitas vantagens, permitem gerir, estruturar, organizar, otimizar e disseminar a informação, tanto nas atividades de educação permanente como em atividades gerenciais, a qualquer momento 24 h por dia, 7 dias por semana. Outro fator importante é o custo reduzido, em relação aos computadores convencionais.[17,18]

A possibilidade de conexão a redes de telefonia celular, a internet, as redes infravermelhas, rádio frequência e a *wireless* LAN (rede local sem fio) permitem atender a demandas para acesso em tempo real, o que proporciona tanto a transferência de informações como a possibilidade de opiniões de especialistas ou discussões clínicas em grupo, por meio de videoconferências.

A tecnologia pode agir como legitimadora do ato profissional da saúde e da instituição que a adota, sendo utilizada como critério de avaliação de qualidade dos seus serviços prestados. Nesse sentido, faz-se necessário um posicionamento estratégico das organizações da área da saúde para o tratamento seguro e ético dos recursos informacionais, bem como a escolha de um conjunto de ferramentas de tecnologia da informação, capaz de trazer os benefícios esperados para essas instituições.[19]

Considerações Finais

A capacidade do enfermeiro de se comunicar dentro de uma equipe multiprofissional é uma característica importante, que está diretamente relacionada com seu protagonismo na gerência do cuidado aos pacientes. O desafio é adequar os conhecimentos, habilidades e atitudes, e executar a comunicação de forma efetiva, ética e segura, estabelecendo e padronizando canais, informações e métodos de comunicação, melhorando a comunicação interdisciplinar, otimizando as ações terapêuticas, reduzindo as falhas e proporcionando bons resultados, e a satisfação do paciente/família.

Referências Bibliográficas

1. Réa Neto A, Castro JEC, Knibel MF, Oliveira MC. Guia da UTI segura. São Paulo: AMIB; 2010.
2. Fernandes HS, Pulzi SA, Filho RC. Rev Bras Clin Med. Qualidade em terapia Intensiva. Intensive care unit quality. 2010; 8: 37-45.
3. Pronovost PJ, Thompson DA, Holzmueller CG, Lubomski LH, Dorman T, Dickman F et al. Toward learning from patient safety reporting systems. J Crit Care 2006, 21 (4): 305–15.
4. CBA/JCI. Padrões de Acreditação da Joint Commission International para Hospitais. 4ª ed. Janeiro 2011; 31-33.
5. Manojlovich M, Antonakos LC, Ronis DL. Intensive Care units, communication between nurses and physicians and patients'outcomes. American Journal of Critical Care. January 2009, Volume 18, No. 1. (acesso em 22/01/17). Disponível em: http://ajcc.aacnjournals.org.
6. Johnson HL, Kimsey D. Patient safety: break the silence. AORN J. 2012; 95(5): 591-601.
7. Marques JR. Comunicação Assertiva – desenvolva uma comunicação clara e reduza conflitos. Portal IBC: Instituto Brasileiro de COACHING. Abril 2013 (acesso em 22/01/2017). Disponível em: http://ibccoaching.com.br/portal/rh-gestao-pessoas/comunicacao-assertiva-desenvolva-comunicacao-clara-reduza-conflitos/#.
8. Joint Commission International. Padrões de Acreditação da Joint Commission International para Hospitais. Consórcio Brasileiro de Acreditação de Sistemas e Serviços de Saúde (Ed.). 5ª ed.CBA: Rio de Janeiro, 2014.
9. Lee P, Allen K, Daly M. A "Communication and Patient Safety" training programme for all healthcare staff: can it make a difference? BMJ Qual Saf. 2012; 21(1): 84-8.
10. Deering S, Johnston LC, Colacchio K. Multidisciplinary teamwork and communication training. Semin Perinatol. 2011; 35(2): 89-96.
11. Lima, CF. Visita Multidisciplinar: ferramenta de qualidade e segurança do paciente. Faculdade de Medicina de Ribeirão Preto: USP. (Acessado em 04/01/2017). Disponível em: http://www.fmrp.usp.br/visita-multidisciplinar-ferramenta-de-qualidade-e-seguranca-do-paciente/.
12. Noritomi DT, Garcia CFP, Campos IP, et al. Visita Multidisciplinar diária reduz mortalidade na UTI. Hospital Paulistano. Bela Vista, SP. (Acessado em 04/01/2017). Disponível em: http://www.hospitalpaulistano.com.br/pdf/uti/12.pdf.
13. O'Hara JK, Lawton RJ. At a crossroads? Key challenges and future opportunities for patient involvement in patient safety. BMJ Qual Saf 2016; 25:565–568. doi:10.1136/bmjqs-2016-005476.
14. Langer T, Martinez W, Browning DM, Varrin P, Sarnoff Lee B, Bell SK. Patients and families as teachers: a mixed methods assessment of a collaborative learning model for medical error disclosure and prevention. BMJ Qual Saf. 2016 Aug;25(8):615-25. doi: 10.1136/bmjqs-2015-004292.
15. Ocloo J, Matthews R. From tokenism to empowerment: progressing patient and public involvement in healthcare improvement. BMJ quality & safety, bmjqs-2015, 2016.
16. Grinberg R. Liderança, feedback e motivação. Harvard Business Review. Abril 2013. (Acessado em 04/01/2017). Disponível em: http://hbrbr.uol.com.br/lideranca-feedback-e-motivacao/.
17. Magalhães AMV, Pinto MMGA. Dispositivos móveis: os novos desafios para a gestão da informação. Páginas a&b, 2014: 115-129.

18. Corso KB, Behr A, Freitas HMR. Contextos Móveis: Hábitos e Práticas de uso de Tecnologias Móveis de Gestores de uma Instituição de Ensino Superior. Sistemas & Gestão, 2015; 10(3), 384-395.
19. Pinochet LHC, Lopes AS, Silva JS. Inovações e tendências aplicadas nas tecnologias de informação e comunicação na gestão da saúde. Revista de Gestão em Sistemas de Saúde; São Paulo 3.2 (Jul-Dec 2014): 11-29.

PARTE

2 Abordagens Assistenciais

CAPÍTULO

10 Avaliação do Paciente de Alta Complexidade

Virginia Januário

Introdução

A unidade de terapia intensiva (UTI) constitui um espaço peculiar do cuidado em saúde. Diversas características a tornam uma área especial de atuação, para a qual se consideram necessárias algumas características: trata-se de um ambiente restrito, que admite pessoas gravemente doentes, extremamente dotado de tecnologias cada vez mais avançadas, onde o baixo limiar entre a vida e a morte sempre está presente.

Lakanmaa et al.[1] destacam que competência em cuidados intensivos de enfermagem é um conceito multidimensional. Consideram que, para tornarem-se competentes, os enfermeiros partem de quatro bases: conhecimento, habilidades, atitudes e valores, e experiência.

A avaliação do paciente grave é uma das atividades mais importantes, mas talvez uma das mais difíceis no ambiente da UTI. A complexidade dos casos, as alterações inesperadas nos quadros clínicos e a necessidade de intervenções rápidas, entre outras questões, requerem do enfermeiro raciocínio crítico, rápido e flexível, embasado em sólido conhecimento científico que não é adquirido de uma hora para outra. O tempo de experiência e o hábito do estudo são grandes aliados. É necessário, portanto, colocar-se à disposição dessa aprendizagem.

Tópicos Abordados

- Abordagem inicial ao paciente em estado crítico
- Abordagem diária do paciente em estado crítico
- Avaliação da função neurológica
- Avaliação da função cardiovascular
- Avaliação da função respiratória

Avaliação do sistema digestório

Avaliação do sistema geniturinário

▶ Abordagem Inicial ao Paciente em Estado Crítico

A admissão do paciente na UTI é um processo dinâmico e articulado entre a equipe multiprofissional. Nesse momento, todos os sentidos (visão, audição, olfato, tato) serão aguçados, a fim de que os aspectos envolvidos na situação atual do paciente sejam percebidos.[2] Todos os instrumentos básicos do cuidar serão requeridos.[3]

O enfermeiro deve participar ativamente da recepção do paciente, para garantir abordagem humanizada e eficiente, do ponto de vista clínico, pois a hospitalização não implica em perda do direito sobre o próprio corpo,[4] embora as condições de alta complexidade pareçam sugerir o contrário. A experiência do paciente e da família com a doença crítica deve ser considerada.

O amplo conhecimento das condições anteriores à hospitalização é importante. No entanto, a avaliação do paciente grave terá um enfoque específico no momento da internação. A observação inicial agregará informações sobre seu estado de vigília, postura, estado nutricional, capacidade de mobilizar-se de forma coordenada e de falar.[5,6]

De acordo com Brito e Silva,[5] o enfoque será: nível de consciência, ansiedade ou sofrimento, padrão respiratório, permeabilidade das vias aéreas, circulação sanguínea, perfusão cerebral e ocorrência de sangramentos (Quadro 10.1).

Quadro 10.1 **Aspectos primordiais na abordagem inicial ao paciente grave**

Nível de consciência	Resposta às solicitações e ao ambiente (acordado, alerta?) São úteis as escalas de coma ou de sedação, conforme o caso
Sinais de sofrimento	Agitação motora, sudorese, alterações da expressão facial, mãos úmidas e frias
Padrão respiratório	Respiração espontânea Frequência e profundidade das incursões respiratórias Esforço respiratório, sibilos, tosse Uso de musculatura acessória
Vias aéreas artificiais	Permeabilidade Expansão torácica simétrica Posicionamento adequado de dispositivos (tubos, filtro, circuitos do ventilador etc.) Ventilação adequada
Circulação e perfusão cerebral	Pressão arterial Frequência e ritmo cardíaco Pulsos periféricos e enchimento capilar
Sangramentos	Buscar ativamente, principalmente em casos de trauma, pós-cirurgias, e quadros abdominais
Terapêutica instituída e exames realizados	Medicamentos em uso e impressões diagnósticas
Procedimentos realizados previamente	Instalação de drenos, sondas ou cateteres
História de alergias	Medicamentosa, alimentar e outras

Fonte: Brito e Silva, 2013.[5]

O objetivo é alcançar ou manter a estabilidade oxi-hemodinâmica, garantindo boa perfusão tecidual.

A monitorização básica e a coleta de sangue para rotina laboratorial, e gasometria arterial, complementarão as informações anteriores e mostrarão, de forma panorâmica, a condição oxi-hemodinâmica do paciente. É imperativo que os padrões de normalidade das variáveis envolvidas sejam conhecidos (Quadro 10.2).

Quadro 10.2 Monitorização básica e exames laboratoriais na admissão do paciente na UTI

Monitorização básica		
Variáveis	Padrão de Normalidade	Unidade de Registro
Ritmo cardíaco	Regular, sinusal	
FC	60 -100	bpm
PA	120 × 80	mm Hg
PAM	70-105	mm Hg
FR	12-20	rpm
SpO_2	93-99%	%
Temperatura		
Axilar	36 a 36,8	°C
Retal	36,4 a 37,2	°C
Bucal	36,2 a 37	°C
Débito urinário	> 0,5	ml/kg/hora
Exames laboratoriais		
HEMATOLOGIA		
Variáveis	Padrão de normalidade	Unidade de registro
Contagem de Hemácias		
Homem	$4,6 a 6,2 \times 10^6$	
Mulher	$4,2 a 5,4 \times 10^6$	
Hematócrito		
Homem	40 a 52	%
Mulher	37 a 48	%
Hemoglobina		
Homem	13,5 a 17,5	g/dl
Mulher	12,0 a 16,0	g/dl
Corpúsculos		
Volume corpuscular médio	82 a 98	fl
Hemoglobina corpuscular média	27 a 31	pg
Concentração de hemoglobina corpuscular média	32 a 36	%
Contagem de leucócitos		
Total	4.500 a 11.000	.../mm^3
Neutrófilos	3.000 a 7.000 (60 a70%)	
Linfócitos	1.500 a 3.000 (20 a 30%)	
Monócitos	375 a 500 (2 a 6%)	
Eosinófilos	50 a 400 (1 a 4%)	
Basófilos	0 a 50 (0,1%)	
Taxa de sedimentação	0 a 30	mm/h

Continua...

Quadro 10.2 Monitorização básica e exames laboratoriais na admissão do paciente na UTI *(continuação)*

BIOQUÍMICA		
Variáveis	Padrão de normalidade	Unidade de registro
Sódio	135 a 145	mEq/l
Potássio	3,3 a 4,9	mEq/l
Cloreto	97 a 110	mEq/l
Cálcio	8,9 a 10.3	mEq/l
Magnésio	1,3 a 2,2	mEq/l
Glicemia	60 a 100	g/dl
COAGULOGRAMA		
Variáveis	Padrão de normalidade	Unidade de registro
Contagem de plaquetas	250.000 a 500.000	.../mm^3
Tempo de atividade de protrombina	12 a 15	segundos
Tempo de tromboplastina parcial	60 a 70	segundos
Tempo de tromboplastina parcial ativada	35 a 45	segundos
Tempo de coagulação	75 a 105	segundos
GASOMETRIA ARTERIAL		
Variáveis	Padrão de normalidade	Unidade de registro
Ph	7.35-7.45	–
PaO_2	80 a 100	mmHg
$PaCO_2$	35 a 45	mmHg
SaO_2	93 a 99	%
HCO_3	22 a 26	mEq/l

Fonte: Morton, Tucker e Van Rueden, 2007;[7] Verrastro e Lorenzi, 2005;[8] Oliveirae Vencio, 2016;[9] Mesquita, Sampaio e Silva, 2004.[10]

Exames de imagem, como Raios-X de tórax, entre outros, também complementarão a avaliação inicial.

Essas medidas irão, inicialmente, definir as intervenções prioritárias como punção de acesso venoso periférico ou profundo, administração de medicamentos, instalação de suporte de oxigênio, realização de novos exames complementares, intubação traqueal, entre outras.

Os dados da monitorização básica são obtidos pelo monitor de multiparâmetros (Figura 10.1). Os registros devem ser realizados, preferencialmente, a cada uma hora. Intervalos

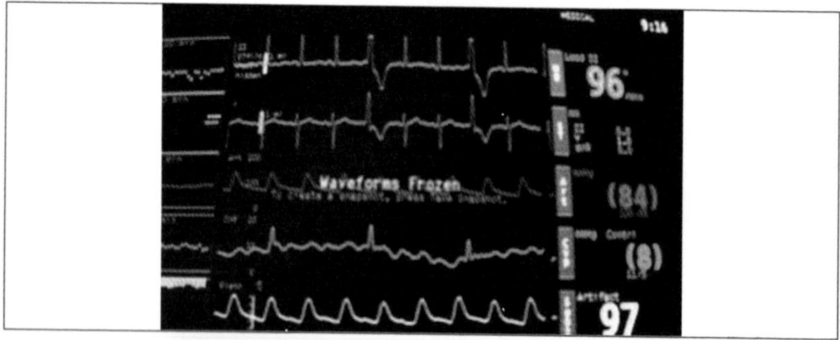

Figura 10.1 Monitor de multiparâmetros. Fonte: Arquivo pessoal.

menores poderão ser requeridos, de acordo com os padrões obtidos inicialmente e com as medidas terapêuticas implementadas.

As intervenções de enfermagem, sejam independentes ou colaborativas,[11] deverão ser planejadas considerando-se as melhores evidências científicas, além de resguardar os princípios éticos e legais da profissão.

▶ Abordagem Diária do Paciente em Estado Crítico

O exame físico do paciente grave fundamenta-se nos conhecimentos de semiologia e semiotécnica.[6] A avaliação por sistemas, realizada no sentido céfalo-caudal, facilitará o agrupamento e o registro das informações.

Exame da função neurológica

Avaliação estado mental

A escala de coma de Glasgow é a ferramenta comumente utilizada. Seu escore abrange três áreas, e varia de 3 a 15 pontos, em que 3 representa o estado de coma, e 15, o estado de normalidade (Quadro 10.3). Pacientes que apresentam pontuações menor ou igual a 8 têm indicação de suporte ventilatório.[5,12]

Quadro 10.3 Escala de coma de Glasgow

Área avaliada	Resposta	Pontuação
Abertura ocular	Espontânea	4
	Ao comando verbal	3
	Ao estímulo doloroso	2
	Nenhuma resposta	1
Melhor resposta verbal	Orientado	5
	Desorientado	4
	Fala inapropriada	3
	Sons incompreensíveis	2
	Nenhuma resposta	1
Melhor resposta motora	Obedece a comandos	6
	Localiza a dor	5
	Reage à dor, mas não a localiza	4
	Flexão anormal (decorticação)	3
	Extensão anormal (descerebração)	2
	Nenhuma resposta	1

Fonte: Adaptado de Morton e Fontaine, 2014.[12]

Sua aplicação, em pacientes com suporte ventilatório através de tubo ou cânula traqueal, requer um registro chamando a atenção para o uso do dispositivo, pois a resposta verbal do paciente estará prejudicada.

Pacientes sedados podem ser avaliados pela escala de sedação e agitação de Richmond (RASS) ou da escala de Ramsay,[5] entre outras (Quadros 10.4 e 10.5).

Quadro 10.4 Escala de agitação e sedação de Richmond (RASS)

Pontuação	Classificação	Detalhamento
+4	Agressivo	Violento; perigoso
+3	Muito agitado	Conduta agressiva; remove drenos e cateteres
+2	Agitado	Movimentos sem coordenação frequentes
+1	Inquieto	Ansioso, mas sem movimentos agressivos ou vigorosos
0	Alerta, calmo	
-1	Sonolento	Não está totalmente alerta; despertar sustentado ao som da voz (>10 segundos)
-2	Sedação leve	Acorda rapidamente e faz contato visual com o som da voz (<10 segundos)
-3	Sedação moderada	Movimento ou abertura dos olhos ao som da voz (mas sem contato visual)
-4	Sedação profunda	Não responde ao som da voz, mas movimenta ou abre os olhos com estimulação física
-5	Não despertável	Não responde ao som da voz ou ao estímulo físico

Fonte: Adaptado de Pessoa e Nácul, 2006.[13]

Quadro 10.5 Escala de sedação de Ramsay

Pontuação	Descrição
1	Ansioso, agitado, inquieto
2	Tranquilo, cooperativo, orientado
3	Sonolento, mas responde aos comandos
4	Dormindo, mas responde rapidamente ao estímulo glabelar ou estímulo auditivo alto
5	Dormindo, responde lentamente ao estímulo glabelar ou estímulo auditivo alto
6	Sem resposta aos estímulos

Fonte: Adaptado de Sessler, Grap e Ramsay, 2008.[14]

Avaliação das pupilas

Consiste na verificação da forma, do tamanho e da simetria das pupilas, e da sua propriedade de reação à luz. O exame normal revela pupilas isocóricas (de mesmo tamanho) e fotorreagentes (seu tamanho é reduzido quando exposta à luz). As alterações referentes ao tamanho das pupilas podem ser vistas na Figura 10.2.[5,6]

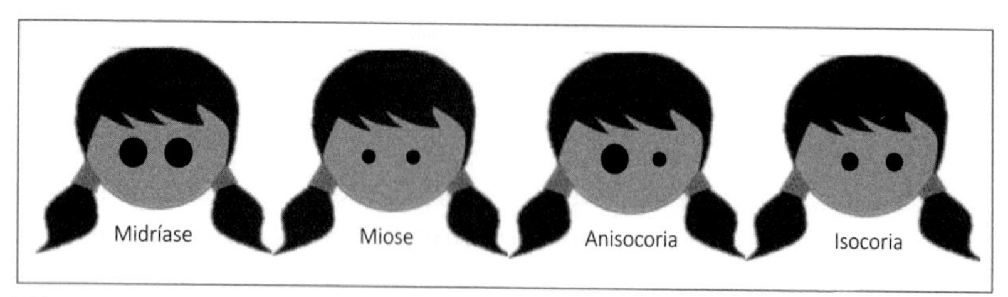

Figura 10.2 Avaliação das pupilas . Fonte: Bickley, 2001.[6]

Avaliação da função motora

O paciente deve ser estimulado progressivamente, a fim de se identificar a melhor resposta motora (Figura 10.3).[12]

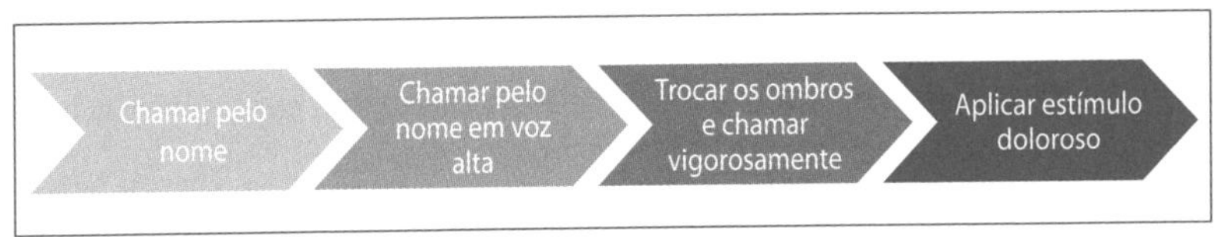

Figura 10.3 Estimulação progressiva para avaliação da resposta motora. Fonte: Elaboração da autora.

A força e a coordenação motora podem ser avaliadas com testes de sustentação, extensão e flexão dos membros superiores e inferiores. O registro deverá ser realizado por seguimento, ou seja, cada membro corresponde a uma fração. Ver a pontuação e o significado correspondente no Quadro 10.6.

Pacientes que necessitam avaliação por estímulo doloroso poderão reagir de forma diversificada. As respostas possíveis são classificadas como normais e anormais (Figura 10.4).[12]

Quadro 10.6 Escala de função motora

Escore	Avaliação da resposta
0/5	Ausência de contração muscular
1/5	Vestígio de contração
2/5	Mobiliza-se, mas não consegue vencer a gravidade
3/5	Mobiliza-se contra a gravidade, mas não vence a resistência aplicada pelo examinador
4/5	Mobiliza-se com fraqueza contra a resistência aplicada pelo examinador
5/5	Força motora e potência normais

Fonte: Morton e Fontaine, 2014.[12]

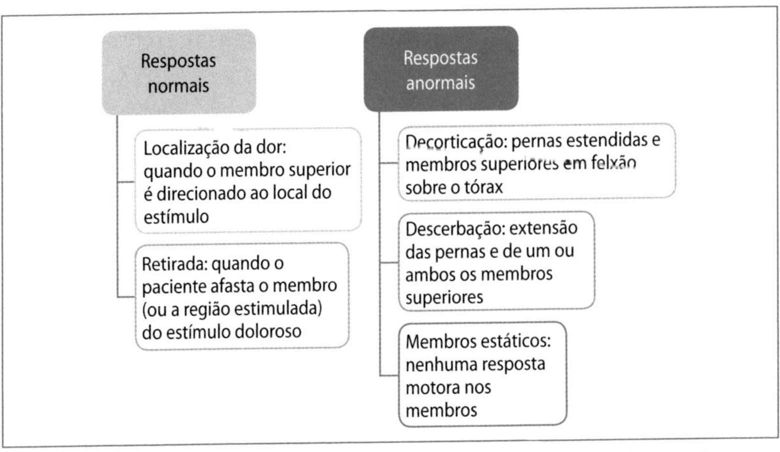

Figura 10.4 Respostas normais e anormais ao estímulo doloroso. Fonte: Elaboração da autora.

Avaliação dos pares de nervos cranianos

O exame dos nervos cranianos fornece dados sobre a função cerebral. Sua realização será direcionada de acordo com o estado de consciência ou inconsciência dos pacientes. Como sinalizam Morton e Fontaine,[12] a realização do exame completo dos nervos cranianos demanda tempo, e sua realização poderá ser indicada a um grupo específico de pacientes. Dessa forma, o Quadro 10.7 aponta as indicações e formas de avaliação daqueles pares de nervos, cujas alterações indicam maior gravidade do quadro clínico.

Quadro 10.7 Teste parcial de função dos nervos cranianos

Nervos cranianos	O que é identificado?	Como é realizado?
II – Óptico III – Óculomotor	Proteção da retina (constrição da pupila)	Um feixe de luz emitido por uma lanterna é aplicado à abertura da pálpebra. Em condições normais, a pupila sobre a qual a luz incide responde contraindo-se. A mesma resposta será observada na pupila contralateral (resposta consensual).
V – Trigêmeo VII – Facial	Proteção da córnea (reflexo da córnea)	Tocar a córnea com um pedaço de algodão, partindo da lateral para a posição central do olho, sem tocar os cílios (o que poderia gerar resposta involuntária). Como resposta adequada o paciente irá piscar.
IX – Glossofaríngeo X – Vago	Proteção das vias respiratórias	Tocar a parte de trás da garganta do paciente com uma espátula. Como reposta normal, deverá tossir. Observar também se o paciente tem preservada a capacidade de deglutir.

Fonte: Morton e Fontaine, 2014.[12]

Exames complementares específicos

Os exames incluem as radiografias, a tomografia computadorizada e a ressonância nuclear magnética, entre outros. O enfermeiro deve conhecer as implicações para sua prática, nesse âmbito, e desenvolver as habilidades de preparo e acompanhamento do paciente na realização desses procedimentos.[12]

Avaliação da função cardiovascular

Inspeção

Diferenças de coloração na pele e extremidades e o baqueteamento dos leitos ungueais, podem representar alterações vasculares, cardíacas ou pulmonares.[6]

A distensão da veia jugular guarda relação direta com alterações da função ventricular direita.[12]

Palpação

A amplitude e a simetria dos pulsos periféricos devem ser avaliadas. Morton e Fontaine[12] não recomendam a avaliação simultânea dos pulsos carotídeos, pelo risco de obstrução do fluxo sanguíneo encefálico.

No tórax, o *ictus cordis* (ponto de impulso apical) é avaliado visando à sua localização, amplitude e duração. Seu deslocamento sugere aumento da área ventricular esquerda. O exame poderá revelar, ainda, a presença de frêmitos e pulsações anormais. Os frêmitos podem estar relacionados a defeitos nas válvulas atrioventriculares (pulmonar e aórtica).[6,12]

Percussão

A percussão pode orientar a medida estimada do coração, pois as bordas cardíacas apresentam sonoridade maciça. No entanto, exames simples de imagem podem fornecer dados mais consistentes nessa avaliação. Por esse motivo, esse método semiotécnico tem perdido valor na clínica.[12]

Ausculta

Tem como objetivo a avaliação do ritmo cardíaco e a identificação de ruídos anormais gerados por alterações estruturais. É preciso conhecer os locais específicos para avaliação dos sons emitidos durante o ciclo cardíaco (Quadro 10.8). Esses são pontos de referência, mas o precórdio e as áreas adjacentes, como a fúrcula e as regiões subclavicular e axilar, também serão auscultadas.[15,16]

Quadro 10.8 **Focos específicos para ausculta cardíaca**

Área de ausculta	Localização
Foco pulmonar	2º espaço intercostal, na borda esquerda do esterno
Foco aórtico	2º espaço intercostal, na borda direita do esterno
Foco aórtico acessório	3º espaço intercostal à esquerda do esterno
Foco tricúspide	5º espaço intercostal à direita do esterno
Foco mitral	5º espaço intercostal, na linha hemiclavicular

Fonte: Pesinato, Fernandes, Andrigo, Caracas, Alves e Lopes, et al., 2012.[16]

Bulhas Cardíacas

As bulhas cardíacas correspondem ao fechamento das válvulas existentes entre as cavidades atrioventriculares e entre os ventrículos, e os vasos da base.

A primeira bulha (B1) corresponde ao fechamento das válvulas mitral e tricúspide, precedendo a sístole. A segunda bulha (B2), ao fechamento das válvulas pulmonar e aórtica, no início da diástole. A partir da localização da B1 e B2, outros sons poderão ser identificados e melhor interpretados.[12,15,16]

A terceira bulha (B3), pode ser auscultada em casos de insuficiência cardíaca. No entanto, pode ser um achado em situações fisiológicas, como durante o exercício dinâmico. A quarta bulha (B4) é associada a alterações patológicas como na miocardiopatia hipertrófica, entre outras.[17]

Sons cardíacos extras: sopros e atrito pericárdico

Os sopros são sons de característica sibilante, semelhantes a um assobio ou vento soprando, decorrentes de prolapso, estenose e/ou insuficiência valvar e, por vezes, de comunicações intracavitárias anormais como a comunicação interventricular ou interatrial (Quadro 10.9). São classificados quanto à sua localização no ciclo cardíaco, local de maior intensidade e irradiação, frequência e timbre, e intensidade (Figura 10.5).[16]

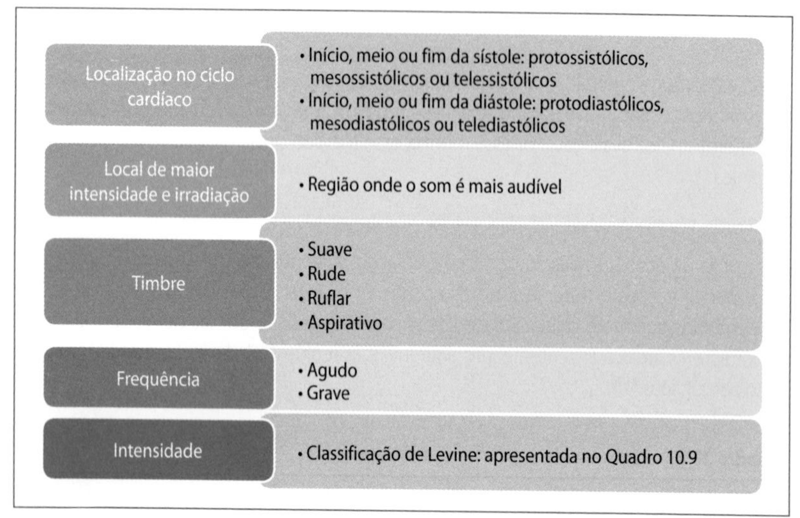

Figura 10.5 Classificação dos sopros na ausculta cardíaca. Fonte: Elaboração da autora.

Quadro 10.9 Classificação de Levine, referente à intensidade dos sopros cardíacos

Grau do sopro	Características
1	Razoavelmente audível após vários ciclos cardíacos, som muito tênue
2	Audível prontamente ao posicionamento do estetoscópio
3	Audível mais intensamente, com irradiação detectável
4	Audível em muito alto som, associado com frêmito
5	Audível com o estetoscópio aplicado parcialmente
6	Audível, segurando-se o estetoscópio sobre o tórax, mas sem tocá-lo

Fonte: Pesinato, Fernandes, Andrigo, Caracas, Alves e Lopes, et al., 2012.[16]

Atrito pericárdico

Resulta de inflamação do tecido pericárdico. Morton e Fontaine[12] o caracterizam como "som agudo, estridente e arranhado, que varia de acordo com o ciclo cardíaco". As membranas pericárdicas, que nesse caso abrigam conteúdo inflamatório, deslizam uma sobre a outra produzindo o som que é bem característico à ausculta. As autoras destacam que o movimento respiratório não interfere no som do atrito pericárdico, o que por outro lado acontece com o atrito pleural.

Exames laboratoriais específicos

Alguns exames laboratoriais estão diretamente relacionados com a estrutura e função do sistema cardiovascular. Os principais dados podem ser verificados no Quadro 10.10.

Quadro 10.10 Exames laboratoriais na avaliação cardiovascular

Nível do colesterol mg/dl	Referências
LDL	
Inferior a 100	Ótimo
100 a 129	Bom
130 a 159	Limítrofe/alto
160 a 189	Alto
Igual ou maior que 190	Muito alto
Colesterol total	
Inferior a 200	Desejável
200 a 239	Limítrofe/alto
Igual ou maior que 240	Alto
HDL	
Inferior a 40	Baixo
Superior a 60	Desejável
Triglicerídeos	
Inferior a 150	Normal
150 a 199	Limítrofe/alto
240 a 499	Alto
Igual ou maior que 500	Muito alto
Marcadores bioquímicos	**Descrição**
Creatinoquinase (CK) e CK-MB (isoenzima específica para o músculo cardíaco)	Eleva-se de dentro de 4 a 6 horas após o infarto do miocárdio (IAM); pico em 18 a 24 horas. Níveis normais após 36 a 40 horas.
Mioglobina	Detectável em menos de 1 hora após o início dos sintomas de IAM sendo importante para detecção precoce.
Troponina I ou T	Eleva-se dentro de 4 a 6 horas após necrose miocárdica. O pico ocorre em 24 horas após começarem os sintomas e permanecem por cerca de 10 dias após a ocorrência.
Peptídeo natriurético cerebral	0 a 70 pg/ml
Proteína C reativa ultrassensível (hsPCR)	Determina o risco de doença cardíaca Baixo risco – abaixo de 1 mg/dl Risco moderado – de 1 a 3 mg/dl Alto risco – acima de 3 mg/dl

Fonte: Adaptado de Morton e Fontaine, 2014;12 Silva e Moresco, 2011.[18]

Outros exames específicos

São exames comuns: o eletrocardiograma, a radiografia de tórax, a ecocardiografia transtorácica e transesofágica, os estudos eletrofisiológicos, o cateterismo cardíaco, a angiografia coronariana e a ultrassonografia intravascular.

Os cuidados de enfermagem são abrangentes e incluem período adequado de jejum e restrição de ingestão de cafeína, registro de histórico de alergias aos componentes de contrastes, necessidade de repouso no leito após procedimento, observação rigorosa do local de acesso dos cateteres, em razão do risco de sangramento, entre outros.

Avaliação da função respiratória

Inspeção

A inspeção na avaliação da função respiratória tende a ser o método semiotécnico comumente empregado pela enfermeira no cuidado ao paciente crítico. Ao aproximar-se do leito, uma das primeiras preocupações é verificar como o paciente está ventilando.

A avaliação inicial é estática. A permeabilidade e a integridade da oro e nasofaringe devem ser conferidas. Atenção também é dada à coloração da pele, ao formato do tórax, observando-se a existência de abaulamentos e depressões.

A avaliação dinâmica envolve tipo, ritmo e frequência da respiração. A expansão do tórax deve ser simétrica. Em pacientes em ventilação mecânica, o tubo (ou cânula) traqueal deve ser observado quanto à permeabilidade e fixação adequada. No caso do tubo oro traqueal registra-se a numeração coincidente com a comissura labial, o que garantirá que o tubo permaneça na posição adequada para ventilar os dois pulmões.[19,20]

Palpação

Tem por objetivo a identificação de áreas hipersensíveis, de enfisemas subcutâneos, alterações dos arcos costais e a complementação da avaliação da expansibilidade.

Percussão

O som claro pulmonar é encontrado na percussão do tórax normal. Tem sonoridade específica, tendo em vista as características e composição do tecido pulmonar. Macicez pode ser encontrada em caso de derrame pleural ou outro tipo de condensação. O timpanismo é comum no caso de pneumotórax volumoso, e a hipersonoridade em casos de enfisema pulmonar.[6,12]

Ausculta

Os sons traqueal, brônquico, broncovesicular e murmúrio vesicular são considerados normais na ausculta de áreas específicas das vias aéreas inferiores. Os murmúrios vesiculares audíveis universalmente, durante a ausculta das áreas pulmonares, sem a ocorrência de outros ruídos, refletem ventilação adequada e plena nos dois pulmões.

A ocorrência de ruídos adventícios deve ser registrada. Podem ser percebidos sons contínuos e descontínuos (Figura 10.6).[6,12,15]

Monitorização da função respiratória na unidade de terapia intensiva

Um dos principais exames para avaliação da função respiratória é a gasometria do sangue arterial (Figura 10.7). Rever o Quadro 10.2 para os valores normais.

Há dois objetivos principais na avaliação da gasometria arterial: avaliar o *status* da oxigenação e avaliar se há equilíbrio ácido-básico. Cabe ao enfermeiro a coleta do sangue arterial,[21] os cuidados pós-procedimento e a análise dos resultados, visando o planejamento dos cuidados.

A capnografia/capnometria é o método utilizado para medir os níveis do dióxido de carbono alveolar ao final da expiração. O valor da $PETCO_2$ (pressão expiratória final do dióxido de carbono), reflete o valor da $PaCO_2$. Geralmente, os valores apresentam uma diferença inferior a 5 mmHg.[12] O sensor do capnógrafo pode ser acoplado ao tubo traqueal, cânula faríngea ou

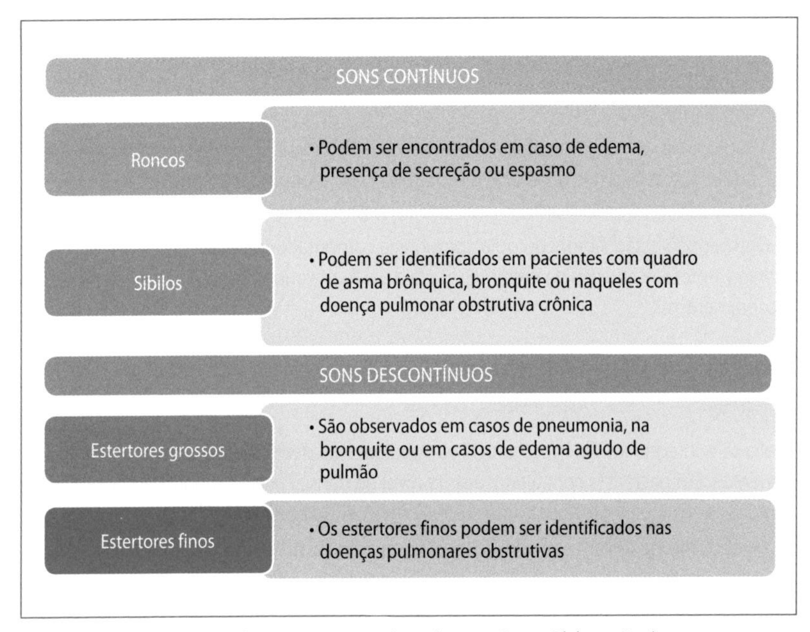

Figura 10.6 Ruídos adventícios na ausculta pulmonar. Fonte: Elaboração da autora.

Nome	
Sobrenome	
Tipo amostra	Sangue
Baro	766.1 mmHg
Temp.	37.0 °C
A/F	Adulto
pH	7.437
PO2	208.3 mmHg
PCO2	36.5 mmHg
cHCO3	24.0 mmol/L
BE	0.3 mmol/L
Osm	279.8 mOsm/kg
So2(c)	99.8 %
Na	140.5 mmol/L
Cl	Slope nOK 1074
K	4.03 mmol/L
iCa	0.882 mmol/L
tHb	Posic. amostra 1624
Hct	29.2 %

Figura 10.7 Gasometria arterial mostrando alterações na PaO2. Fonte: Arquivo pessoal.

nasal, e é útil para o acompanhamento da função ventilatória e do desmame de pacientes em ventilação mecânica.

Outros exames específicos

A radiografia de tórax possibilita a avaliação das condições pulmonares, embasa a solicitação de outros exames de imagem e permite o controle de posicionamento de drenos, cateteres, do tubo traqueal, entre outros dispositivos.

Outras opções são a broncoscopia, tomografia computadorizada, a cintigrafia pulmonar e a toracocentese. A atuação do enfermeiro será de extrema importância em cada etapa desses procedimentos.

Avaliação do sistema digestório

Inspeção

Avalia-se a integridade da mucosa oral, as condições da dentição e a capacidade de ingerir alimentos. Em pacientes com alterações do nível de consciência, o suporte nutricional deve começar, assim que for restabelecido o equilíbrio a oxi-hemodinâmico.[12]

No abdome, observam-se forma, colocação da pele, cicatrizes, circulação colateral, abaulamentos e depressões.[6]

Ausculta

Deve preceder a palpação e percussão do abdome, para que a motilidade gastrointestinal não seja alterada. Durante um minuto, os ruídos hidroaéreos são contados e o timbre e as características dos ruídos, analisados. A frequência dos movimentos peristálticos varia de 5 a 34 movimentos por minuto.[6,12]

Palpação

Inicialmente realizada de forma superficial, tem por objetivo identificar hipersensibilidade abdominal, crepitações subcutâneas, resistência muscular e defesa involuntária, e existência de massas. Aneurismas de aorta abdominal podem ter seu diagnóstico sugerido por essa técnica, quando há identificação de massa pulsátil nas regiões meso ou epigástrica (Figura 10.8).[6]

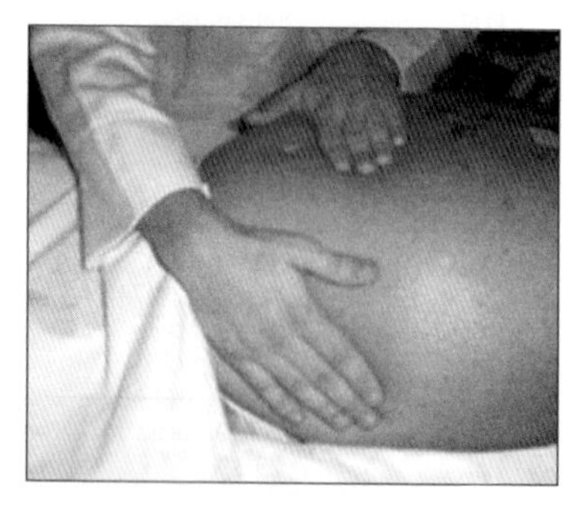

Figura 10.8 Palpação superficial do abdome. Fonte: Arquivo pessoal.

A palpação profunda permite avaliação pormenorizada de alterações encontradas previamente (Figura 10.9). Não deverá ser realizada caso sejam encontradas massas pulsáteis à palpação superficial, pois supondo a existência de um aneurisma de aorta abdominal, há maior risco de ruptura.

Permite ainda a realização de testes específicos que podem ser associados a alterações clínicas conhecidas (Quadro 10.11).[6]

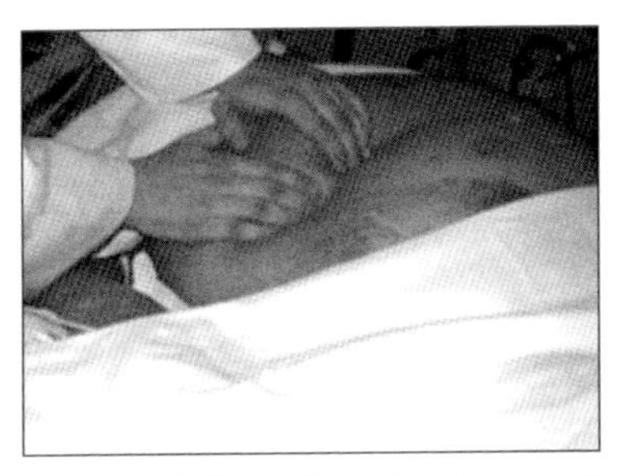

Figura 10.9 Palpação em garra do fígado. Fonte: Arquivo pessoal.

Quadro 10.11 Técnicas específicas para identificação de alterações abdominais

Teste	Condição	Técnica utilizada	Resposta alterada
Sinal de descompressão dolorosa referida	Irritação peritoneal	Compressão gradativa do abdome seguida de descompressão rápida	Dor intensa à descompressão na área avaliada
Sinal de Rovsing	Apendicite	Compressão gradativa da fossa ilíaca esquerda, seguida de descompressão rápida	Dor intensa à descompressão no lado contralateral
Sinal de Murphy	Colecistite	Palpação sob a borda do fígado	Dor aguda que interrompe a respiração

Fonte: Adaptado de Bickley, 2001.[6]

Percussão

O som emitido à percussão do abdome é, geralmente, o timpânico, exceto nas estruturas de composição compacta e isenta de ar, como é o caso do fígado e do baço. Nesses órgãos a percussão revela som maciço. Em outras regiões abdominais, como nas áreas intestinais, a macicez pode ser relacionada a alterações de seu conteúdo, fezes impactadas, gases e massas tumorais.[6]

Avaliação do sistema geniturinário

Alterações da função do sistema renal podem repercutir em diversos sistemas orgânicos, considerando-se sua função depurativa e excretora de produtos do metabolismo. Edema, febre e dor lombar, nos flancos, na região vesical ou região perineal devem ser valorizadas.[12]

Inspeção

Na pele e mucosas avaliar turgor, coloração, estado de hidratação e a temperatura. Nos membros é importante a identificação de enxertos ou fístulas arteriovenosas. No abdome observam-se possíveis abaulamentos e protuberâncias, além de derivações (como a cistostomia). Modificações no odor da urina são importantes.[12]

Palpação

A palpação em garra, da região hipogástrica, permite avaliar a presença do globo vesical, gerado por retenção urinária.[6,12]

A palpação do rim direito, para avaliação da forma e consistência, pode ser realizada, pelo método bimanual, realizando a compressão póstero anterior da região do flanco D com a mão esquerda espalmada voltada para cima, contra a compressão anteroposterior imposta pela mão direita voltada para baixo.

A permeabilidade de fístulas arteriovenosas pode ser avaliada, pelaa palpação, quando se verifica a existência do frêmito.[12]

Percussão

Na região da bexiga, percussão maciça pode ser identificada quando contém mais de 150 ml de urina em seu interior.[6,12]

Ausculta

Ausculta-se o abdome para detectar alterações nos ruídos nas artérias renais,causados possivelmente por estenose vascular ou aneurismas.

Balanço hídrico

É considerado um instrumento "fundamental para o acompanhamento do paciente hospitalizado em estado crítico",[23] além de ser um bom indicador para as alterações relacionadas aos sistemas cardiovascular e renal em pacientes graves.

Consiste em medir e registrar, em um período de 24 horas, todo volume líquido ingerido pelo paciente ou nele administrado por outras vias, sejam enterais ou parenterais. Da mesma forma são registrados os líquidos eliminados, independentemente da via de saída: diurese, vômitos, conteúdos de drenos, fezes diarreicas.

O objetivo é a avaliação do equilíbrio/desequilíbrio hídrico do corpo do paciente, o que será fundamental para a prescrição medicamentosa, reposição hídrica e, também, para o planejamento dos cuidados de enfermagem.

No mesmo impresso podem ser registrados os sinais vitais e outros dados da monitorização hemodinâmica, glicemia capilar, locais de aplicação de insulina e de heparina, controle de dias de internação, códigos para instalação e manutenção de precauções específicas para o manejo do paciente, como precaução de contato, entre outros.

O balanço hídrico, desde que contenha informações exatas, torna-se um documento bastante consistente, acerca da condição clínica do paciente, servindo como orientador para algumas intervenções.

Exames laboratoriais específicos

Os principais exames realizados encontram-se no Quadro 10.12.

Vale destacar que o *clearance* de creatinina é um indicador clínico da função renal, e corresponde à quantidade de sangue depurada da creatinina em um minuto. A creatinina excretada é resultado da filtração glomerular.[12]

Quadro 10.12 Exames específicos para avaliação da função renal – urina

Exame	Referência	Alterações	Causas relacionadas
Densidade	1005 a 1030	Diluída – abaixo de 1005	Diabetes insipidus; glomerulonefrite; insuficiência renal aguda etc.
		Concentrada – acima de 1030	Desidratação; hemorragia; insuficiência renal crônica etc.
PH	4,5 a 7,5	Acidez – abaixo de 4,5	Fenilcetonúria; alcalose em compensação; tuberculose renal etc.
		Alcalinidade – acima de 7,5	Doença renal crônica (síndrome de Fanconi); alcalose metabólica ou respiratória; infecção do trato urinário etc.
Proteínas	Ausente	Proteinúria	Nefrolitíase; nefropatia diabética; glomerulonefrite etc.
Cetonas	Ausente	Cetonúria	Diabete melito; vômitos e diarreia; jejum prolongado etc.
Glicose	Ausente	Glicosúria	Diabete melito
Hemácias	0 a 3 /campo	Acima de 3 /campo	Trauma ou infecção do trato uri, infecção
Leucócitos	0 a 4 /campo	Acima de 4/campo	Cistite; pielonefrite; outras inflamações do trato urinário.
Cristais	Alguns cristais	Diversos cristais de oxalato de cálcio	Hipercalcemia
		Diversos cristais de cistina	Erros inatos do metabolismo
Clearance de creatinina	Homens (20 anos) – 90 ml/min/1,73m^2 Mulheres (20 anos) – 84 ml/min/1,73m^2 Idosos – redução de 6 ml/min/década de vida, após 40 anos de idade	Clearance abaixo do normal	Diminuição do fluxo sanguíneo renal associado ao choque ou obstrução renal; lesões renais avançadas; desidratação grave; glomerulonefrite etc.
		Clearance acima do normal	Pouco valor diagnóstico
Mioglobina	Ausente	Mioglobinúria	Queimaduras, traumas, lesão muscular por esmagamento.

Fonte: Morton e Fontaine, 2014.[12]

A função renal prejudicada leva à redução da depuração renal de creatinina e à maior reabsorção de ureia, assim, esses valores encontram-se aumentados no sangue (Quadro 10.13). Além deles, são avaliados os valores da hemoglobina e do hematócrito, já descritos no Quadro 10.13.

Quadro 10.13 Exames específicos para avaliação da função renal – sangue

Exames	Referências
Creatinina	0,6 a 1,2 mg/dl
Ureia	8 a 20 mg/dl
Relação ureia:creatinina	10:1-15:1
Osmolalidade	275 a 295 mOsm/kg
Ácido úrico	2 a 8,5 mg/dl

Fonte: Adaptado de Morton e Fontaine, 2014.[12]

Outros exames para avaliação da função renal

Exames radiológicos: ultrassonografia, pielografia, cintigrafia renal, ressonância magnética e arteriografia renal, são os principais exemplos. A angiografia renal e a biópsia renal são os mais invasivos e, por outro lado, os mais efetivos em definição diagnóstica, requerendo cuidados específicos antes, durante e depois de sua realização.[12]

Considerações Finais

Esta apresentação, obviamente não esgota o tema proposto, mas sugere o quanto o enfermeiro precisa desenvolver o seu potencial e suas competências para cuidar de pessoas gravemente doentes.

Ao atuar na área de cuidados críticos o enfermeiro deve se propor a levar sua equipe a um *status* diferenciado, pois uma equipe bem estruturada é capaz de elevar a qualidade da UTI, colaborando com a redução da mortalidade[24] e garantindo a segurança do paciente sob seus cuidados.

Referências Bibliográficas

1. Lakanmaa RL, Suominen T, Ritmala-Castrén M, Vahlberg T, Leino-Kilpi H. Basic Competence of Intensive Care Unit Nurses: Cross-Sectional Survey Study. BioMed Res Int. 2015; 2015:536724.
2. Figueiredo NMA, Machado WC. Ecosofia e Autopoiese no Cuidado com o Corpo. In: Santos I, Figueiredo NMA, Duarte MJRS, Sobral VRS, Marinho AM Enfermagem Fundamental: realidade, questões, soluções. São Paulo: Atheneu; 2001. (Atualizações em Enfermagem; vol. I).
3. Matheus MCC, Fugita RMI, Sá AC. Observação em enfermagem. In: Cianciarullo TI. Instrumentos básicos para o cuidar: desafios para a qualidade de assistência. São Paulo: Atheneu; 2003. p. 5-24.
4. Pires DEP. Organização do trabalho em saúde. In: Leopardi MT, organizador. O processo de trabalho em saúde: organização e subjetividade. Florianópolis: Papa-Livros; 1999.
5. Brito CM, Silva SC. Exame físico do paciente crítico. In: Silva SC, Pires PS, Brito CM. Cuidando do paciente crítico: procedimentos especializados. São Paulo: Atheneu; 2013. p. 1-6
6. Bickley LS. Bates: Propedêutica médica. Rio de Janeiro: Guanabara Koogan; 2001. 732 p.
7. Morton PG, Tucker T, Van Rueden K. Histórico do paciente: sistema cardiovascular. In: Morton PG, Fontaine DK, Hudak CM, Gallo BM. Cuidados críticos em enfermagem: uma abordagem holística. 8. ed. Rio de Janeiro: Guanabara Koogan; 2007. p. 215-95.
8. Verrastro T, Lorenzi TF. Hemograma. In: Verrastro T, Lorenzi TF, Wendel Neto S. Hematologia e hemoterapia: fundamentos de morfologia, fisiologia, patologia e clínica. São Paulo: Atheneu; 2005. p. 19-23.

9. Oliveira JEP, Vencio S, organizadores. Diretrizes da sociedade brasileira de diabetes (2015-2016). São Paulo: AC Farmacêutica; 2016.
10. Mesquita AMF, Sampaio CEP, Silva LD. Semiotécnica na aferição dos sinais vitais. In: Silva LD, Pereira SRM, Mesquita AMF. Procedimentos de enfermagem: semiotécnica para o cuidado. Rio de Janeiro: Medsi; 2004. p. 42-68.
11. Doenges ME, Moorhouse MF, Geissler AC. Planos de cuidado de enfermagem: orientações para o cuidado individualizado do paciente. 5. ed. Rio de Janeiro: Guanabara Koogan; 2003.
12. Morton PG, Fontaine DK. Fundamentos dos cuidados críticos em enfermagem: uma abordagem holística. Rio de Janeiro: Guanabara Koogan; 2014. 489 p.
13. Pessoa RF, Nácul FE. Delirium em Pacientes Críticos. Rev Bras Terapia Intensiva, 2006;18(2):190-5.
14. Sessler CN, Grap MJ, Ramsay MA. Evaluating and monitoring analgesia and sedation in the intensive care unit. Crit Care. 2008;12(Suppl 3):S2.
15. Bevilacqua F, Bensoussan E, Jansen JM, Spínola e Castro F. Manual do exame clínico. 13. ed. Rio de Janeiro: Cultura Médica; 2003. 378 p.
16. Pesinato RM, Fernandes AMD, Andrigo DB, Caracas NG, Alves ABR, Lopes AS de SA, et al. A expertise clássica da ausculta cardíaca para o diagnóstico do prolapso de valva mitral. Rev Bras Clin Med. 2012;10(3):222–5.
17. Pazin-Filho A, Schmidt, A, Maciel BC. Ausculta cardíaca: bases fisiológicas-fisiopatológicas. Medicina, Ribeirão Preto. 2004;37:208-226.
18. Silva SH, Moresco RN. Biomarcadores cardíacos na avaliação da síndrome coronariana aguda. Sci Med. 2011;21(3):132-42.
19. Castellões TMFW, Silva LD. Guia de cuidados de enfermagem na prevenção da extubação acidental. Rev Bras Enferm. 2007;60(1):106-9.
20. Castellões TMFW, Silva LD. Ações de enfermagem para a prevenção da extubação acidental. Rev Bras Enferm. 2009;vol.62(n.4):540-5.
21. Brasil. Conselho Federal de Enfermagem. Resolução COFEN nº 390, de 18 de outubro de 2011. Normatiza a execução, pelo enfermeiro, da punção arterial tanto para fins de gasometria como para monitorização de pressão arterial invasiva [Internet]. Diário Oficial [da] República Federativa do Brasil. 2011 out. 20 [acesso em 2017 abr. 09]. Disponível em: http://www.cofen.gov.br/resoluo-cofen-n-3902011_8037.html.
22. Internet. Capnógrafo. Disponível em: http://apuntesauxiliarenfermeria.blogspot.com.br/2010/10/la-respiracion.html. Acesso em 24/04/2017.
23. Oliveira SKP, Guedes MVC, Lima FET. Balanço hídrico na prática clínica de enfermagem em Unidade Coronariana. Rev Rene Fortaleza. 2010;11(2):112-20.
24. Kelly DM, Kutney-Lee A, McHugh MD, Sloane DM, Aiken LH. Impact of critical care nursing on 30-day mortality of mechanically ventilated older adults. Crit Care Med. 2014;42(5):1089-95.

CAPÍTULO

11 Integridade da Pele
Desafios na UTI

Karina Chamma Di Piero • Viviane Pinto Martins Barreto

Introdução

Durante a permanência em UTI, o indivíduo, em razão da sua doença de base ou por complicações decorrentes de procedimentos médicos diagnósticos e ou terapêuticos, passa por situações de instabilidade hemodinâmica, sendo esses, fatores predisponentes na alteração da oxigenação, perfusão capilar periférica e microclima da pele, situações que podem determinar dessa forma, o aparecimento das diferentes lesões preveníveis destacadas neste capítulo.

O enfermeiro deve se preocupar com a avaliação mais detalhada de seus pacientes, com base no exame clínico e diagnóstico de enfermagem, tendo em vista diferentes possibilidades etiológicas, relacionadas com as características definidoras (CDs) e fatores de risco (FRs), os quais determinarão um planejamento assistencial sistematizado individualizado, tanto na prevenção como no tratamento da pele.

A pele é considerada o maior órgão do corpo humano, exercendo funções vitais de extrema importância para a homeostase orgânica: revestimento e sustentação de estruturas internas; proteção contra raios ultravioleta, traumas físicos, químicos, ação de micro-organismos patogênicos; termorregulação; percepção sensorial; equilíbrio hídrico; imagem corporal e metabolismo, com a síntese de vitamina D.[1]

Estruturalmente, constituída por duas camadas, epiderme e derme, a primeira composta por epitélio pavimentoso estratificado queratinizado e a segunda formada por denso estroma fibroelástico de tecido conjuntivo com redes vasculares, nervosas, glândulas e anexos.[2]

A pele repousa sobre o tecido subcutâneo ou hipoderme tecido conjuntivo frouxo, adiposo, vasos sanguíneos, linfáticos e terminações nervosas. Adjacente à pele, encontramos outras estruturas – fáscia muscular, músculo, articulações, cartilagens, tendões e ossos.[1,2]

Diante do conhecimento básico anterior, o profissional de saúde deve compreender que, agressão tecidual aguda ou crônica determinada por diferentes fatores de risco e etiológicos podem gerar lesões com extensões variáveis, conforme o número de estruturas teciduais destruídas. Tal fato exigirá complexo processo de reparação tecidual, composto por etapas interdependentes envolvendo fenômenos físicos, químicos e biológicos.

A perda da integridade da pele, portanto, deve ser sempre prevenida, em especial no paciente crítico, por causa de sua complexidade clínica, gravidade e risco iminente de morte, exigindo do enfermeiro avaliação criteriosa sobre necessidades e demandas para tomada de decisão imediata.[4]

Com isso, nesse capítulo, serão abordados principais diagnósticos de enfermagem relacionados com a pele na unidade de terapia intensiva (UTI), suas características definidoras, fatores relacionados, bem como medidas preventivas e terapêuticas.

Tópicos Abordados

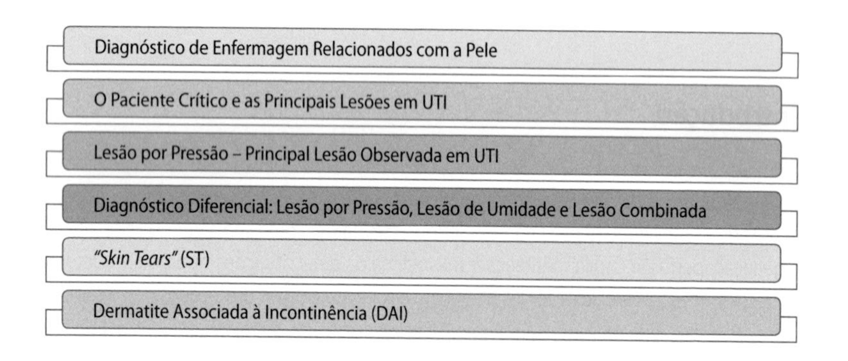

▶ Diagnósticos de Enfermagem Relacionados com a Pele

Para avaliação diagnóstica da pele, com base em evidências científicas, o enfermeiro deve sistematizar a assistência de enfermagem (SAE) – para organização do trabalho e operacionalização do Processo de Enfermagem. Este se desenvolve mediante cinco etapas inter-relacionadas: coleta de dados; diagnóstico de enfermagem; planejamento; implementação e avaliação.[5]

Durante avaliação da pele, pelo exame físico, o enfermeiro deve identificar diagnósticos de enfermagem relacionados com a pele, conforme taxonomia NANDA International (NANDA-I): integridade da pele prejudicada; risco de integridade da pele prejudicada e integridade tissular prejudicada, além das características definidoras (CDs) e fatores de risco (FRs).[6]

Conforme os Quadros 11.1, 11.2 e 11.3, observam-se 35 CDs do diagnóstico – Integridade da Pele Prejudicada; 68 FRs do diagnóstico – Risco de Integridade da Pele Prejudicada e 21 CDs do diagnóstico – Integridade Tissular Prejudicada, informações que auxiliam o enfermeiro na determinação do melhor diagnóstico.[6]

Quadro 11.1 Características definidoras da integridade da pele prejudicada

1. Destruição de camadas da Pele
2. Distúrbio das camadas da pele
3. Rompimento da superfície da pele
4. Pele desprotegida
5. Pele macerada
6. Escoriação
7. Invasão de estruturas do corpo
8. Exposição de tecido subcutâneo
9. Exposição de músculo e tendão
10. Exposição óssea
11. Alteração da cor da pele
12. Pele seca
13. Eritema
14. Descamação
15. Prurido
16. Urticária
17. Lesões primárias
18. Lesões secundárias
19. Úlcera por pressão/úlcera de decúbito
20. Escara
21. Tecido necrótico
22. Queimadura
23. Inflamação
24. Abscesso
25. Drenagem
26. Celulite
27. Edema
28. Hematoma
29. Sensações alteradas
30. Cicatrização lenta
31. Enchimento capilar diminuido
32. Alteração da temperatura corporal
33. Dormência
34. Dor
35. Mobilidade limitada

Fonte: Ribeiro et al., 2012.[6]

Quadro 11.2 Fatores de risco do risco de integridade da pele prejudicada

1. Pele úmida
2. Condições da pele (marcação)
3. Estruturas da pele rompida
4. Mudanças no turgor da pele
5. Ressecamento da pele
6. Pouca espessura da pele
7. Mudanças na pigmentação
8. Excreções
9. Substância química
10. Radiação
11. Infecção
12. Edema
13. Anemia (hemoglobina menor que 10)
14. Fatores psicogênicos
15. Medicamentos (diurético, sedativo, analgésico, droga vasopressora)
16. Fatores mecânicos como forças abrasivas
17. Fatores mecânicos como pressão
18. Fatores mecânicos como contenção
19. Proeminências ósseas
20. Força de cisalhamento
21. Fricção
22. Fictema em região de proeminência óssea
23. História prévia de úlcera por pressão
24. Mudanças no estado metabólico
25. Fatores de desenvolvimento
26. Estado nutricional desequilibrado (obesidade)
27. Estado nutricional desequilibrado (emagrecimento)
28. Status nutricional (desidratação)
29. Pressão sanguínea diastólica menor que 60 mmHg
30. Diabetes metilus
31. Doença neurológica
32. Distúrbios cardiopulmonares
33. Diagnóstico médico
34. Câncer
35. Tabagismo
36. Extremos de idade
37. Alteração autocuidado
38. Variáveis ambientais
39. Atividade
40. Hipertermia
41. Hipotermia
42. Imobilidade física
43. Mobilidade física alterada
44. Alterações no nível de consciência
45. Confinamento no leito ou na cadeira
46. Sensações prejudicadas
47. Alterações no nível de consciência
48. Uso de fraldas
49. Suporte familiar
50. Distúrbios vasculares periféricos prejudicados
51. Circulação prejudicada
52. Alteração dos níveis de hemoglobina e hematócrito
53. Diminuição de albumina sérica
54. Imunossupressão
55. Incontinência fecal
56. Incontinência urinária
57. Dispositivo de alívio de pressão
58. Tempo de hospitalização
59. Intervenções comportamentais
60. Competência social
61. Percepção sensorial
62. Diminuição da oxigenação
63. Hipovolemia
64. Raça
65. Secreção
66. Fatores imunológicos
67. Sensibilidade alterada
68. Umidade

Fonte: Ribeiro et al., 2012.[6]

Quadro 11.3 **Características definidoras da integridade tissular prejudicada**

1. Tecido destruído
2. Tecido lesado (por exemplo, córnea, mucosas, pele ou tecido subcutâneo)
3. Ruptura de tecido da mucosa, tegumentar ou da córnea
4. Lesões primárias
5. Lesões secundárias
6. Edema
7. Eritema
8. Incisão cirúrgica
9. Mucosa ressecada
10. Língua saburrosa
11. Leucoplaquia
12. Ulceração
13. Úlcera por pressão/úlcera de decúbito
14. Lesão elementar secundária à perda de substância
15. Celulite
16. Exposição do tecido subcutâneo
17. Exposição de músculo e tendão
18. Exposição óssea
19. Destruição mecânica dos tecidos
20. Escara
21. Procedimento cirúrgico

Fonte: Ribeiro et al., 2012.[6]

▶ O Paciente Crítico e as Principais Lesões em UTI

Os pacientes críticos durante sua permanência na UTI são considerados um grupo de alto risco, por sua condição de instabilidade hemodinâmica e alto potencial de gravidade.[7]

Diante disso, observa-se nas UTI, maior risco de lesões por pressão, inclusive as decorrentes do uso de dispositivos médicos, lesões de umidade, mistas ou combinadas (pressão e umidade), "*skin tears*" (lesões por fricção) e dermatites associadas à incontinência (DAI), em geral, observadas em incontinentes e usuários crônicos de fraldas.

Lesão por pressão – principal lesão observada em UTI

Proposto por National Pressure Ulcer Advisory Panel (NPUAP) e pela European Pressure Ulcer Advisory Panel (EPUAP) (2016), o conceito de Lesão por Pressão (LP) é o dano localizado na pele e/ou tecidos moles subjacentes, geralmente sobre uma proeminência óssea ou relacionada com o uso de dispositivos médicos ou a outro artefato. A lesão pode se apresentar em pele íntegra ou como úlcera aberta, podendo ser dolorosa. A lesão ocorre como resultado da pressão intensa e/ou prolongada em combinação com o cisalhamento. A tolerância do tecido mole à pressão e ao cisalhamento pode também ser afetada pelo microclima, nutrição, perfusão, comorbidades e pela sua condição.[8]

Avaliação

A avaliação de risco deve ser feita de forma estruturada, global, mediante utilização de instrumentos (escalas validadas), no prazo máximo de oito horas após a admissão, para identificação da população de risco para desenvolver LP. Vale ressaltar que a reavaliação é realizada sempre que houver mudanças no quadro clínico, situação comum em pacientes críticos, geralmente, instáveis hemodinamicamente (Força da Evidência = C; Força da Recomendação= 👍👍).[9]

A pressão é o principal fator de risco desencadeante de LP. Sua intensidade, duração prolongada sobre os tecidos, bem como tolerância da pele e estruturas adjacentes, são determinantes críticos para o aparecimento de LP, em especial quando relacionados com déficits de mobilidade e percepção sensorial.[10]

Ainda sobre os fatores de risco, inclui-se a fricção e o cisalhamento associados à umidade como fatores extrínsecos e a perda da sensibilidade, diminuição da força muscular ou mobilidade, incontinência, hipertermia, anemia, desnutrição protéica, tabagismo, idade avançada como fatores intrínsecos.[11]

Com relação à classificação de LP, proposta e aprovada pelo NPUAP, o termo *"pressure injury"* traduzido como lesões por pressão, substitui o termo *"pressure ulcer"* – úlcera por pressão, com o objetivo mais preciso na descrição das lesões por pressão em pele intacta e ulcerada. No sistema de classificação anterior a categoria 1 e lesão profunda do tecido eram descritas como pele intacta e as outras categorias como úlceras abertas, gerando certa confusão. Além disso, os algarismos romanos foram substituídos pelos números arábicos na classificação de cada categoria, conforme imagens do NPUAP[8] (Quadro 11.4).

Quadro 11.4 Sistema internacional de classificação das lesões por pressão

Categoria	Definição
1	Eritema Não branqueável: Pele intacta com rubor não branqueável a digitopressão numa área localizada, sobre uma proeminência óssea. Em pele de pigmentação escura pode não ser visível o branqueamento; a sua cor pode ser diferente da pele da área circundante. Descoloração da pele, calor, área mais fria, edema, tumefacção ou dor podem estar presentes na área comparativamente ao tecido adjacente. A Categoria 1 pode ser difícil de identificar em indivíduos com tons de pele escuros, podendo ser indicativo de pessoas "em risco".
2	Perda Parcial da Espessura da Pele: se apresenta como uma ferida superficial com leito vermelho-rosa sem tecido desvitalizado. Pode apresentar-se como flictena fechada ou aberta preenchida por líquido seroso. Apresenta-se como uma úlcera brilhante ou seca, sem tecido desvitalizado ou equimose (indicador de suspeita de lesão nos tecidos profundos). Esta Categoria não deve ser usada para descrever fissuras da pele, queimaduras por abrasão, dermatite associada à incontinência, maceração ou escoriações.
3	Perda Total da Espessura da Pele: O tecido adiposo subcutâneo pode ser visível, mas os ossos, tendões ou músculos não estão expostos. Pode estar presente algum tecido desvitalizado, mas não oculta a profundidade dos tecidos lesados. Podem ser cavitárias e fistulizadas. A profundidade varia de acordo com a localização anatômica. A asa do nariz, as orelhas, a região occipital e os maléolos não têm tecido subcutâneo e podem ser superficiais. Em contrapartida, em zonas com tecido adiposo abundante podem ser extremamente profundas. Tanto o osso como o tendão não são visíveis nem diretamente palpáveis.

Continua...

Quadro 11.4 Sistema internacional de classificação das lesões por pressão *(continuação)*

Categoria	Definição
4	Perda total da espessura dos tecidos: Há perda total da espessura dos tecidos com exposição óssea, dos tendões ou dos músculos. Em algumas partes do leito da ferida, pode aparecer tecido desvitalizado (úmido) ou necrose (seca). Frequentemente são cavitárias e fistulizadas. A profundidade varia com a localização anatômica, podendo ser rasas (superficiais) ou atingir as estruturas de suporte (p. ex. fáscia, tendão ou cápsula articular) tornando a osteomielite e a osteíte prováveis de acontecer. Tanto o osso como o tendão exposto são visíveis ou diretamente palpáveis.
Não graduáveis Inclassificáveis	Profundidade Indeterminada: Há perda total da espessura dos tecidos, porém a profundidade atual está bloqueada, pois a base da úlcera está coberta por tecido desvitalizado (amarelo, acastanhado, cinzentos, verde ou castanho) e/ou necrótico (amarelo-escuro, castanho ou preto) no leito da ferida. Até que seja removido o tecido desvitalizado e/ou necrótico (escara) suficiente para expor a base da ferida, a verdadeira profundidade e, por conseguinte, a verdadeira Categoria/Grau, não pode ser determinada. Um tecido necrótico (seco, aderente, intacta e sem eritema ou flutuação) nos calcâneos serve como "curativo (biológico) natural" e não deve ser removido.
Lesão nos tecidos profundos	Profundidade Indeterminada: Área vermelha escura ou púrpura localizada em pele intacta e descolorada ou flictena preenchida com sangue, provocadas por danos no tecido mole subjacente, resultantes de pressão e/ou cisalhamento. A área pode estar rodeada por tecido doloroso, firme, mole, úmido, mais quente ou mais frio comparativamente ao tecido adjacente. A lesão dos tecidos profundos pode ser difícil de identificar em indivíduos com tons de pele escuros. A evolução pode incluir uma flictena de espessura fina sobre o leito de uma ferida escura. A ferida pode evoluir ficando coberta por uma fina camada de tecido necrótico. A sua evolução pode ser rápida expondo outras camadas de tecido adicionais.

Fonte: NPUAP/EPUAP/PPPIA, 2016.[8]

Sobre a categoria 1, eritema não branqueável, em razão de dificuldades na avaliação, em especial se o tempo de enchimento capilar for curto, devem-se realizar testes confirmatórios como: digitopressão com polegar por 15 segundos e ou com disco de pressão transparente ou lâmina para exame. Esses testes deverão auxiliar no diagnóstico que, em resposta negativa à pressão – apresenta branqueamento tecidual, excluindo, assim, a presença de LP. Em peles de pigmentação escura, além dessas avaliações, devemos observar alterações na temperatura da pele, edema e desconforto no local.[12]

Prevenção

A prevenção é o principal objetivo, em pacientes com risco para o desenvolvimento dessas lesões. Desde Pan Hibbs (1987), há três décadas, a comunidade científica refere que ao menos 95% das LP podem ser prevenidas com cuidados e dispositivos adequados, sendo a melhor estratégia para se resolver o problema das LP.[13,14]

Habitualmente, consideram-se quatro grandes áreas na aplicação de medidas preventivas: avaliação do risco em desenvolver uma lesão por pressão; cuidados com a pele; redistribuição da pressão e educação.[15]

A utilização de um instrumento de avaliação de risco é recomendada por muitas diretrizes internacionais de prevenção de LP, porém, a última diretriz de prática clínica publicada, NPUAP e EPUAP (2014) recomenda uma avaliação estruturada do risco, que seja refinada pelo juízo crítico e suportada pelo conhecimento dos principais fatores de risco, utilizando instrumentos de avaliação que incluam avaliação da atividade, mobilidade e condições da pele. Fatores adicionais aos instrumentos devem ser avaliados, como a perfusão, a condição da pele e outros riscos relevantes para uma avaliação completa do risco.[16]

As escalas de avaliação de risco mais adotadas nos Estados Unidos e na Europa são as escalas de Norton, Gosnell, Walterlow, Braden, Braden Q, Braden Q neonatal e Cubbin Jackson. As escalas de Braden, Braden Q, Walterlow e Cubbin Jackson foram adaptadas e validadas para a população brasileira.[17]

A escala de Waterlow tem por objetivo criar uma consciência dos fatores causais e oferecer um método de avaliação de risco e prevenção ou tratamento ativo necessário. Possui seis subescalas: relação altura/peso, continência, aspecto da pele, mobilidade, idade/sexo, apetite, além de riscos especiais como débito neurológico, cirurgia de grande porte, traumatismo e medicamentos.[17-19]

Escala de Braden relaciona conhecimentos existentes sobre LP, envolvendo dois determinantes críticos: intensidade e duração da pressão e a tolerância da pele e das estruturas subjacentes para suportá-la. Segundo o esquema conceitual, a pressão, em suas características de intensidade e duração, envolve os fatores de risco percepção sensorial, mobilidade e atividade. A tolerância da pele e das estruturas subjacentes à pressão ou a capacidade do tecido para tolerar a carga mecânica se refere a fatores intrínsecos, como nutrição e extrínsecos, como umidade, fricção e cisalhamento.[17,20,21]

E a escala de Cubbin Jackson (Quadro 11.5) conforme evidências científicas eleita para a avaliação do risco em pacientes críticos, tendo em vista melhores propriedades preditivas globais, sendo o intervalo de 10 a 24 o escore de alto risco para desenvolver LP.[22]

A partir da ava lição do risco e inspeção diária da pele, o enfermeiro deverá traçar um plano de cuidados sistematizado e individualizado, onde inclua medidas como: reposicionamento corporal; manejo da umidade com manutenção da pele seca e hidratada; adequação da nutrição e hidratação; superfícies de suporte de alta especificidade para a redistribuição da pressão conforme tolerância tecidual, além de reavaliação da condição clínica.[23]

Quadro 11.5 Escala de Cubbin Jackson

Idade		Peso		Condições Gerais da Pele		Condição Mental		Mobilidade	
< 40	4	Peso médio	4	Íntegra	4	Desperto/alerta	4	Deambula com independência total	4
40 – 55	3	Obeso	3	Hiperemiada	3	Agitado, inquieto, confuso	3	Caminha com pouca ajuda	3
55 – 70	2	Caquético	2	Pele esfoliada/ escoriada	2	Apático/sedado mas responsivo	2	Muito limitado/ Restrito a cadeira	2
> 70	1	Qualquer um dos itens acima e edema	1	Necrose/ exsudação	1	Coma/não responsivo/ Movimentos despropositais ou descoordenados	1	Imóvel/restrito ao leito	1
Estado Hemodinâmico		**Respiração**		**Nutrição**		**Incontinência**		**Higiene**	
Estável sem suporte inotrópico	4	Espontânea	4	Dieta livre + líquidos	4	Nenhuma/ anúrica/ Cateterismo	4	Capaz de manter higiene pessoal	4
Estável com suporte inotrópico	3	Ventilação por CPAP/em T	3	Dieta branda/oral líquida, nutrição enteral	3	Urinária	3	Mantém higiene pessoal com pouca ajuda	3
Instável com suporte inotrópico	2	Ventilação mecânica	2	Nutrição paraenteral	2	Fecal	2	Requer muita assistência	2
Crítico com suporte inotrópico	1	Respiração ofegante em repouso/Esforço	1	Somente hidratação venosa	1	Urina + fezes (urinária + fecal)	1	Dependente total	1

Fonte: Machado, 2006.[22]

Diante disso, deve-se refletir o cuidado na prevenção de LP muitas vezes desvalorizado, por ser entendido como um cuidado simples, e substituído pela valorização de tecnologias duras, como por exemplo, coberturas disponíveis no mercado.[23]

Entretanto, ações simples em pacientes graves requerem conhecimento técnico-científico, como na mobilização, reconhecida como principal ação na prevenção desse agravo, podendo levar à instabilidade hemodinâmica do paciente com alterações pulmonares, em uso da ventilação mecânica.[23] A mobilidade física comprometida, relacionada com a dependência do ventilador deve determinar uma prescrição de enfermagem com períodos predeterminados de 2 em 2 horas da mudança de decúbito adaptada à sua condição ventilatória.[24]

Tratamento

Além das medidas preventivas já referidas, para controle dos fatores de risco, o tratamento é determinado por diferentes aspectos relacionados com a história do paciente, condições clínicas, estadiamento da lesão, dentre outras características, como leito, bordas e área perilesional.

Sobre o manuseio da lesão, a solução de limpeza (solução salina – Força da Recomendação = 👍👍) deve ser aplicada com pressão suficiente para limpar a ferida sem danificar os tecidos nem introduzir bactérias na ferida (Força da Evidência = C; Força da Recomendação = 👍) e o desbridamento, realizar na presença de necrose, exceto as estáveis, duras e secas em membros isquêmicos (Força da Evidência = C; Força da Recomendação = 👍).[9]

Sobre os desbridamentos – instrumental conservador (DIC) ou cortante conservador, e cirúrgico, devem ser realizados por profissionais de saúde especificamente formados, competentes, qualificados e licenciados segundo os estatutos legais e os regulamentares locais (Força da Evidência = C; Força da Recomendação = 👍👍).[9]

Por fim, a garantia de um ambiente adequado para cicatrização direciona a escolha da cobertura, conforme critérios de Turner (1982): manutenção do ambiente úmido; remoção do excesso de exsudato; permitir troca gasosa; fornecer isolamento térmico; impermeável a bactérias; isenção de partículas tóxicas contaminantes e permitir remoção atraumática.[25]

A avaliação do profissional qualificado é essencial para início de manutenção do tratamento de feridas – processo dinâmico, que necessita de avaliações sistematizadas, prescrições distintas em frequência, tipos de coberturas e procedimentos, variando de acordo com a fase de cicatrização.[26]

Diagnóstico diferencial: lesão por pressão, lesão de umidade e lesão combinada

Para o diagnóstico diferencial de lesões por pressão, umidade e lesões combinadas (mista), o enfermeiro deverá realizar exame físico detalhado associando histórico, fatores de risco e características da lesão como: causa, localização topográfica, forma, profundidade, presença de necrose, características das bordas ou margens, coloração do leito e características dos pacientes avaliados[27] (Quadro 11.6).

Sobre a prevenção e tratamento dessas lesões, as medidas profiláticas devem ser realizadas conforme a identificação dos fatores de risco, para que os mesmos sejam removidos ou atenuados. Medidas simples para prevenção de lesão por pressão e umidade, bem como as lesões combinadas, tendo em vista a associação aos riscos, já foram apontadas anteriormente, além das medidas terapêuticas.

Sobre o tratamento, em geral, é válido conhecer, para melhor condução clínica, outros critérios clínicos – a ferramenta TIME (Quadro 11.7), que respeitando características da lesão, determina hierarquização do tratamento com o objetivo de evoluir o processo cicatricial até o reparo tecidual.

Quadro 11.6 Diagnóstico diferencial entre lesão por pressão, lesão por umidade e lesão mista

Tipo de Lesão	Causa	Localização topográfica	Forma	Profundidade	Presença de necrose	Bordas ou margens	Coloração do leito da lesão	Características dos pacientes
Lesão por Pressão LP categoria 2 Fonte: EPUAP, 2014.	Pressão e ou forças de deslizamento Atenção! É possível desenvolver a lesão em tecido mole, se presença de dispositivos médicos comprimindo a área.	Áreas de proeminências ósseas	Regular e circular. Atenção! Excluir lesão de fricção pelo histórico e observação da lesão, por causa de forma similar.	Variável, dependendo do estadiamento, com destruição parcial da pele até total.	Tecido desvitalizado podendo variar nas cores – amarelo, cinza, azul, castanho ou preto.	Circular e normalmente bem delimitada com tecido circunvizinho em geral isquêmico (coloração violácea). As lesões antigas têm bordos enrolados e espessos.	Variável conforme gravidade da lesão, podendo apresentar eritema não branqueável, pigmentação escura, cor azul ou púrpura, vermelha, amarela ou preta, conforme estadiamento.	Acamados e cadeirantes.
Lesão por Umidade Lesão por umidade Fonte: EPUAP, 2014.	Umidade Atenção! Excluir pressão e ou forças de deslizamento.	Áreas de pregas cutâneas, sulco anal e perianal.	Irregular com vários pontos difusos. Atenção! Uma úlcera geminada (duas lesões iguais) pelo menos uma é causada por umidade.	Destruição parcial das camadas da pele. Atenção! Se for exercida fricção em uma lesão de umidade, irá resultar em destruição superficial da pele. Já em caso de infecção de pele associada, pode ocorrer destruição profunda de tecidos.	Ausente, sendo na presença de tecido desvitalizado deve-se realizar diagnóstico diferencial com a lesão por pressão ou mista.	Difusos e irregulares. Atenção! Se a lesão por umidade for associada à fricção observam-se bordos rasgados.	Vermelho brilhante ou rosa, com distribuição irregular – pontos brancos, (maceração da pele).	Incontinentes (usuário de fralda), acamados e cadeirantes.

Continua...

Quadro 11.6 Diagnóstico diferencial entre lesão por pressão, lesão por umidade e lesão mista *(continuação)*

Tipo de Lesão	Causa	Localização topográfica	Forma	Profundidade	Presença de necrose	Bordas ou margens	Coloração do leito da lesão	Características dos pacientes
Lesão Combinada Úlcera mista Fonte: Di Piero, 2013 (arquivo pessoal).	Pressão, forças de deslizamento e umidade.	Glúteos, interglúteos e região sacrococcígea.	Combinação das formas da lesão por pressão e de umidade.	Variável, dependendo do estadiamento, com destruição parcial da pele até total.	Presente associada com área de maceração.	Combinação de características da lesão por pressão e umidade.	Combinação de características da lesão por pressão e umidade.	Combinação de características da lesão por pressão e umidade.

Fonte: Construção dos autores, Rio de Janeiro, RJ, 2017.

Quadro 11.7 Ferramenta TIME (preparo de leito)

Observações clínicas	Fisiopatologia proposta	Ações clínicas WBP*	Efeito das ações de WBP	Resultados Clínicos
Tecido não viável ou deficiente	Matriz defeituosa e detritos de células prejudicando a cicatrização	Desbridamento (período ou contínuo) • Autolítico, instrumental, cirúrgico, enzimático, mecânico ou biológico	Restauração da base da ferida e proteínas da matriz extracelular	Leito da ferida viável
Infecção ou inflamação	Alta carga bacteriana ou inflamação prolongada: ↑ citoquinas inflamatórias ↑ atividade das proteases ↓ atividade dos fatores de crescimento	• Remover foco infectado Topical/sistêmico: • Antimicrobianos • Anti-inflamatórios • Inibidores de proteases	Contagem bacteriana baixa ou inflamação controlada: ↓ citoquinas inflamatórias ↓ atividades das proteases ↑ atividade dos fatores de crescimento	Equilíbrio bacteriano e redução da inflamação
Desequilíbrio da umidade	Ressecamento que reduza a migração de células epiteliais Exsudação excessiva causa maceração da margem da ferida	Aplicar curativos para o equilíbrio da umidade, compressão, pressão negativa ou outros métodos para remover exsudato	Migração das células epiteliais restauradas, Evitado ressecamento e edema, excesso de exsudato controlado, maceração evitada	Equilíbrio da umidade
Epiderme não avança ou presença de espaço morto	Queratinócitos ou margem epidérmica não migram Células da ferida não respondem e atividades anormais das proteases	Reavaliar causa ou considerar terapias corretivas: • Desbridamento • Enxerto de pele • Agentes biológicos • Terapias adjuntas	Migração dos queratinócitos e células das feridas respondendo Restauração apropriada das proteases	Margem epidérmica avançando

Fonte: Schultz, 2003.[28]

"Skin tears" (ST)

O termo *"skin tears"* (ST) foi traduzido e validado para língua portuguesa como lesão por fricção.[29] Ferida traumática que ocorre, principalmente, nas extremidades de idosos, resultante de fricção ou combinação de fricção e cisalhamento, levando a uma separação da epiderme e derme (lesão de espessura parcial) ou totalmente a epiderme e a derme das estruturas subjacentes (lesão de espessura total). As topografias corporais mais acometidas são o dorso das mãos, braços, cotovelos e pernas, em geral de idosos e neonatos.[30,31]

Avaliação

Percebe-se que as ST são subdiagnosticadas, na maioria das vezes, em decorrência da falta de conhecimento e ou falha na interpretação diagnóstica diferencial. Entretanto, a falta de precisão diagnóstica e de compreensão das causas envolvidas traz para prejuízos na prevenção e tratamento, aumento da dor, sofrimento, tempo de cicatrização e custos. A avaliação do paciente e identificação dos fatores de risco são fundamentais para a definição de estratégias preventivas e intervenções terapêuticas necessárias[33] O sistema de Classificação STAR (Quadro 11.8) contribui para melhor entendimento destas lesões.[33]

Quadro 11.8 Sistema de classificação STAR – lesão por fricção

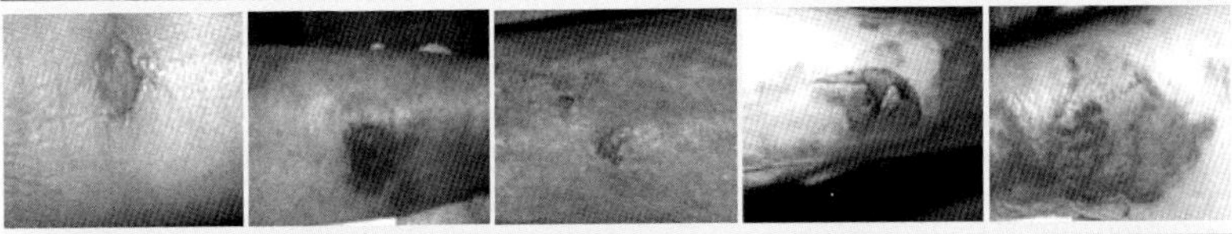

Categoria 1ª	Categoria 1b	Categoria 2a	Categoria 2b	Categoria 3
Lesão por fricção cujo retalho de pele pode ser realinhado na posição anatômica normal (sem tensão excessiva) e a coloração da pele ou do retalho não se apresenta pálida, opaca ou escurecida.	Lesão por fricção cujo retalho de pele pode ser realinhado na posição anatômica normal (sem tensão excessiva) e a coloração da pele ou do retalho apresenta-se pálida, opaca ou escurecida.	Lesão por fricção cujo retalho de pele não pode ser realinhado na posição anatomia normal (sem tensão excessiva) e a coloração da pele ou do retalho não se apresenta pálida, opaca ou escurecida	Lesão por fricção cujo retalho de pele não pode ser realinhado na posição anatomia normal (sem tensão excessiva) e a coloração da pele ou do retalho se apresenta pálida, opaca ou escurecida	Lesão por fricção cujo retalho de pele está completamente ausente

Fonte: Strazzieri-Pulido e Santos, 2011.[34]

Prevenção

Promover cuidados diários a pacientes com pele frágil é um desafio, na possibilidade de um pequeno trauma resultar em ST. A sistematização da assistência de enfermagem contribui para o manejo dessas lesões, vide Quadro 11.9, sendo fundamental conhecer o histórico do paciente, estado geral e fatores de risco.[32,33]

Quadro 11.9 Cuidado de Enfermagem ao paciente com Skin Tears

Prescrição de Enfermagem	Justificativa
Avaliar os pacientes para o risco de desenvolver lesões por fricção – ATENÇÃO!	Conhecer os pacientes em risco ajuda a implantar medidas preventivas precoces e individualizadas
Avaliar frequentemente a pele quanto à presença de lesões pro fricção inspecione o paciente na hora de vesti-lo e durante o banho – NAS 24H.	Inspecionar a pele quanto à presença de lesões e implantar tratamento adequado precocemente para reduzir o tempo de cicatrização e evitar infecção
Utilizar técnicas adequadas de posicionamento, levantamento, mudança de decúbito e transferência para prevenir fricção e cisalhamento causadores de lesões por fricção – ATENÇÃO!	Utilize algum tipo de suporte para mover os pacientes, se necessário. Se o paciente está sendo tratado em casa, certifique-se que os cuidadores compreenderam as técnicas.

Continua...

Quadro 11.9 Cuidado de Enfermagem ao paciente com Skin Tears (*continuação)*

Prescrição de Enfermagem	Justificativa
Implementar programa de educação para paciente, família, profissionais e cuidadores. Educar a equipe sobre a importância do cuidado no manejo de pacientes idosos com a pele frágil.	A educação na equipe melhora a segurança do paciente e reduz a ocorrência de lesões por fricção melhorando a qualidade de vida. É necessário realizar um treinamento em serviço para os cuidadores sobre as técnicas adequadas de transferência. Qualquer movimento brusco pode ocasionar lesões por fricção.
Acolchoar as grades da cama, os braços da cadeira de rodas e apoio das pernas, e também qualquer outro equipamento que possa causar trauma ao paciente – ATENÇÃO!	Ajudar a proteger o cliente de colidir acidentalmente em uma superfície dura. Use travesseiros e cobertores para apoio dos braços e pernas.
Utilizar mangas compridas, luvas e calças – ATENÇÃO!	O uso de roupas adequadas funciona como uma proteção adicional para os membros superiores e inferiores contra colisões.
Use fita de papel ou um adesivo não-aderente para cobrir a pele frágil e remova-o delicadamente – ATENÇÃO!	Utilize meia, enrole uma gaze, ou qualquer outro tipo similar de envoltório (atadura) ao invés de fitas para fixar curati
Aplicar na pele uma gente hidratante – 2x ao dia e SOS.	Creme hidratante contendo dimeticona e nutrientes são recomendados. Os cremes são melhores do que loções.
Utilize produtos para limpeza e hidratação mais suáveis com ph balanceado – peles sensíveis – NO BANHO.	Soluções de limpeza constituídas por fosfolipídeos, ao invés de surfactantes com um banho sem enxágue e sem detergente ajuda a prevenir o surgimento de lesões. Dê preferência ao uso de sabonete antibacteriano emoliente.
Proporcionar um ambiente bem iluminado e reduzir o número de objetos que possam causar trauma – NAS 24H.	Reduzir o risco de colidirem com equipamentos ou mobiliários.

Fonte: Di Piero, 2011.[24]

Tratamento

O curativo ideal deve ser simples, rápido, sem dor, confortável, facilmente removível, funcionar como barreira protetora contra invasão bacteriana, ser forte e resistente o bastante sem, no entanto, prejudicar as atividades do cotidiano.[30]

O tratamento das lesões por fricção tem por finalidade reduzir a infecção, estimular o processo de cicatrização, diminuir a dor e obter um processo de cicatrização sem intercorrências. As intervenções devem contemplar o tipo e o grau da lesão por fricção.[35]

Dermatite associada à incontinência (DAI)

É uma inflamação da pele caracterizada por eritema, erosão da epiderme e aparência macerada da pele, que ocorre em consequência à umidade. por meio de exposição crônica a urina e fezes, comum em pacientes com incontinência. A topografia mais incidente é a perineal, sendo vulva, grandes lábios, escroto, virilha, região glútea e outras áreas acometidas.[35,36]

O processo de envelhecimento determina aumento de DAI, pelo maior risco de incontinência urinária e/ou fecal. Entretanto, outras faixas etárias podem desenvolver certo grau de incontinência, tendo em vista fatores patológicos diversos, o que determinará uso crônico de absorventes e fraldas, além do cuidado da equipe de enfermagem em relação à higiene.[36]

Avaliação

Os sinais e sintomas de DAI são ardência, dor, prurido e formigamento; as lesões podem ser superficiais, irregulares com as bordas difusas e espalhadas, ou também podem aparecer sob a forma linear limitada ao sulco anal. É importante ressaltar que conforme a gravidade da DAI as lesões podem variar, evoluindo com eritema brilhante, com ou sem exsudato claro, edema, fissuras, pápulas, vesículas, descamação e, até erosão.[35,36]

Na incontinência urinária, a exposição prolongada e/ou repetida causa hiper-hidratação da pele, isto porque a ureia proveniente da urina é convertida em amônia por bactérias que eleva o pH da pele, tornando-o alcalino e diminuindo a tolerância contra fricção, isto ocorre especialmente em conjunto com incontinência fecal associado a oclusão pelo uso de fralda, causando uma fricção maior (atrito entre a pele e as roupas, lençóis e fralda).[37-39]

Com isso, existe a necessidade de capacitação para reconhecimento e diferenciação de outras lesões e DAI, para melhorar a qualidade das intervenções de enfermagem, tanto para a prevenção quanto para tratamento.[40-42]

Prevenção e Tratamento

A prevenção é um aspecto importante nos cuidados da pele e tem como objetivo principal, diminuir o agravamento das lesões existentes e a redução de sua incidência.[43] Evitar ou diminuir a exposição aos fatores causais da incontinência devem ser aplicados em combinação com cuidados específicos para a pele.[44,45]

Para manejo da prevenção e tratamento, deve-se construir um plano de ações de enfermagem (Quadro 11.10) bem estruturado e individualizado incluindo: uso de produto de limpeza que não altere o pH ácido da pele, se possível com associação de dimeticona na sua formulação ou, ainda, agente de limpeza sem enxágue, nos casos mais graves de DAI; realizar técnica de higiene adequada, sem atrito em áreas que apresentem eritema e lesões; manter extrato córneo íntegro mediante umectação e hidratação adequada; uso de produtos barreira (cremes barreira e protetores cutâneo) para controle e manejo adequado da umidade; escolha conforme características do paciente e condição clínica mais adequada para uso de dispositivos coletores, absorvente ou fralda (uso de apenas uma e troca mediante saturação de indicador de umidade.[43]

Por fim, produtos de barreira devem ser indicados, desde a prevenção ao tratamento, para revestimento impermeável ao excesso de umidade ou a ação irritativa das fezes e urina. Um exemplo é a película polimérica que contém polímeros de acrilato, que forma uma película reduzindo a ação enzimática, da umidade e fricção além de trazer benefício econômico, conforto e menor gasto de tempo na sua utilização, é incolor e permite a monitorização da pele continuamente.[40,43,45,46]

Quadro 11.10 Ações de enfermagem ao paciente com dermatite associada à incontinência

Ações	Orientações	Objetivos
Higienização	• evitar o uso de sabão em todas as trocas de fraldas; • Utilizar pano umedecido com água para a limpeza da urina para evitar a irritação da pele ou espuma de limpeza, juntamente com uma barreira protetora. • Realizar limpeza suave; • Evitar higienizantes com perfumes, corantes e pH alcalino.	• evitar a irritação da pele pelo uso do sabão; • reduzir o potencial de danos à pele por fricção e prevenir o ressecamento da pele por ter conteúdo emoliente que hidrata a pele após a limpeza. • Indicado uso de tecidos de fibras macias que não agridam a epiderme; • Os sabões com pH alcalino são responsáveis pela ação irritante e desidratante da pele.
Hidratação	• utilizar de umectantes, emolientes e oclusivos.	• umectantes: atraem água para o estrato córneo, como, por exemplo, a glicerina, ureia, alfa-hidroxiácidos e os sorbitol; • emolientes: suavizam a pele para manter a função de barreira e são os chamados ácidos graxos. • hidratantes oclusivos: tem a função de proteção da pele, pois impedem a passagem de líquido de dentro para fora do estrato córneo e previnem os efeitos indesejáveis do contato com urina e fezes, são eles a base de petrolato e óxido de zinco e unguentos a base de dimeticona.
• Desvio das fezes	• Utilizar dispositivo de contenção fecal	• favorece o desvio das fezes para um sistema coletor inibindo o contato da pele com as fezes, permitindo a cicatrização ou prevenção de lesões de pele
• Uso de fraldas	• utilizar fraldas com maior capacidade de absorção.	• manter a pele seca.

Fonte: GRAY et al., 2007; GRAY et al., 2011; DOMANSKY; BORGES, 2012.[36, 37, 42]

Considerações Finais

A capacitação e qualificação científica do enfermeiro são extremamente importantes, para melhor manejo dos fatores de risco; diagnósticos de enfermagem, medidas preventivas e terapêuticas no cuidado com a pele do paciente crítico, tendo em vista, a necessidade de conhecimentos técnicos, específicos em pele – fundamentos de especialidades da enfermagem, como a enfermagem dermatológica e estomaterapia.

Importante ressaltar ainda, que as políticas institucionais preventivas, em relação à sistematização do cuidado com a pele, devem ser priorizadas pelos gestores e pautadas na prática clínica baseada em evidências científicas. E, sobre as medidas terapêuticas, em geral, de alta tecnologia, devem ser utilizadas em caráter complementar, ou seja, na falha do processo preventivo, mediante análise individualizada do paciente, status da ferida e fase da cicatrização, respeitando o processo fisiológico, auxiliando assim a reparação tissular.

Conclui-se, portanto, que os cuidados relacionados com a manutenção da integridade da pele e de mucosas, na população de alto risco da UTI, devem ser estruturados e sistematizados na rotina diária da equipe de saúde, em especial do enfermeiro, e da equipe de enfermagem, que devem se preocupar, sobretudo, com a qualidade da assistência prestada em saúde, impedindo, assim, lesões preveníveis, como as lesões de pressão ou úlceras por pressão – meta de segurança do paciente.

Referências Bibliográficas

1. Hess CT. Tratamento de feridas e úlceras. 4. ed. Rio de Janeiro: Reichmann & Affonso; 2002.
2. Junqueira LC, Carneiro J. Biologia celular e molecular. 12. ed. Rio de Janeiro: Guanabara Koogan; 2013.
3. Bear MF, Connors BW, Paradiso MA. Neurociências: desvendando o sistema nervoso. 2. ed. Porto Alegre: Artmed; 2002.
4. Barreto VPM, Tonini T, Aguiar BGC. Nursing care management of clients in intensive care: content analysis. Online Brazilian Journal of Nursing, [S.l.], 2013 oct; 12: 578-80, . ISSN 1676-4285.
5. Brasil. Conselho Federal de Enfermagem. Resolução COFEN nº 358, de 15 de outubro de 2009. Dispõe sobre a Sistematização da Assistência de Enfermagem e a implementação do Processo de Enfermagem em ambientes, públicos ou privados, em que ocorre o cuidado profissional de Enfermagem, e dá outras providências. Diário Oficial [da] República Federativa do Brasil. out. 232009. out. 23
6. Ribeiro MAS, et al. Diagnósticos de enfermagem relacionados à pele: definições operacionais, Rev. Latino-Am. Enfermagem Artigo Original 20(5):[10 telas] set-out. 2012 in http://www.scielo.br/pdf/rlae/v20n5/pt_07.pdf.
7. Barreto VPM. A Gerência do Cuidado Prestado Pelo Enfermeiro a Clientes Internados em Terapia Intensiva. Dissertação (Mestrado em Enfermagem) – Universidade Federal do Estado do Rio de Janeiro, Rio de Janeiro. 2009.
8. EPUAP/NPUAP/PPPIA (European Pressure Ulcer Advisory Panel, National Pressure Ulcer Advisory Panel and Pan Pacific Pressure Injury Alliance). Prevention and Treatment of Pressure Ulcers: Quick Reference Guide. Emily Haesler (Ed.). Cambridge Media: Osborne Park, Australia; 2016.
9. NPUAP/EPUAP/PPPIA (National Pressure Ulcer Advisory Panel, European Pressure Ulcer Advisory Panel, Pan Pacific Pressure Injury Alliance). Interventions for prevention and treatment of pressure ulcers. In: Prevention and treatment of pressure ulcers: clinical practice guideline. Washington (DC): National Pressure Ulcer Advisory Panel; 2014. p. 79-125.
10. Anselmi ML, Peduzzi M, Junior IF. Incidência de úlcera por pressão e ações de enfermagem. Acta Paul Enferm. p. 257-64. 2009.
11. Braden BJ, Bergstrom NA. A conceptual scheme for the study of the ethiologia of pressure sores. Rehab Nurse: 1987 jan-fev; 12(1).
12. European Pressure Ulcer Advisory Panel Pressure Ulcer Classification (PUCLAS 2). Disponível em: http://www.puclas.ugent.be/puclas/p/content.html. Acessado em 30 jan. 2017.
13. Hibbs P. Pressure area care for the city e Hackney Health Authority. London: St. Bartholomews Hospital, 1987.
14. Agreda JJS, Molina PG, López EB. Úlcera por pressão: passado, presente e futuro. In: Blank M, Giannini T. Úlceras e feridas: as feridas têm alma. Rio de Janeiro: Di livros, 2014.
15. Pancorbo-Hidalgo PL, García-Fernández FP, Soldevivilla-Ágreda JJ, Blasco-García C. Escalas e instrumentos de valoración del riesgo de desrrollar úlceras por presión. Logroño (ES): GENEAUPP; 2009. (Serie documentos técnicos GENEAUPP nº11).
16. NPUAP/EPUAP/PPPIA (National Pressure Ulcer Advisory Panel; European Pressure Ulcer Advisory Panel; Pan Pacific Pressure Injury Alliance). Prevention and Treatment of Pressure Ulcers: Quick Reference Guide. Emily Haesler (Ed.). Cambridge Media: Osborne Park, Australia; 2014.
17. Serpa LF, et al. Escalas de avaliação de risco para o desenvolvimento de úlceras por pressão. In: Blanes L, Ferreira LM. Prevenção e tratamento de úlceras por pressão. São Paulo: Atheneu; 2014.

18. García-Fernandéz FP, et al. Escalas de avaliação do risco das úlceras por pressão. In: Agreda JJS, Torra I, Bou JE. Atenção integral nos cuidados das feridas crônicas. São Paulo: EPUB; 2012.
19. Gosnell DJ. Assessment and evaluation of pressure sores. Nurs Clin North Am. 1987; 22: 417-28.
20. Bergstrom N, Braden B, Laguzza A. The Braden scale for predicting pressure sore risk. Nurs Res. 1987; 36: 205-210.
21. Haaloom JR, Boer J, Buskens E. Risck-assessment tools in the prevention of pressure ulcers. Ostomy Wound Manage. 1999; 45: 20-34.
22. Machado SP. Aplicação de escalas de avaliação de risco para úlcera de decúbito em pacientes de terapia intensiva: estudo prospectivo quantitativo. 2006. 98 f. Dissertação (Mestrado Profissional em Enfermagem Assistencial)--Escola de Enfermagem Aurora de Afonso Costa, Universidade Federal Fluminense, Niterói, 2006.
23. Barreto VPM. Efetividade de superfícies de suporte na prevenção de lesões por pressão: um estudo experimental. Tese (Doutorado em Ciências) – Universidade Federal do Estado do Rio de Janeiro, Rio de Janeiro. 2016.
24. Di Piero K. Assistência de enfermagem ao paciente em ventilação mecânica. In: David CM. Ventilação mecânica. 2. ed. Rio de Janeiro: Revinter; 2011. p. 467-74.
25. Turner TD. Which dressing and why? Nursing Times, 1982; 78(29).
26. Barreto VPM, Prado ARA, Tonini T. Bases clínicas para a escolha de coberturas em clientes com feridas. In: Blanck M, Giannini T. Úlceras e feridas: as feridas têm alma. Rio de Janeiro: Di livros, 2014.
27. Payne R, Martin M. Defining and classifying skin tears: need for a common language. Ostomy Wound Manage. 1993; 39(5): 16-20.
28. Schultz G, Sibbald G, Falanga V, et al. Wound bed preparation: a systematic approach to wound management. Wound Repair Regen. 2003; 11: 1-28.
29. Santos EI. Cuidado e prevenção das skin tears por enfermeiros: revisão integrativa de literatura. Rev. Gaúcha Enferm. [Internet]. 2014 June [cited 2017 Jan 25] ; 35(2): 142-149. Disponível em: http://www.scielo.br/scielo.php?script=sci_ arttext&pid=S1983-14472014000200142&lng=en. http://dx.doi.org/10.1590/1983-1447.2014.02.45178.
30. Strazzieri-Pulido KC. Adaptação cultural e validação do instrumento STAR Ski Tear Classification System para a língua portuguesa do Brasil [Dissertação]. São Paulo – SP: Escola de Enfermagem, Universidade de São Paulo; 2010.
31. Peres GRP, Strazzieri-Pulido KC. Prevenção de lesões por fricção. In: Domansky RC, Borges EL. Manual para prevenção de lesões de pele: recomendações baseadas em evidências. Rio de Janeiro: Rubio; 2012.
32. Salsa J. Deformações das rochas, 2005. Disponível em: http://www.cientic.com/deform_pp5.html.
33. Bolhuis J. Evidence-based skin tear protocol. Lon Term Living 2008. Disponível em: www.ltlmagazine.com. Acesso em 26 de janeiro de 2017.
34. Strazzieri-Pulido KC, Santos VLCG. Cultural adaptation and validation of STAR Skin Tear Classification System for Brazilians [abstract]. Wound Ostomy Continence Nurs J. 2011;38(3S):S92.
35. Santos CM. Skin Tears: lesão por fricção. In: Blanck M, Giannini T. Úlceras e feridas: as feridas têm alma. Rio de Janeiro: Di livros; 2014.
36. Gray M et al. Incontinence-associated dermatitis: a consensus. J Wound Ostomy Continence Nurs. 2007; 34(1): 45-54.
37. Gray M, et al. Moisture-associated skin damage: overview and pathology. Journal Wound Ostomy Continence Nursing. v. 38, n.3, p. 233-241, 2011.
38. Gray M. Optimal management of incontinence-associated dermatitis in the eldery. Am J Clin Dermatol. 2010; 11(12):1678-80.
39. Junkin J, Slokof JL. Prevalence of incontinence and associated skin injury in the acute care inpatient. J Wound Ostomy Continece Nurs. 2007.
40. Fernandes JD, Machado MCR, Oliveira ZNP. Fisiopatologia da dermatite das fraldas – Parte I. Anais Brasileiros de Dermatologia. 2008; 83(6).
41. Gray M, et al. Incontinence-associated dermatitis: a comprehensive review and update. Journal Wound Ostomy Continence Nursing. 2012; 39(1): 61-74.
42. Domansky RC, Borges EL. Manual para prevenção de lesões de pele: recomendações baseadas em evidências. Rio de Janeiro: Rubio; 2012.

43. Borges EL, Saar SRC, Lima VLAN, Gomes FSL, Magalhães MBB. Feridas: como tratar. 2. ed. Belo Horizonte: COOPMED; 2007. p. 15-30.
44. Jukic-Puntigam M, Steininger A, Muller G, Hilbe J, Them C. Assessment Instruments for the risk assessment and classification of incontinence-associated dermatitis (IAD) for nursing practice. In: Abstracts of the 20th Conference of the European Wound Management Association. Geneva; 2010.
45. Martinho J, Faustino L, Escada M. Vantagens do uso de cremes barreira vs. película polimérica em dermatites de contato e lesões por umidade: revisão sistemática. Journal of Aging & Inovation, 2012; 1(6): 21-33.
46. Beeckman D, Schoonhoven L, Verhaeghe S, Heyneman A, Defloor T. Prevention and treatment of incontinence-associated dermatitis: literature review. J Adv Nurs, 2009; 65(6): 1141-1154.

CAPÍTULO

12 Monitorização e Vigilância Oxi-Hemodinâmica

Tony de Oliveira Figueiredo • Bruno Leal Barbosa

Introdução

Os objetivos da monitorização e vigilância de parâmetros oxi-hemodinâmicos, invasivos ou não invasivos no paciente de alta complexidade são monitorizar, alarmar e alertar precocemente as modificações clínicas, possibilitando inferir e guiar condutas terapêuticas. A gravidade e a instabilidade clínica do paciente podem determinar a necessidade de avaliação de sinais mais específicos, que indiquem, mais rapidamente alterações nos parâmetros de perfusão sanguínea e oxigenação tecidual, definindo a necessidade de ir além da monitorização não invasiva, avançando para monitorização invasiva ou minimamente invasiva.[1]

A vigilância oxi-hemodinâmica ao paciente crítico ou de alta complexidade demanda de pessoal qualificado e capacitado para avaliação clínica e para utilização de equipamentos e tecnologias disponíveis. Os equipamentos devem ser de fácil manuseio, desinfecção e manutenção, assim como também a acurácia dos resultados obtidos é de fundamental importância para se ter um desfecho favorável.[2]

Os monitores multiparamétricos apresentaram grande evolução nas últimas décadas, incorporando sensores e sistemas que possibilitam, desde a aferição e monitoramento de sinais oxi-hemodinâmicos não invasivos, aos invasivos e minimamente invasivos. Auxiliando na vigilância dos pacientes, à medida que permitem a sinalização por alarmes visuais e sonoros em caso de alterações.[3]

Os alarmes têm o propósito de alertar os profissionais sobre as condições do paciente e falhas nos equipamentos, garantindo a segurança e qualidade do cuidado. Diferentes tipos de alarmes são gerados por equipamentos utilizados na unidade de terapia intensiva (UTI). Para que os alarmes sejam realmente efetivos, eles devem ter programação individualizada, de acordo com o caso clínico e metas assistenciais de cada paciente.[4]

O fenômeno denominado "fadiga de alarmes", frequentemente observado em UTI, se caracteriza pelo excessivo número de sinais de alarmes, quando passam a ser ignorados pela equipe multiprofissional, alargando o tempo de resposta da equipe ao evento.[5] A programação adequada dos alarmes às necessidades dos pacientes precisa ser incorporada na rotina da equipe de enfermagem. Alarmes não ajustados, desligados ou com volume baixo, podem levar a eventos adversos com desfecho desfavorável.[4,6]

Tópicos Abordados

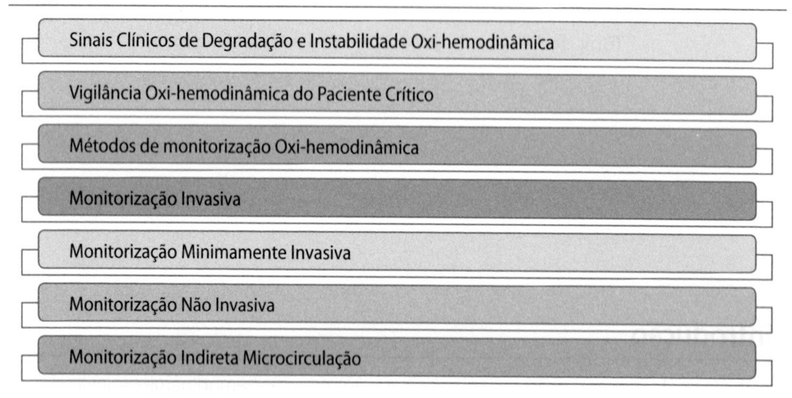

▶ Monitorização de Sinais Clínicos de degradação e instabilidade oxi-hemodinâmica

Por mais que a monitorização clínica dos sinais de degradação da perfusão tecidual envolva um conjunto de sinais e sintomas inespecíficos e de sensibilidade limitada, ainda assim são de fácil e rápida interpretação, envolvendo custos e riscos mínimos. Geralmente, esse nível de monitorização é utilizado amplamente, e deve ser realizada, rotineiramente, de acordo com o próprio Consenso Brasileiro de Monitorização Hemodinâmica.[1]

Ainda assim, devemos conhecer as limitações que essa informação fornece, tal qual integrá-las ao contexto clínico do paciente para que seu uso seja feito de forma apropriada em meio ao processo de decisão de monitorização mais avançada, e terapêutica adotada. Sabemos também que, avaliação clínica semiológica é operador-dependente e que, boa parte desses sinais clínicos podem aparecer de forma tardia, quando há importante hipoperfusão tecidual já instalada, como no caso da hipotensão arterial, por exemplo.[1]

Esse nível de monitorização é útil, especialmente quando pretendemos descrever uma condição clínica basal, com o intuito de avaliar os resultados dos outros índices de perfusão ou oxigenação, que serão descritos posteriormente. Temos conhecimento que nenhum método de avaliação de perfusão é definitivo, sendo assim, quando obtemos resultados advindos de qualquer monitor, devemos associar estes dados à monitorização clínica da perfusão tecidual, ou seja, ambos os métodos devem ser somados para que a conduta mais assertiva seja tomada.[1]

Devemos lembrar que o grande passo para o sucesso quando falamos de tratamento dos estados de choque é o reconhecimento precoce da presença de hipoperfusão tecidual, ainda assim, não há um sinal ou sintoma, ou mesmo exame laboratorial que diagnostique choque como fator isolado. Quando correlacionamos achados clínicos, avaliando sinais e sintomas, é importante relevar:[7]

- A hipotensão arterial pode ser um indicador tardio de hipoperfusão tecidual, onde a lesão significativa pode ter ocorrido muito antes do seu surgimento. Aproximadamente 30% do volume circulante pode ser perdido, antes do aparecimento de hipotensão arterial expressiva. Dessa maneira, é preponderante que possamos identificar o estado de choque antes que a hipotensão se instale;[7]
- Um sinal precoce a ser observado é o estreitamento da pressão de pulso, secundária a uma pequena diminuição da pressão sistólica e a elevação da pressão diastólica, que ocorre, em razão do aumento de catecolaminas circulantes. A questão é estar alerta a um grupo de sinais e sintomas que, quando em conjunto a um contexto clínico apropriado, definam um diagnóstico precoce de choque, mesmo que não haja hipotensão arterial significativa;[7]
- Taquicardia só acontecerá após a perda de, em média 15% do volume circulante, mas é importante lembrar que essa resposta pode ser suprimida em pacientes usuários de betabloqueadores ou portadores de marca-passo;[7]
- A presença de livedo e extremidades frias associadas a um tempo de enchimento capilar alargado (maior que dois segundos) sinaliza vasoconstricção reflexa em resposta a hipovolemia, mas pode também ocorrer em situações de doença vascular periférica;[7]
- Rebaixamento do sensório pode surgir precocemente em casos de hipoperfusão, mas também podem representar efeitos colaterais advindos de fármacos ou eventos envolvendo o sistema nervoso central;[7]
- Oligúria e elevação de escórias nitrogenadas não deixam de ser importantes, em relação a diagnóstico e manuseio de estados de choque, mas podem surgir em evidência, em razão do uso de fármacos nefrotóxicos, e outras causas de insuficiência renal, mesmo sem critérios de hipoperfusão;[7]
- Sinais mais básicos como sede e urina concentrada, antecederão a elevação de escórias nitrogenadas e sinalizam estados de hipovolemia de maneira precoce;[7]
- A taquipneia, em especial na ausência de anormalidades à ausculta pulmonar ou imagem radiológica, pode sugerir acidose metabólica, necessitando de compensação respiratória.[7]

Como foi possível observar, existe uma infinidade de fatores que poderão indicar estados de hipoperfusão tecidual, no entanto, o diagnóstico assertivo estará ligado intimamente às associações desses achados mediante a clínica apresentada pelo paciente.

▶ Métodos de monitorização oxi-hemodinâmica

Nossa experiência profissional possibilitou observar que a monitorização e vigilância oxi-hemodinâmica do paciente crítico ou de alta complexidade, internado na UTI, apresenta características específicas, apresentadas a seguir:

- Vigilância clínica e laboratorial contínua;

- Técnicas de monitorização não invasiva (aferição de temperatura, pulso, respiração, saturação periférica de oxigênio e pressão não invasiva) em pacientes semicríticos ou para confirmação de resultados;
- Monitor multiparâmetros, com equipamentos e cabos específicos para monitorização regular e contínua;
- Técnicas avançadas, como o uso de oximetria digital (SpO_2) e capnografia ($ETCO_2$);
- Técnicas invasivas, como pressão arterial invasiva (PAi), que necessita de acesso arterial; pressão venosa central (PVC) ou monitorização hemodinâmica com cateter balão fluxo dirigido (Swan Ganz) que necessitam de acesso venoso central.

Há uma tendência atual na redução de riscos ao paciente, com maior indicação, dentro do possível, de monitorização não invasiva ou minimamente invasiva em detrimento da monitorização invasiva. A avaliação por métodos de monitorização não invasiva tem como vantagens o baixo custo, fácil aplicação; fácil manutenção e fácil disponibilidade. Como desvantagens apresentam demora de medida e dificuldade em condições de baixa perfusão tecidual.[1]

Recomenda-se realizar a monitorização contínua por oximetria de pulso em todo paciente sob suplementação de oxigênio (O_2), ventilação não invasiva ou suporte ventilatório invasivo e nos casos de insuficiência respiratória aguda.[8] A SpO_2 é a porcentagem de oxigênio que o sangue está transportando, comparada com o máximo da sua capacidade de transporte. O ideal é que mais de 89% dos glóbulos vermelhos devam transportar oxigênio.[9] O uso de esmaltes, unhas postiças, em pacientes de pele muito escura, assim como condições de baixa perfusão periférica e extremidades frias podem dificultar a captação do sensor e resultar em mal funcionamento ou erros de leitura.[9]

Os capnógrafos analisam e registram por meio de um sensor aplicado nas vias áreas do paciente, a medida do dióxido de carbono (CO_2) ao final da expiração ($ETCO_2$ *end tidal* CO_2). O $ETCO_2$ estima, com alguma precisão, a pressão parcial de CO_2 do sangue arterial ($PaCO_2$) porque o CO_2 nos alvéolos e nos capilares pulmonares está em equilíbrio. Recomenda-se monitorizar a eliminação CO_2 da respiração em pacientes sob suporte ventilatório, com doenças neurológicas, para confirmação de adequado posicionamento da prótese ventilatória, e em todas as situações de retenção de gás carbônico acima de 50 mmHg. Pode ser utilizado, também, em quadros de distúrbios de ventilação/perfusão para detecção de alterações agudas e monitorização de terapias específicas, por exemplo, terapia trombolítica no tromboembolismo pulmonar (TEP).[8]

A capnografia é utilizada como parâmetro indicativo de acidose respiratória incipiente e como ferramenta no auxílio ao desmame do respirador. O valor normal da capnografia é de 35 a 45 mmHg. Uma diminuição da capnografia pode indicar hipotermia, choque hipovolêmico, diminuição da atividade muscular, anestesia geral, hiperventilação alveolar ou, até um mau funcionamento do equipamento. Uma capnografia com valor zero significa que o paciente não está respirando ou, algumas vezes, pode também representar uma desconexão do equipamento ou mau funcionamento.[10]

A avaliação do quadro clínico por métodos de monitorização invasiva necessita de pessoal especializado tanto para instalação como para manutenção. Pode ser realizada por meio de punção arterial para monitorização da PAi, monitorização da PVC ou monitorização oxi-hemodinâmica invasiva com cateter de Swan Ganz. Tem como vantagens a monitorização contínua e maior precisão, mesmo em condições de baixa perfusão tecidual; e como desvantagens o custo mais alto, o tempo maior de demora para instalação e a possibilidade de complicações.[1]

A monitorização da pressão arterial invasiva (PAi) está indicada para vigilância hemodinâmica contínua, em pacientes com instabilidade e para necessidade de coletas de sangue arterial com maior frequência, sem gerar desconforto para o paciente.[11] Os sítios preferidos para canulação arterial com essa finalidade são: artéria radial, femoral, axilar e dorsal do pé. A escolha é com base na palpação dos pulsos, escolhendo locais com pulsos de melhor amplitude. A primeira opção é a artéria radial; já a artéria femoral é preferida naqueles pacientes com hipoperfusão periférica importante e pulsos pouco palpáveis, como em casos de choque cardiogênico.[11]

A monitorização PVC, traduz a pressão de enchimento do lado direito do coração ou a pré-carga do ventrículo direito, informa dado referente à volemia e infere no enchimento do coração esquerdo de maneira indireta. Em pacientes com patologias que interferem nas pressões do lado direito do coração (insuficiência cardíaca, insuficiência tricúspide, tamponamento cardíaco, doença pulmonar obstrutiva crônica, cardiopatias ou pneumopatias), a PVC não estima o enchimento do ventrículo esquerdo. Nesses casos, se faz necessária a monitorização com o cateter de Swan Ganz, com a medida da pressão capilar pulmonar. O valor normal de PVC é em torno de 2 a 8 mmHg.[11]

A introdução do cateter de Swan Ganz, na prática clínica, iniciou-se em 1970 e revolucionou a abordagem de pacientes críticos com instabilidade hemodinâmica. O procedimento consiste na introdução do cateter, por meio de um acesso central, à beira do leito, guiado por curvas de pressão visualizadas no monitor, as quais orientam o correto posicionamento, durante o procedimento. A presença de um balonete inflável na ponta do cateter facilita seu posicionamento na artéria pulmonar, uma vez que o próprio fluxo sanguíneo o dirige, dispensando, normalmente o uso de fluoroscopia. A radiografia de tórax, realizada posteriormente, mostra a posição correta do cateter.[11]

O objetivo primário é informar características hemodinâmicas dos estados de choque, bem como guiar a terapêutica. Sendo assim, as indicações devem ser bem selecionadas uma vez que se trata de procedimento invasivo que, naturalmente, trará riscos aos pacientes e, portanto, deve ser utilizada quando corretamente indicada e com intuito de fornecer dados adicionais que poderão alterar condutas. Os principais propósitos para a monitorização oxi-hemodinâmica com cateter balão fluxo dirigido (Swan Ganz) são:[11]

- Mensuração de pressões intravasculares e intracavitárias: PVC, pressão de átrio direito (PAD), pressão de artéria pulmonar (PAP) e pressão de oclusão de artéria pulmonar (POAP);
- Determinação do débito cardíaco (DC);
- Determinação de parâmetros oximétricos, como transporte de oxigênio (DO_2) e consumo de oxigênio (VO_2);

- Determinação de parâmetros hemodinâmicos, cálculos derivados: índice cardíaco (IC), volume sistólico (VS), índice de volume sistólico (IVS), resistência vascular pulmonar (RVP), resistência vascular sistêmica (RVS).

Os valores de referência dos parâmetros oxi-hemodinâmicos são bem definidos e serão apresentados no Quadro 12.1.

Quadro 12.1 **Monitorização oxi-hemodinâmica com cateter balão fluxo dirigido ou cateter de artéria pulmonar**

Valores de Referência na Monitorização Oxi-hemodinâmica
Monitorização oxi-hemodinâmica com cateter balão fluxo dirigido (Swan Ganz)
PVC = (2 a 6 mmHg)
PAP = (S = 20 a 29/ M = 6 a 12/ D = 5 a 10 mmHg)
PAOP = (6 a 12 mmHg)
DC = (4 a 6 L/min)
IC = DC/SC (IC = 2,5 a 4 L/min)
VS = DC/FC (60 a 70 ml)
RVS = Produzida pelas artérias e arteríolas (800 a 1400 dynes/sec/cm5)
$RVS = \frac{PAM - PVC \times 80}{DC}$
RVP = Produzida pelas artérias e arteríolas pulmonares (100 a 250 dynes/sec/cm5)
$RVS = \frac{PAPm - POP}{DC}$
DO_2 = Quantidade de O_2 presente no tecido a cada minuto (DO_2 = 1000 mL/min)
VO_2 = Soma de O_2 consumido pelo tecido a cada minuto (VO_2 = 250 mL/min)
SVO_2 = Saturação venosa de O_2 que retorna ao VD (SVO_2 = 60 a 75%)

Fonte: Adaptado de Knobel, Assunção E Fernandes, 2013.11

Para monitorização de pressões invasivas, um cateter intravascular é interligado à um transdutor eletrônico de pressão, por meio de um circuito de polietileno estéril, preenchido com solução salina fisiológica. O diafragma (dome) desse transdutor transforma o impulso mecânico, formado pela onda de pressão intravascular, em sinal elétrico, o qual é amplificado pelo monitor, podendo ser registrado em tela ou papel. Como complicações relacionadas com a presença do cateter intravascular, podem ocorrer: vaso espasmo, trombose, hemorragia ou infecção local e sistêmica, entre outras.[11]

Os principais fatores responsáveis por erros na obtenção de dados oxi-hemodinâmicos são:[11]

- Mobilização ou posicionamento inadequado do paciente no leito;
- Desposicionamento ou posicionamento inadequado de cabos e eletrodos;
- Tosse/esforço respiratório excessivo, alterações na pressão intratorácica, ventilação mecânica;

- Alterações inerentes ao funcionamento da parte eletrônica do monitor e transdutores;
- Interferências térmicas e elétricas do ambiente;
- Calibração interna ou zeragem eletrônica, inadequadas;
- Falhas nas linhas de monitorização de pressão intravascular (linhas ou conexões inadequadas, bolhas de ar) ou posição "zero" de referência (linha axilar média) inadequada ou variável de uma medida para outra.

Embora a monitorização com cateter de artéria pulmonar ainda seja bastante utilizada e tenha indicações específicas,[1] seu uso se encontra em declínio.[12] Estudos têm mostrado que ela não reduz a mortalidade, mesmo quando seu uso está associado à terapia por metas.[13] No entanto, continua sendo visto como padrão ouro, com o qual todos os outros métodos de aferição do débito cardíaco precisam ser comparados.[12]

Novas tecnologias menos invasivas vêm ganhando espaço nas salas operatórias e UTI, porém, ainda é necessária maior experiência e habilidade por parte da equipe multiprofissional para que a aplicabilidade do método e interpretação dos resultados tragam, de fato, benefícios ao paciente. Os monitores minimamente invasivos apresentam como vantagens, medidas contínuas, calibragem mantida e boa correlação com o método de termodiluição, devendo ser a primeira opção em pacientes hígidos. E, como desvantagens, dependem de ritmo cardíaco regular e de boa perfusão periférica, nem sempre presentes em pacientes críticos e instáveis.[12]

A utilização de métodos de imagem na monitorização, como o ecocardiograma, permite avaliar de forma estrutural as alterações que possam contribuir para a instalação ou manutenção do quadro de choque e, portanto, tem sido cada vez mais empregadas. Já a monitorização da microcirculação de forma indireta permite estabelecer metas de apoio terapêutico, que parecem contribuir para redução da mortalidade, especialmente em pacientes sépticos.[12]

A abordagem de métodos de monitorização que permitem predizer a resposta terapêutica, representa um grande esforço no sentido de estabelecer um elo entre a monitorização e a terapêutica.[12] O Quadro 12.2 a seguir apresenta as principais tecnologias e estratégias disponíveis para monitorização oxi-hemodinâmica.

Quadro 12.2 Tecnologias e estratégias para monitorização oxi-hemodinâmica

Monitorização Invasiva	
Tecnologia	Técnica
Cateter Artéria Pulmonar	A aferição do débito cardíaco ocorre por termodiluição, baseada nos princípios de Stewart-Hamilton. Um líquido de temperatura diferente do sangue é injetado na via proximal do cateter e um termistor localizado na ponta do cateter detecta a diferença de temperatura do sangue e calcula o débito de forma intermitente.[12]
Vigilance® optiQ®	Evolução tecnológica que possibilita o aquecimento do sangue na cavidade proximal por filamento elétrico (Vigilance®)[14] ou mola térmica (optiQ®).[15] Permite obter o débito cardíaco contínuo

Continua...

Quadro 12.2 Tecnologias e estratégias para monitorização oxi-hemodinâmica *(continuação)*

Monitorização Minimamente Invasiva	
Tecnologia	Técnica
LiDCO®	O sistema LiDCO® utiliza um complexo algoritmo baseado na força do pulso para calcular o volume sistólico e, portanto o débito cardíaco. A calibração com cloreto de lítio injetado em veia periférica é necessária, construindo, após sua captação no sensor arterial, uma curva de diluição do lítio semelhante à termodiluição. Além do cálculo do débito cardíaco, o monitor permite cálculo do volume sanguíneo intratorácico que pode orientar a terapêutica hídrica em pacientes com síndrome de angústia respiratória aguda ou edema pulmonar cardiogênico. O estudo da morfologia da onda de pulso permite calcular dois importantes índices dinâmicos de monitorização: variação da pressão de pulso (VPP) e variação do volume ejetado (VVE), utilizados para predizer a resposta hemodinâmica a um desafio de volume.[12]
PiCCO®	O sistema PiCCO® utiliza a termodiluição transpulmonar de forma muito semelhante à medida de débito cardíaco pelo CAP. Utilizando-se de infusão de soro em temperatura diferente do sangue no sistema venoso central (exige acesso venoso central), constrói-se uma curva de termodiluição, que permite determinar o débito cardíaco e calibrar o sistema. O termistor está localizado no cateter arterial e as calibrações são feitas usualmente a cada oito horas. A aferição do débito cardíaco contínuo é realizada utilizando a morfologia da curva de pulso arterial, portanto o cateter arterial deve ser inserido preferencialmente na artéria femoral ou axilar, evitando-se assim alterações nesta morfologia. O sistema permite calcular a VPP e a VVE de forma muito similar ao LiDCO®.[12,16]
Vigileo®	O sistema Vigileo®, diferentemente dos sistemas discutidos acima, não necessita de calibração do débito cardíaco e, portanto, não necessita de acesso venoso central ou periférico. A calibração do aparelho é realizada através de algoritmos que envolvem dados antropométricos do paciente (idade, sexo, altura e peso) e a análise da forma do pulso arterial. Além dos dados de débito cardíaco contínuo, o sistema fornece a VPP e a resistência vascular sistêmica.[12]
NICO®	O sistema NICO se baseia na equação de Fick modificada, utilizando o CO_2 expirado como indicador para fornecer o débito cardíaco de forma não invasiva.[17] Em pacientes ventilados mecanicamente é interposto um sistema de reinalação que permite a verificação do CO_2 reinalado comparando-o com o CO_2 em condições normais, aferindo-se indiretamente o débito cardíaco. Pacientes em condições como CO_2 menor que 30 mmHg, ou alterações de espaço morto e de ventilação/perfusão têm o cálculo de débito cardíaco alterado. Portanto, seu uso em pacientes críticos é limitado a pacientes no pós-operatório sem doença pulmonar.[12,17]
Doppler Esofagiano	A monitorização do fluxo da aorta descendente, através da passagem de sonda pelo esôfago, permite a aferição integral da velocidade do fluxo em determinado tempo e assim a aferição do débito cardíaco nesta localização. A contratilidade cardíaca pode ser analisada pelo pico da velocidade de fluxo aórtico e resistência periférica pela análise da morfologia da curva de fluxo.[18]
Monitorização Não Invasiva	
Tecnologia	Técnica
Bioimpedância	A bioimpedância tem como princípio básico a variação de condutividade de uma corrente elétrica de baixa voltagem e alta frequência aplicada ao tórax devido à variação de fluxo sanguíneo em cada ciclo cardíaco. Esta variação é captada por eletrodos localizados na superfície da pele do paciente.[12,19]
Bioreactância	A bioreactância consiste num aprimoramento da bioimpedância permitindo analisar as mudanças de amplitude e frequência dos impulsos elétricos e assim reduzir as interferências elétricas que conduzem a erros. A monitorização fornece dados como débito cardíaco, volume sistólico e contratilidade miocárdica.[12,19]

Continua...

Quadro 12.2 Tecnologias e estratégias para monitorização oxi-hemodinâmica *(continuação)*

Ecocardiograma Transtorácico	A ecocardiografia transtorácica, embora não se preste à avaliação contínua e sim seriada, permite avaliação não só da função cardíaca global e segmentar como também a avaliação de anormalidades nas estruturas valvares e a presença de derrame pericárdico, informações estas que podem ser determinantes em relação à estratégia terapêutica a ser adotada. A avaliação do débito cardíaco através do cálculo do volume sistólico medido no trato de saída de ventrículo esquerdo (integral velocidade-tempo), pode ser utilizada como parâmetro para avaliação das medidas dinâmicas de resposta a volume. A avaliação da função cardíaca pode ser feita através da estimativa visual (eyeball) da fração de ejeção ou através de métodos convencionais como o Simpson.[20]
Monitorização Indireta Microcirculação	
Exames Laboratoriais	Técnica
SvO_2/ vCO_2	A monitorização da saturação venosa de O_2 pode ser feita através da CAP (SvO_2), colhendo o sangue da artéria pulmonar e, mais comumente, utiliza-se a saturação venosa central de O_2 ($SvCO_2$) através de cateter em sistema venoso central, de forma intermitente ou contínua, esta última utilizando o cateter PreSep® acoplado a um monitor Vigilance® ou Vigileo®. Apesar de constituírem medidas diferentes, uma vez que a $SvCO_2$ não leva em conta boa parte da saturação venosa do sistema esplâncnico, seio venoso coronariano e veias tebesianas (diferença de 4-7% para mais na SvO_2), a $SvCO_2$ tem sido utilizada para avaliação da perfusão tecidual global. Valores de 70-75% correspondem a uma taxa de extração de O_2 de 25-30%.[21,22]
Lactato	O metabolismo da glicose produz, em condições normais de oxigenação tissular, piruvato que é utilizado pela mitocôndria na geração de ATP. Durante períodos de hipoxemia, o piruvato é transformado em lactato que é metabolizado pelos rins, fígado e musculatura esquelética. o clearance de lactato, definido como um valor dinâmico da redução do lactato em relação a determinado período, parece ser útil como preditor de mortalidade. Portanto, a utilização do clearance de lactato precoce (redução do lactato nas primeiras 6 horas ≥ 10%) é útil em pacientes críticos e especialmente em pacientes sépticos graves, devendo ser utilizado em conjunto com os outros marcadores de mortalidade.[12,23,24]

Fonte: Adaptado de Silva, 2013.12

A vigilância hemodinâmica do paciente crítico é um importante objeto de estudo e está em constante evolução. Hoje, vários são os equipamentos e tecnologias disponíveis no mercado utilizando diferentes metodologias, com ampla aplicabilidade, em diversas situações clínicas. Cada vez menos invasivos e mais fidedignos, se utilizados adequadamente, podem representar maior segurança ao paciente, intervenções mais acertadas e melhores resultados. Uma importante inovação se trata das plataformas clínicas para monitorização hemodinâmica, um conjunto de equipamentos que, interligados, representam um amplo sistema de monitorização.

A Edwards Lifesciences®, desenvolveu a plataforma EV1000. Quando utilizada com o sensor *FloTrac* (sensor que pode ser instalado em uma linha arterial, que oferece débito cardíaco contínuo, além de vários outros parâmetros hemodinâmicos); com cateteres de oximetria *PreSep* (Cateter venoso central triplo lúmen para oximetria, que monitoriza a saturação venosa central de oxigênio contínua – $SvCO_2$) e com o equipamento *VolumeView* (projetado para avaliar alterações pulmonares agudas e parâmetros volumétricos por meio de termodiluição transpulmonar) a plataforma clínica EV1000 (Figura 12.1) transforma em um sistema de monitorização completo – o *Edwards Critical Care System* – que apresenta uma visão global de parâmetros clinicamente válidos, necessários para apoiar as decisões da equipe multiprofissional.[25]

Com metodologia inovadora e intuitiva apresenta o estado clínico e fisiológico do paciente com associação a suporte visual. Existem opções de telas que descrevem, de fato, eventos fisiológicos, por exemplo, um edema pulmonar. A interface intuitiva da plataforma clínica EV1000 apresenta as informações fisiológicas do paciente de forma clara e simples. Indicadores coloridos comunicam o estado do paciente em segundos, e telas de apoio clínico visual possibilitam reconhecimento imediato e interpretação ampliada de situações clínicas e intervenções, que podem mudar rapidamente o quadro hemodinâmico do paciente.[25]

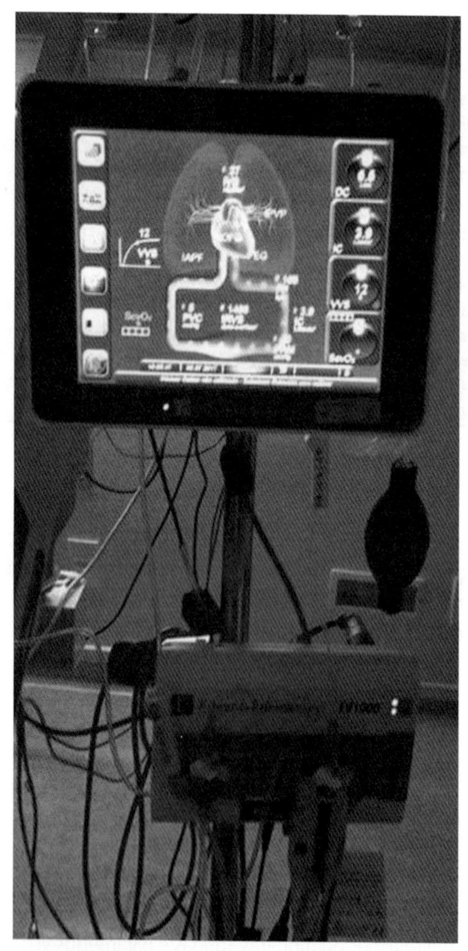

Figura 12.1 Plataforma EV1000 (Foto gentilmente cedida por Andrezza Serpa Franco).

Considerações finais

Como competências profissionais na vigilância oxi-hemodinâmica, o enfermeiro deve ter amplo conhecimento de: anatomia e fisiologia, principalmente cardiovascular e respiratória, do material, métodos e equipamentos utilizados, manutenção de condições e métodos adequados para aferição, reconhecimento de artefatos e fatores que interfiram na acurácia dos resultados, das curvas pressóricas, valores e parâmetros dos dados oxi-hemodinâmicos, e das possíveis complicações.

O grande desafio relacionado com a monitorização hemodinâmica é a associação entre o eixo mais fundamental, que é a vigilância de sinais vitais e as diversas modalidades de monitorizações invasiva, não invasiva e minimamente invasiva do paciente crítico, que possibilitarão ajustes na terapêutica, realizados a partir dos dados obtidos, em busca de uma acurácia, cada vez maior.

A equipe multidisciplinar deve analisar esse conjunto de informações e traçar um curso com as melhores evidências disponíveis. Nenhuma decisão ou conduta deve ser instituída com base em informações obtidas de dados isolados ou analisadas por um único componente da equipe. Todos os parâmetros devem ser interpretados em conjunto com o quadro clínico do paciente. Em caso de dúvidas, deve-se valorizar a clínica que é preponderante e desconfiar da tecnologia ou da metodologia utilizada.

Referências Bibliográficas

1. Dias FS, Rezende E, Mendes CL, Réa-Neto A, David DM, Schettino G, et al. Consenso Brasileiro de Monitorização e Suporte Hemodinâmico, Parte II: monitorização hemodinâmica básica e cateter de artéria pulmonar. Revista Brasileira de Terapia Intensiva. São Paulo Jan./Mar. 2006;18(1): São Paulo Jan./Mar..
2. Nicolau JC, Tarasoutchi F, Rosa LV, Machado FP. Condutas práticas em cardiologia. Barueri (SP): Manole; 2010.
3. Leite CRM. Arquitetura inteligente Fuzzy para monitoramento de sinais vitais de pacientes: um estudo de caso em UTI. Tese de doutorado, Universidade Federal do Rio Grande do Norte. Natal/RN. 2011.
4. Cvach M. Monitor alarm fatigue: an integrative review. Biomed Instrum Technol [Internet]. 2012 Jul-Aug [citado 2012 nov 20];46(4):268-77.
5. Graham KC, Cvach M. Monitor alarm fatigue: standardizing use of physiological monitors and decreasing nuisance alarms. Am J Crit Care [Internet]. 2010 Jan.
6. Pergher AK, Silva RCL. Tempo estímulo-resposta aos alarmes de pressão arterial invasiva: implicações para a segurança do paciente crítico. Revista Gaúcha de Enfermagem. 2014; 35(2):135-141.
7. Réa-Neto A, Rezende E, Mendes CL, David CM, Dias FS, Schettino G et al. Consenso Brasileiro de Monitorização e Suporte Hemodinâmico, Parte IV: Monitorização da Perfusão Tecidual. Revista Brasileira de Terapia Intensiva. São Paulo Abr./Jun. 2006;18(2) São Paulo Abr./Jun. 2006.
8. Associação de Medicina Intensiva Brasileira (AMIB) – Comitê de Ventilação Mecânica da Sociedade Brasileira de Pneumologia e Tisiologia (SBPT) – Comissão de Terapia Intensiva da SBPT. 26 Diretrizes Brasileiras de Ventilação Mecânica – 2013. .
9. Am J Respir Crit Care Med Vol. 184, P-1, 2011 American Thoracic Society (ATS). Versión en línea revisada en diciembre de 2013. Serie de información al paciente de la ATS. Am J Respir Crit Care Med Vol. 184, P-1, 2011. American Thoracic Society. Disponível em: <https://www.thoracic.org/patients/patient-resources/resources/spanish/pulse-oximetry.pdf>. Acesso em: 9 abril 2017.
10. Pereira M, Vilela H, Pina L. Capnografia como método de monitorização ventilatória. Editora Sociedade Portuguesa de Anestesiologia. Rev Soc Port Anestesiol. 2006;14(4):24-28.

11. Knobel E, Assunção MSC, Fernandes HS. Monitorização hemodinâmica no paciente grave. São Paulo: Atheneu; 2013.
12. Silva WO. Monitorização hemodinâmica no paciente crítico. Revista HUPE, Rio de Janeiro, 2013;12(3):57-65. doi:10.12957/rhupe.2013.7531.
13. Connors AF, Speroff T, Dawson NV, Thomas C, Harrell FE Jr, Wagner D, et al. The effectiveness of right heart catheterization in the initial care of critically ill patients. SUPPORT Investigators. JAMA. 1996;276(11):889-97.
14. Schmid ER, Schmidlin D, Tornic M, Seifert B. Continuous thermodilution cardiac output: clinical validation against a reference technique of known accuracy. Intensive Care Med. 1999;25(2):166-72.
15. Monchi M, Thebert D, Cariou A, Bellenfant F, Joly LM, Brunet F, et al. Clinical evaluation of the Abbott Qvue-OptiQ continuous cardiac output system in critically ill medical patients. J Crit Care. 1998;13(2):91-5.
16. Litton E, Morgan M. The PiCCO monitor: a review. Anaesth Intensive Care. 2012 May;40(3):393-409.
17. Young BP, Low LL. Noninvasive monitoring cardiac output using partial CO(2) rebreathing. Crit Care Clin. 2010;26(2):383-92. http://dx.doi.org/10.1016/j.ccc.2009.12.002.
18. Monge MI, Estella A, Díaz JC, Gil A. Minimally invasive hemodynamic monitoring with esophageal echoDoppler. Med Intensiva. 2008;32(1):33-44.
19. Keren H, Burkhoff D, Squara P. Evaluation of a noninvasive continuous cardiac output monitoring system based on thoracic bioreactance. Am J Physiol Heart and Circulatory Physiol. 2007;293(1):H583-9.
20. Rumberger JA, Behrenbeck T, Bell MR, Breen JF, Johnston DL, Holmes Jr DR, et al. Determination of Ventricular Ejection Fraction: A Comparison of Available Imaging Methods. Mayo Clin Proc. 1997;72(9):860-70.
21. Machado FR, Carvalho RBD, Freitas FGR, Sanches LC, Jackiu M, Mazza BF, et al. Saturação venosa central e mista de oxigênio no choque séptico: existe diferença clinicamente relevante? Rev Bras Ter Intensiva. 2008;20(4):398-404.
22. Kasnitz P, Druger GL, Yorra F, Simmons DH. Mixed venous oxygen tension and hyperlactatemia. Survival in severe cardiopulmonary disease. JAMA. 1976;236(6):570-4.
23. Nguyen HB, Loomba M, Yang JJ, Jacobsen G, Shah K, Otero RM, et al. Early lactate clearance is associated with biomarkers of inflammation, coagulation, apoptosis, organ dysfunction and mortality in severe sepsis and septic shock. J Inflamm (Lond). 2010 Jan 28;7:6. http://dx.doi.org/10.1186/1476-9255-7-6.
24. Nichol A, Bailey M, Egi M, Pettila V, French C, Stachowski E, et al. Dynamic lactate indices as predictors of outcome in critically ill patients. Crit Care. 2011;15(5):R242. http://dx.doi.org/10.1186/cc10497.
25. Edwards Lifesciences®. http://www.edwards.com/br/products/mininvasive/pages/ev1000.aspx. Acesso em 22 de maio de 2017.

CAPÍTULO

13 Dispositivos de Assistência Circulatória Mecânica

Tereza Cristina Felippe Guimarães • Ligia Neres Matos

Introdução

Conceitualmente, a insuficiência cardíaca (IC) é considerada uma síndrome clínica de caráter sistêmico, definida como disfunção cardíaca, que ocasiona inadequado suprimento sanguíneo para atender necessidades metabólicas tissulares, na presença de retorno venoso normal ou fazê-lo somente com elevadas pressões de enchimento.[1]

A disfunção cardíaca aguda pode estar relacionada com a isquemia do músculo cardíaco, doença do pericárdio, disfunção das válvulas cardíaca e do sistema de condução. É, usualmente, caracterizada por congestão pulmonar. No entanto, em alguns pacientes o baixo débito cardíaco com hipoperfusão tecidual é a apresentação clínica mais frequente. A IC aguda pode, ainda, ser nova ou em razão da piora da IC preexistente (IC crônica descompensada).[2]

A IC ainda é considerada um problema epidêmico em progressão,[1,3] a despeito das alternativas farmacológicas, cirúrgicas, uso de Dispositivos de Assistência Circulatória Mecânica (DACM) e dos dispositivos cardíacos eletrônicos implantáveis (cardiodesfibriladores implantáveis – CDI e ressincronizadores ventriculares).

A prevalência da IC aumentará em 46%, de 2012 a 2030, de acordo com as projeções, resultando em mais de 8 milhões de pessoas acima de 18 anos de idade com diagnóstico de IC.[3] No Brasil, houve queda consistente da mortalidade por IC no período de 1996 a 2011, em todas as suas regiões geoeconômicas, mas a mortalidade intra-hospitalar é considerada alta (12,66%), sendo as etiologias isquêmicas acometendo 30,1% dos pacientes, e hipertensivas, acometendo 20,3% dos pacientes, consideradas as mais prevalentes. Destaca-se a etiologia chagásica com 11% de prevalência, nesse registro multicêntrico.[4,5]

O mecanismo responsável pelos sintomas e sinais clínicos da IC é decorrente da disfunção sistólica, diastólica ou ambos, acometendo um ou ambos os ventrículos. Nos adultos, cerca de 60% dos casos estão relacionados com a disfunção ventricular esquerda sistólica. A repercussão hemodinâmica apresenta-se com resposta inadequada do débito cardíaco (baixo débito cardíaco) e elevações das pressões pulmonar e venosa sistêmica, resultando em inapropriada perfusão tecidual.[1]

Tópicos Abordados

- Classificação da Insuficiência Cardíaca
- Assistência Circulatória Mecânica – Dispositivos e Estratégias
- Programa de Suporte Circulatório Mecânico – O Segredo do Sucesso

▸ Classificação da Insuficiência Cardíaca

É possível classificar a IC com base na apresentação dos sintomas, proposta pela New York Heart Association (NYHA) e, na progressão da doença, como se pode observar no Quadro 13.1.

Quadro 13.1 Classificação da IC segundo a apresentação dos sintomas e progressão da doença

Classificação (NYHA)	Definição (apresentação dos sintomas)	Classificação	Definição (progressão da doença)
I	Ausência de sintomas (dispneia) durante atividades cotidianas	Estágio A	Pacientes sob risco de desenvolver IC, mas ainda sem doença estrutural perceptível e sem sintomas.
II	Sintomas desencadeados por atividades cotidianas	Estágio B	Pacientes que adquiriram doença estrutural cardíaca, mas ainda sem sintomas.
III	Sintomas desencadeados em atividades menos intensas que as cotidianas ou pequenos esforços	Estágio C	Pacientes com lesão estrutural cardíaca e sintomas atuais ou pregressos de IC.
IV	Sintomas em repouso	Estágio D	Pacientes com sintomas refratários ao tratamento.

Fonte: New York Heart Association (NYHA).

As classificações anteriores permitem avaliar a evolução da doença, com delimitação da piora dos sintomas e a progressão da doença com refratariedade ou não, ao tratamento clínico. Nos casos de refratariedade é válido destacar a presença de sintomas limitantes, reinternações frequentes com comprometimento hemodinâmico, o que caracteriza a IC avançada,[6] definida mediante a apresentação descrita no Quadro 13.2.

Quadro 13.2 Definição de Insuficiência Cardíaca avançada segundo a European *Society of Cardiology*

Sintomas importantes de IC com dispneia e/ou fadiga em repouso ou mínimos esforços (NYHA classe funcional III ou IV).
Episódios de retenção de líquidos (congestão pulmonar e/ou sistêmica ou periférica) e/ou de redução de débito cardíaco em repouso com hipoperfusão periférica.
Importante comprometimento de capacidade física, com incapacidade para realizar exercício, ou distância percorrida no teste de caminhada de 6 minutos < 300 m (a ser ajustado para idade e sexo), ou consumo de oxigênio durante exercício máximo < 14 mL/kg/minuto. Evidência objetiva de disfunção cardíaca importante, incluindo pelo menos FEVE < 30%, ou comprometimento diastólico importante de enchimento ventricular esquerdo com padrão restritivo ou pseudonormal, ou pressão média de enchimento de ventrículo esquerdo (capilar pulmonar) > 16 mmHg, ou pressão média de átrio direito > 12 mmHg, ou aumento importante dos níveis de BNP ou NT-ProBNP.
História de, pelo menos, uma hospitalização nos últimos 6 meses.

Fonte: New York Heart Association (NYHA).

No cenário clínico que a IC avançada se apresenta, uma classificação dos pacientes guiada apenas pela apresentação dos sintomas como a Classe Funcional, pela NYHA, não mais possibilita uma adequada seleção dos pacientes que vão se beneficiar da terapia medicamentosa, CDI, tratamento por ressincronização cardíaca (TRC), transplante cardíaco e dispositivos de assistência circulatória mecânica.

Desde 2006 a *Interagency Registry for Mecanically Assisted Circulatory Support* (INTERMACS), registro americano que concentra informações de mais de 15 mil pacientes de 158 centros de implantes de DACM, utiliza a classificação INTERMACS, descrita no Quadro 13.3, para avaliar o perfil clínico do paciente com IC avançada auxiliando na indicação de estratégias terapêuticas, em especial de DACM.[7] A utilização na prática clínica da classificação INTERMACS é recomendada em diretriz nacional, principalmente pela sua capacidade em classificar os pacientes com alto risco pré-operatório e sugerir o tempo em que a intervenção deva ser realizada. Fatores determinantes que refletem o aumento da gravidade do perfil clínico devem ser considerados, por exemplo, pacientes em uso de assistência circulatória mecânica temporária, internações frequentes e presença de arritmia ventricular.[6]

Quadro 13.3 Classificação de *Interagency Registry for Mecanically Assisted Circulatory Support* (INTERMACS)

Perfil	Descrição	Estado hemodinâmico	Tempo para intervenção
1	Choque cardiogênico grave	Hipotensão persistente, apesar do uso de inotrópicos e BIA associada à disfunção orgânica	Horas
2	Declínio progressivo, apesar do uso de inotrópico	Declínio da função renal, hepática, nutricional e lactatemia, a despeito do uso de agentes inotrópicos em doses otimizadas	Dias
3	Estável à custa de inotrópico	Estabilidade clínica em vigência de terapia inotrópica, mas com histórico de falência do desmame	Semanas a meses
4	Internações frequentes	Sinais de retenção hídrica, sintomas ao repouso e passagens frequentes a Unidades de Emergência	Semanas a meses
5	Em casa, intolerante aos esforços	Limitação marcante para atividades, porém confortável ao repouso, a despeito de retenção hídrica	Urgência variável, dependente do estado nutricional e do grau de disfunção orgânica
6	Limitação aos esforços	Limitação moderada aos esforços e ausência de sinais de hipervolemia	Urgência variável, dependente do estado nutricional e do grau de disfunção orgânica
7	NYHA III	Estabilidade hemodinâmica e ausência de hipovolemia	Sem indicação

Fonte: New York Heart Association (NYHA).

▶ Assistência Circulatória Mecânica – Dispositivos e Estratégias

A abordagem terapêutica dos pacientes com IC avançada deve iniciar com correção de causas reversíveis, quando presentes, avaliação para transplante e em seguida, para implante dos DACM temporários ou de longa permanência.[6] Para pacientes com IC crônica ou aguda refratários ao tratamento clínico os DACM podem ser utilizados como o objetivo de manter adequada perfusão tecidual.[8]

A classificação dos DACM em temporários ou de longa se dá pelo tempo de permanência após implante. Respeitando as particularidades de cada DACM temporário, eles podem permanecer de 7 a 30 dias. Já os dispositivos de longa permanência são indicados para pacientes com IC crônica, em fase avançada, como ponte para transplante ou terapia de destino.[6] No Quadro 13.4 pode-se observar as características de cada DACM temporário, utilizados no Brasil.

Quadro 13.4 **Características dos DACM temporários**

	BIA	ECMO	TandermHeart	Impella 5.0®	Centrimag®	EXCOR®
Mecanismo	Pneumático	Centrífugo	Centrífugo	Axial	Centrífugo	Pulsátil
Via de acesso	Percutâneo	Percutâneo/ toracotomia	Percutâneo	Dissecção	Toracotomia	Toracotomia
Cânula	7-9 F	18-21F Inflow 15-22 F Outflow	21 F Inflow 15-17 F Outflow	21 F	24-34 F	27-48 F Inflow 36-48 F Outflow
Técnica de inserção	Aorta descendente via artéria femoral	- Inflow: AD via veia femoral ou jugular / AD - Outflow: aorta ascendente via artéria femoral/ Toracotomia: AP ou Aorta ascendente	- Inflow: AE via veia femoral e transfixação do septo interatrial - Outflow: artéria femoral	Inserção retrógrada no VE via artéria femoral	- Inflow: AE/VE ou AD - Outflow: Aorta ascendente ou AP	- Inflow: VE ou AD - Outflow: Aorta ascendente ou AP
Suporte hemodinâmico	0,5 L/min	> 4,5 L/min	4 L/min	5,0 L/min	Até 8-10 L/ min	Até 8 L/min

BIA: balão intra-aórtico; ECMO: membrana de oxigênio de extracorpórea; AD: átrio direito; AP: artéria pulmonar; AE: átrio esquerdo; VE: ventrículo direito.

Fonte: Sociedade Brasileira de Cardiologia (SBC), 2016[6].

Os pacientes em choque cardiogênico devem ser inicialmente tratados com DACM temporário, de modo que uma terapia mais definitiva possa ser planejada.[8]

A estratégia da utilização dos DACM temporários para recuperação ou manutenção das funções orgânicas para pacientes que se encontram em INTERMACS 1, 2 e 3, seja para o Transplante Cardíaco (TC) ou para o uso de outros DACM deve ser bem estabelecida, considerando a estrutura organizacional do centro de implante/centro transplantador.

A utilização do suporte em pacientes que são elegíveis e listados para TC, e que tem um DACM temporário implantado é denominada ponte para transplante. Para os pacientes não elegíveis ao TC a utilização do DACM temporário é chamada de ponte para ponte (DACM de longa permanência), ponte para recuperação e ponte para decisão, por exemplo, em pacientes após parada cardiorrespiratória, em que a necessidade do suporte se dá pelo alto risco de morte por falência cardíaca. Há, ainda, casos de pacientes em que o DACM pode ser uma alternativa para que pacientes possam se tornar elegíveis, por exemplo, em pacientes com hipertensão pulmonar.[6,8]

Deve-se considerar na fase pré-implante de DACM temporários a ausência de comorbidades graves, que limitem o prognóstico, como neoplasias, doença pulmonar, doença hepática, discrasias sanguíneas e doença neurológica e/ou psiquiátrica, como também as situações que limitam a eficiência e o implante dos DACM, como trombose ou tumores intracardíacos extensos, insuficiência aórtica sem correção cirúrgica, dissecção de aorta e insuficiência arterial periférica.[6]

As complicações relacionadas com a utilização dos DACM temporários envolvem desde a técnica de inserção (percutâneo ou toracotomia), tempo de uso, a necessidade de anticoagulação, o risco de infecção, dentre outros. Já as complicações relacionadas com o uso da ECMO (Oxigenação por Membrana Extracorpórea) em pacientes com choque cardiogênico, destacam-se: trombose (1-22%); sangramento e coagulopatia, incluindo hemólise (5-79%); isquemia (13-25%); infecção (17-49%); e eventos neurológicos (10-33%).[9]

Nesse sentido, os cuidados relacionados com a avaliação periódica da perfusão do membro, onde foi realizada a canulação, utilização de protocolo de anticoagulação, troca dos curativos dos sítios de inserção das cânulas com barreira máxima, manutenção das boas práticas na prevenção de infecção de corrente sanguínea, pneumonia associada à ventilação mecânica e manutenção de suporte nutricional são fundamentais na manutenção do suporte e redução dos riscos inerentes à terapia.

Evolutivamente, os DACM sofreram mudanças na qualidade da engenharia, ao longo do seu desenvolvimento com aprimoramento mecânico, elétrico, *software* e composição (material biocompatível). Essas alterações estavam relacionadas com os desfechos negativos dos primeiros implantes e, em 1984, obteve-se o primeiro sucesso de um transplante cardíaco em paciente com DACM pulsátil (NOVACOR® – World Heart Corp., Oakland, California), utilizado como ponte para transplante e, desde então, novas tecnologias foram desenvolvidas com o objetivo de tornar os DACM funcionais e com menor custo.

Os dispositivos pulsáteis iniciais, ao mesmo tempo em que melhoravam a sobrevida e o débito cardíaco, eram dispositivos grandes e volumosos, com durabilidade e propensão para trombose e, como tal, tinham aplicação limitada em todo o mundo. No início dos anos 1990, a U.S Food and Drug Administration (FDA) acompanhou vários ensaios clínicos multicêntricos de DACM, como ponte para TC e, em 1994, aprovou o uso do primeiro DACM.[10]

Uma vez que a baixa oferta de coração não correspondia ao número de pacientes que aguardavam um TC, os DACM pulsáteis, chamados de primeira geração, foram desenvolvidos com o objetivo de oferecer maior sobrevida e qualidade de vida, para essa população de pacientes com IC avançada, como terapia de destino.[10] Mas, foi em 1996, como o *Randomized Evaluation of Mechanical Assistance for the Treatment of Congestive Heart Failure* (REMATCH) *Trial,* que o conceito dos DACM de longa permanência foi melhor definido. Os dados do REMATCH, reportados em 2001, demonstraram benefício no primeiro e segundo ano com DACM

(*HeartMate* VE LVAD®), comparado com a terapia medicamentosa em pacientes com IC avançada não candidatos ao transplante cardíaco.[11]

Os dispositivos de fluxo contínuo foram desenvolvidos posteriormente aos pulsáteis e, desde 1998, há relatos de estudos clínicos com o uso de dispositivos axiais como Jarvik 2000®, em 1999, e HeartMate II®, em 2000. Nesses DACM de fluxo axial contínuo, conhecidos como segunda geração, o sangue entra em contato com uma pequena turbina (parte móvel do dispositivo) em direção única, diferente dos DACM de fluxo centrífugo contínuo, conhecidos como de terceira geração como o HVAD® (*HeartWare*), *DuraHeart* LVAS® (*Terumo*) e *HeartMate* III® (*St Jude Medical*), que por levitação magnética ou hidrodinâmico, o fluxo de sangue é direcionado para a cânula de *outflow*.[10-12] A vantagem dos dispositivos centrífugos é que são menores e podem ser implantados diretamente no ventrículo esquerdo.[13] As principais características dos DACM de fluxo contínuo são apresentados no Quadro 13.5 a seguir.

Quadro 13.5 **Principais características dos dispositivos de fluxo contínuo de longa permanência**

	HeartMate II®	HeartMateIII®	HeartWare®
Mecanismo	Axial	Centrífugo/levitação magnética	Centrífugo/levitação magnética e hidrodinâmica
Rotação (rpm)	8.000-10.000	3.000-9.000	1.800-4.000
Fluxo	3,0-10 lpm	2,5-10 lpm	Até 10lpm
INR	2,0-3,0	2,0-3,0	2,0-3,0

RPM: rotação por minuto; INR: razão normalizada internacional; LPM: litros por minuto.
Fonte : Sociedade Brasileira de Cardiologia (SBC), 2016[6].

No Brasil os DACM *HeartMate* II®, Incor® e HVAD® (*HeartWare*) são aprovados pela Agência Nacional de Vigilância Sanitária (ANVISA).[6]

As considerações pré-implante dos DACM incluem avaliações da função renal, hepática, hematológica, nutricional e hemodinâmica (avaliação da função ventricular direita, pressão atrial direita e resistência vascular pulmonar). Exames de imagem complementares, como Raio X, Doppler de carótidas (se história de doença coronariana ou idade superior a 50 anos), tomografia de tórax ou abdominal (se cirurgia prévia), ultrassonografia abdominal para pesquisa de aneurisma de aorta abdominal (se idade superior a 60 anos) e colonoscopia, também devem ser considerados.[6,14]

Segundo dados divulgados pelo INTERMACS, de implantes primários de DACM de longa permanência, realizados de 2006 a setembro de 2016, as complicações com maiores taxas em pacientes com até três meses após o implante foram: sangramento (17,63%), infecção (15,17%) e arritmias (11,06%). Nos pacientes com período superior a três meses, as taxas de infecção e sangramento corresponderam a 4,04% e 3,31%, respectivamente. A taxa de reospitalização foi de 21,74%, em até três meses e, 16,08% após três meses de implante.[7]

▶ Programa de Suporte Circulatório Mecânico – O segredo do Sucesso

É constituído por: cirurgião, cardiologista clínico, especialista em IC avançada e enfermeiro, coordenador de ventrículo artificial. Esses profissionais devem reunir todas as informações e solicitar os pareceres da equipe multidisciplinar como nutricionista, psicólogo, farmacêutico e fisioterapeuta, para construção do plano de cuidado dos pacientes submetidos ao implante do DACM.[6]

O enfermeiro coordenador de ventrículo deve participar da construção do plano de cuidado do paciente na fase ambulatorial (pré-operatória) com avaliação do paciente e cuidador, implante, pós-operatório – internação e ambulatorial.[6,15] Na fase ambulatorial pré-operatória, a aplicação dos cuidados relacionados com a insuficiência cardíaca, avaliação da autonomia para o autocuidado, da qualidade de vida e apresentação dos itens do sistema de assistência ventricular são fundamentais para construção do plano de cuidados.

A visita domiciliar é um requisito fundamental na organização dos itens do sistema, que precisam ficar conectados à energia elétrica, nas orientações relacionadas com a prevenção de quedas, adequação do banheiro e para solicitação de parecer para eletricista.

No implante, o enfermeiro coordenador de ventrículo é responsável pela checagem do material necessário para o procedimento, preparo da bomba, configuração dos controladores, ajuste da rotação em coordenação com o anestesista e cirurgião e, transferência para a unidade de pós-operatório.

A aplicação do plano de cuidados no pós-operatório imediato de pacientes com DACM deve considerar a monitorização hemodinâmica com metas estabelecidas pelo time de suporte (pressão arterial média < 90 mmHg, pressão venosa central < 16 mmHg, fluxo no DACM que garanta o índice cardíaco > 2,0 L/min/m²), desmame de vasopressores e inotrópicos, sem prejuízo da função ventricular direita, aplicação do protocolo de anticoagulação com a utilização de heparina não fracionada e anticoagulante, até alvo do INR (2,0-3,0), suporte nutricional, manejo do volume de fluidos como prevenção de sobrecarga do ventrículo direito, avaliação ecocardiográfica para ajuste da rotação do DACM, prevenção de infecção com rotina de troca diária do curativo do óstio da linha de saída (*driveline*) utilizando barreira máxima para esse procedimento.[6,15,16]

O preparo para a alta deve começar, assim que o paciente apresentar condições clínicas para início dos treinamentos. A educação do paciente e do cuidador para alta contempla treinamentos para conhecimento dos itens do sistema de assistência ventricular implantado, conhecimento dos alarmes, utilização das fontes de energia, realização da troca do curativo da linha de saída pelo paciente e/ou cuidador, realização da troca do controlador e ações em situações de emergência.[6] Para que o paciente tenha alta hospitalar ele deve obrigatoriamente cumprir o cronograma de treinamento com o enfermeiro coordenador de ventrículo.

O acompanhamento ambulatorial pós-implante tem como objetivo acompanhar os pacientes com realização de consultas seriadas. Nessas consultas são realizadas a avaliação clínica e laboratorial (LDH, Hemoglobina, hematócrito e INR), eletrocardiograma, verificação da pressão arterial, envio do *logfile* (dados armazenados pelo DACM) para análise retrospectiva de parâmetros do dispositivo, troca do curativo do óstio da linha de saída e treinamentos relacionados ao sistema de assistência ventricular.[6,15]

A melhora da qualidade de vida é um dos objetivos da utilização dos DACM. A aplicação de questionários de qualidade de vida como o *Minnesota Living With Heart Failure Questionnaire* e o *Kansas City Cardiomyopathy Questionnaire* são recomendados na fase pré-operatória e de forma seriada no pós-operatório.[17]

Considerações Finais

O gerenciamento de equipamentos dos DACM é realizado pelo enfermeiro coordenador de ventrículo, inicia-se no momento do implante com a rastreabilidade dos itens do sistema de assistência ventricular e segue com o armazenamento dos itens do sistema, considerando a necessidade de troca de baterias, checagem anual do sistema e na notificação de mau funcionamento do dispositivo por paciente. No entanto, consideramos imprescindível a construção de um programa de suporte circulatório mecânico, com protocolos estruturados e rotinas de acompanhamento, muito bem definidos.

Referências Bibliográficas

1. Sociedade Brasileira de Cardiologia (SBC). III Diretriz Brasileira de Insuficiência Cardíaca Crônica. Arq Bras Cardiol.2009;93(1 supl1):1-71.
2. Sociedade Brasileira de Cardiologia (SBC). II Diretriz Brasileira de Insuficiência Cardíaca Aguda. Arq Bras Cardiol.2009;93(3 supl.3):1-65.
3. Amerincan Heart Association (AHA). Heart Disease and Stroke Statistics – 2016 Update. Circulation, 2016.
4. Gaui EN, Oliveira GMM, Klein CH. Mortalidade por insuficiência cardíaca e doença isquêmica do coração no Brasil de 1996 a 2011. Arq Bras Cardiol. 2014;102(6)557-565.
5. Albuquerque DC, Neto JDS, Bacal F, Rohde LEP, Pereira SB, Berwanger O. I Registro Brasileiro de Insuficiência Cardíaca – Aspectos clínicos, qualidade assistencial e desfechos hospitalares. Arq Bras Cardiol.2014. [online].ahead print, PP.0-0.
6. Sociedade Brasileira de Cardiologia (SBC). Diretriz de Assistência Circulatória Mecânica da Sociedade Brasileira de Cardiologia. Arq Bras Cardiol 2016; 107 (2 Supl II): 1-33.
7. Interagency Registry for Mechanically Assisted Circulatory Support (INTERMACS). Quarterly Statistical Report. 2016.
8. Ponikwoski P, Voos AA, Awker SD, Bueno H, Cleland JGF, Coats AJS. ESC Guidelines for the diagnosis and treatment of acute and chronic heart faiulre. Eur Heart J, 2016. doi:10.1093/eurheartj/ehw128.
9. Mehta H, Eisen HJ, Cleveland J. Indications and complications for VA-ECMO for cardiac failure. American College of Cardiology, 2016.
10. Frazier OH, Kirklin JK. Mechanical Circulatory Support. In: Frazier OH, Kirklin JK. Developmental History of Mechanical Circulatory Support. 2006;1: 1-8.
11. Rose EA, Gelijns AL, Moskowitz AJ, Heitjan DF, Stevenson LW, Dembitsky W. Long-term use of a left ventricular assist device for end stage heart failure. N Engl J Med. 2000: 345(20):1435-43.
12. Netuka I, Sood P, Pya Y, Zimpfer D, Krabatsch T, Garbade J. Fully Magnetically Levitated Left Ventricular Assist System for Treating Advanced Heart Failure. Jam Coll Cardiol. 2015; 66 (23): 2579-89.
13. James EA, O'Connell JB. Ventricular assist devices in advanced stage heart failure. In: Kyo S. The state of ventricular assist device therapy today. Japan: Springer; 2004. p. 23-31.

14. Slaughter MS, Pagani FD, Rogers JG, Miller LW, Sun B, Russell SD. Clinical management of continuous – flow left ventricular assist devices in advanced heart failure. J Heart Lung Transplant. 2000; 29(4):5-39.
15. The International Society for Heart and Lung Transplantation (ISHLT). Adult Cardiothoracic Transplant Nursing: An ISHLT Consensus Document on the Current Adult Nursing Practice in Heart and Lung Transplantation. J Heart Lung Transplant.2015: 34(2).139-48.
16. The International Society for Heart and Lung Transplantation (ISHLT). The 2013 The International Society for Heart and Lung Transplantation Guidelines for mechanical circulatory support: Executive summary. J Heart Lung Transplant. 2013; 32(2):158-187.
17. Adamson RM, Stahovich M, Chillcott S, Baradarian S, Chammas J, Jaski B, et al. Clinical strategies and outcomes in advanced heart failure patients older than 70 years of age receiving the HeartMate II left ventricular assist device: a community hospital experience. J Am Coll Cardiol 2011;57:2487

CAPÍTULO

14 Gerenciando a Terapia Intravenosa na Unidade de Terapia Intensiva

Ana Paula Amorim Moreira • Francimar Tinoco de Oliveira

Introdução

Na unidade de terapia intensiva (UTI) a terapia intravenosa (TIV) é imprescindível, como parte integrante do cuidado e tratamento do paciente crítico, dependente de suporte farmacológico. Sua execução está atrelada a presença de equipes competentes, ao uso de tecnologias, a escolha do dispositivo e do acesso adequados, a terapia proposta e a avaliação do "Capital venoso" que é definido como o conjunto de todos os vasos potencialmente utilizáveis do sistema circulatório venoso, para fins terapêuticos e/ou diagnósticos.[1]

O capital venoso de um paciente é limitado, não permite punções repetidas sem danos, utilizá-lo repetidamente o extingue, é insubstituível e único para toda a vida, seu estado limita decisões terapêuticas e influencia na qualidade de vida do paciente sujeito à TIV.[1] Sua administração adequada, garantindo a integridade e disponibilidade futuras é denominada "Gestão do Capital Venoso", conhecimento atual e relevante, visto que a complexidade da TIV na UTI eleva a carga de trabalho de enfermagem.[1,2]

O acesso venoso pode ser: periférico, por meio de punção de veias nos braços, mãos, pernas ou pés (essas duas últimas regiões costumam ser utilizadas apenas em unidades pediátricas) utilizado por curto espaço de tempo ou em terapias intermitentes; e central, por meio de punção das veias subclávia, jugular interna e femoral.[3]

Dada a maior frequência de utilização de acessos venosos centrais nas UTI, este capítulo abordará apenas os cateteres venosos centrais (CVC) objetivando tratar aspectos relativos a definições e tipos de CVC, destacar pontos de importância na inserção, manutenção e retirada deste dispositivo, abordar a prevenção da infecção da corrente sanguínea, o uso de tecnologias na TIV e a importância do treinamento e capacitação profissional.

Tópicos Abordados

▸ Cateter Venoso Central

Dispositivo inserido na circulação central, ou seja, dentro do terço inferior da veia cava superior, próximo a desembocadura do átrio direito.[3] Outra descrição define-o como aquele, cuja extremidade estiver posicionada em um grande vaso, incluindo as artérias aorta e pulmonar, veias cava superior e inferior, braquiocefálicas, jugulares internas, subclávias, ilíaca externa e femoral comum.[4]

Indicado na TIV de longa duração, em condições de impossibilidade de acesso à rede venosa periférica, em pacientes que necessitam de: grande volume de fluidos; monitorização hemodinâmica invasiva; administração de medicações hipertônicas, irritantes com extremos de pH e osmolaridade; nutrição parenteral; administração de múltiplas drogas através de múltiplos lumens; hemodiálise; quimioterápicos; sangue e hemoderivados e, antibioticoterapia prolongada.[3]

Dividem-se em dois tipos, de curta ou longa permanência estes se subdividem em duas categorias: cateteres tunelizados e cateteres totalmente implantados.

Outra definição dos tipos de CVC é: cateteres não tunelizados; cateteres tunelizados; cateteres totalmente implantados e Cateteres Centrais de Inserção Periférica (CCIP) ou *Peripherally Inserted Central Catheter* (PICC).[3,5] Esse último, é uma alternativa nas terapias de duração intermediária a longa (de sete dias a meses), pode ter um a múltiplos lumens, variando em calibre (16 a 24 Gauge) e comprimento (40 a 65 cm). Inserido por veia periférica, geralmente a cefálica ou a basílica, até o terço médio da veia cava superior. Cateter de fácil manutenção, associado com menor incidência de complicações mecânicas quando comparado ao CVC de curta permanência. Sua inserção é um procedimento de alta complexidade técnica, privativo aos enfermeiros ou médicos, desde que possuam capacitação específica.[1]

▶ Cateter Venoso Central não Tunelizado de Curta Permanência

Cateteres instalados nos vasos centrais através de venopunção direta (inserção direta no vaso pela pele), isentos de porção que permaneça em túnel subcutâneo antes de sair do corpo, não possuem mecanismos para prevenção de colonização extraluminal. Recomendados quando há necessidade de acesso central por curtos períodos (10 a 14 dias), de onde deriva sua denominação. Trata-se do CVC mais empregado nas UTI, sendo responsável por cerca de 90% das infecções da corrente sanguínea associada a cateteres.[3,6]

Pode apresentar de um a múltiplos lumens, com alto fluxo interno, suas saídas são localizadas em diferentes pontos do corpo do cateter, por exemplo: distal, medial e proximal. Quanto maior o número de lumens, maior é a associação com o aumento do risco para infecção, assim, a escolha do CVC deverá estar associada à clínica do paciente e o tipo de TIV.[1,3,5]

Os diâmetros internos destes lumens são variados, e sua escolha para as administrações intravenosas deverá atender o seguinte:[3]

- Lúmen de maior diâmetro – Soluções hipertônicas ou viscosas;
- Lúmen distal – Substâncias vesicantes;
- Lúmen proximal – Destinado à coleta de sangue, quando necessário.

Podem apresentar de 10 a 30 cm de comprimento, com diâmetro de 4 a 20 *French* (Fr = mm × 3), radiopacos e não trombogênicos, confeccionados de poliuretano, silicone ou hidrogel elastomérico, alguns têm revestimento de agentes antimicrobianos para diminuir o risco de infecção.[3]

Para prevenir a resistência microbiana, cateteres com selamento (Lock)[(1)], recobertos ou impregnados[(2)] poderão auxiliar no controle de infecções apenas, quando essas taxas forem elevadas, a despeito da adesão as estratégias vigentes.[6,7]

▶ Inserção

Para a inserção do CVC o médico deverá ser assessorado pelo enfermeiro e, ambos deverão atender os protocolos atuais. Segundo a ANVISA, o enfermeiro pode ter autonomia para suspender o procedimento eletivo caso não haja adesão às recomendações.[7]

Com o objetivo de reduzir as taxas de infecção da corrente sanguínea relacionada a cateter e controlar sua incidência, o Institute for Healthcare Improvement (IHI), criou um pacote de intervenções baseadas em evidências, denominado *Bundle* do CVC que quando implementadas em conjunto resultam em melhores resultados que quando implementadas individualmente. Seus itens são[7]:

[1] Preenchimento do(s) lúmen(s) com solução antimicrobiana em altas concentrações, contra a formação de biofilmes bacterianos;[7]

[2] Recobertos com antissépticos (sulfadiazina de prata e clorexidina), impregnados por antimicrobianos (minociclina e rifampicina).[7]

1. Higienização das mãos;
2. Precaução de barreira máxima;
3. Antissepsia da pele com clorexidina;
4. Seleção do melhor local para passagem do CVC (evitando a cateterização da veia femoral em adultos);
5. Revisão diária da necessidade de permanência do CVC, retirando os que não têm mais indicação de permanência.

Destaca-se que os itens que compõem a precaução de barreira máxima (recomendação AI) são gorro, máscara, avental estéril de manga longa, luvas estéreis e campo estéril ampliado no momento da inserção. No Brasil, essas medidas são orientadas através da ANVISA.[7]

A utilização do *Bundle* gera melhorias na estruturação dos processos, na qualidade assistencial e promove a segurança do paciente, mas, seu êxito está condicionado ao comprometimento dos profissionais envolvidos, pois na ausência de uma cultura de segurança institucional os *checklists e Bundles* estarão destinados ao fracasso.[8,9]

Um estudo australiano aponta que o seguimento do *Bundle* de inserção do CVC promoveu um tempo de permanência mais seguro para os primeiros nove dias, nos CVC de curta permanência e, até o sétimo dia para cateteres de diálise.[10]

▶ Medidas Preventivas na Inserção

A formação de uma equipe única, treinada e exclusiva é indicada para os cuidados com os acessos vasculares, assim como a educação e treinamento das equipes responsáveis pela inserção e manutenção dos cateteres.[6]

Proceder à higienização das mãos, prévia a punção, com água e sabão líquido antisséptico (gluconato de clorexidina 2% ou PVPI 10%) ou preparação alcoólica para as mãos, em seguida utilizar precaução de barreira máxima incluindo óculos de proteção.[6]

No preparo da pele não realizar tricotomia com lâminas de barbear, em razão do risco de lesões e infecção. Pelos em excesso poderão ser aparados com tesoura ou tricotomizador elétrico e, a degermação da pele antes da antissepsia com clorexidina alcoólica 0,5 ou 2% poderá ser considerada para a redução da sujidade.[6]

Recomenda-se o uso do ultrassom para reduzir o número de tentativas de canulação e complicações mecânicas, assim como nas situações de dificuldade técnica na inserção.[6,7]

Dar preferência para inserção em veia subclávia, exceto para os cateteres de hemodiálise, cujos locais mais indicados para inserção são as veias jugular e femoral, pelo alto risco de estenose, apresentado pela veia subclávia.[6,7]

Não há recomendação de troca por tempo de sua permanência dos CVC de curta permanência e cateteres de hemodiálise. A troca de cateter por fio guia deveria ser realizada apenas em complicações não infecciosas, como ruptura e obstrução, optando-se, sempre que possível, por nova punção. Cateteres inseridos em condições de urgência deverão ser trocados em até 48 horas.[6,7]

▶ Manutenção

Após a inserção do CVC e a cada troca do curativo (cobertura), realizar ampla antissepsia do local da inserção do cateter com gluconato de clorexidina alcoólica (0,5 a 2%). Solução fisiológica 0,9% poderá ser utilizada previamente a clorexidina para limpeza de sujidade, coágulos ou crostas. Após a antissepsia aplicar curativo estéril, datando-o e assinando-o.[6,7]

Os curativos objetivam, além de proteger o local da punção e reduzir a possibilidade de infecção, auxiliar na fixação promovendo a prevenção de dano ao vaso, por meio da estabilização do cateter.[6,7]

O procedimento de troca do curativo requer técnica asséptica, sendo necessário inspecionar e palpar diariamente o local de inserção do cateter. Em casos de sangramento no local de inserção, pacientes com discrasias sanguíneas ou com sudorese excessiva dar preferência ao curativo padrão (gaze de algodão estéril e fita adesiva estéril) e à membrana transparente semipermeável (MTS).[6,7]

Substituir o curativo padrão a cada 48 horas e das MTS a cada sete dias. Trocas antes desses períodos se darão caso encontrem-se sujos, deslocados ou úmidos.[6] Os protocolos institucionais poderão indicar a troca do curativo padrão a cada 24 horas. A equipe deve ser orientada a proteger todos estes curativos da umidade, assim como os cateteres e conexões, durante o banho.[6,7]

Os CVC devem ser mantidos, preferencialmente, com infusão contínua, mas, em condições de restrição volêmica rigorosa poderão ser utilizados de forma intermitente.[6] Seus sistemas de infusão deverão ser trocados conforme o tipo de solução parenteral a ser administrada:[7]

- Infusão contínua – 96 horas
- Infusões intermitentes; Nutrição parenteral; Emulsões lipídicas – A cada 24 horas
- Sangue e hemocomponentes – Troca a cada bolsa

Conectores, dânulas (torneirinhas), tubos extensores, extensores multivias, deverão, preferencialmente, ser confeccionados em material transparente com conexão do tipo *luer lock* e trocados com os sistemas de infusão. Substituição do cateter e de todo sistema de infusão ocorrerá na suspeita ou confirmação de infecção primária da corrente sanguínea.[6,7]

Considerar no preparo das medicações a higienização das mãos, a desinfecção das superfícies, a manipulação com técnica estéril dos frascos de multidose e, a observação do fluido parenteral. Não utilizar soluções turvas, com precipitação ou corpo estranho, notificando o serviço responsável de acordo com a política institucional.[6,7]

Utilizar preferencialmente soluções parenterais em bolsa colabável, transparente, que permita o escoamento total de seu conteúdo sem necessidade de desconexão do sistema e, frascos (soluções e medicações) de dose unitária.[6,7]

Previamente a administração medicamentosa, a higienização das mãos e a desinfecção com álcool 70% ou clorexidina alcoólica das conexões dos sistemas de infusão são mandatórias.[6,7]

▶ Complicações da Inserção, Manipulação e Uso do CVC

Entre os pacientes submetidos à cateterização venosa central, 15% apresentam algum tipo de complicação, mecânicas e/ou infecciosas. As principais são: infecção, sepse, trombose venosa, punção arterial, pneumotórax e hemotórax, sobrecarga circulatória, edema pulmonar, embolia gasosa, choque por infusão rápida e embolia por cateter.[1]

Os riscos dessas complicações são multifatoriais e divididos em quatro categorias:[3]

- Relacionados ao cateter: tipo do cateter, utilização, especificações de desenho do cateter, propriedades mecânicas e antibacterianas do material de confecção do dispositivo;
- Relacionados ao paciente: gravidade da doença de base, anatomia do paciente, imunocompetência e uso de medicações;
- Relacionados ao local de inserção do cateter: veias jugular, subclávia, femoral ou outras;
- Relacionados ao uso do cateter e ao cuidado dos profissionais: posição, experiência da equipe que introduz o CVC, antissepsia, finalidade de uso do CVC e qualidade do cuidado.

▶ Retirada

Procedida quando houver suspeita de infecção, ocorrência de complicações ou término da terapia prescrita, observando-se a dependência dos pacientes críticos as medicações infundidas e a necessidade da prévia inserção de um novo cateter.[3]

O enfermeiro poderá retirar os CVC de curta permanência e o PICC, CVC tunelizados e, totalmente implantados, deverão ser retirados pela equipe médica em Centro Cirúrgico.[1]

Após o preparo do ambiente e do material necessário, o paciente deverá ser colocado, se possível, em posição supina, com a cabeceira baixa; retirar o curativo; realizar antissepsia do local de inserção do CVC; soltar a fixação e tracionar, delicadamente, o cateter; atentar à prevenção de embolia; aplicar compressão no local até completa hemostasia (minimamente 2 minutos); realizar curativo; observar o local (possíveis sangramentos), a extensão completa e aspecto do cateter e as condições do paciente.[1,3]

Caso haja resistência durante a tração deve-se parar o procedimento, comunicar a equipe médica e solicitar radiografia de tórax para checagem de posicionamento e dobras no CVC.[1,3]

Observar o padrão respiratório do paciente por aproximadamente 30 minutos. Substituir o curativo diariamente, até completa cicatrização do óstio da punção. O procedimento deverá ser registrado no prontuário do paciente, citando qualquer intercorrência.[1]

▶ Pontos de Destaque na Literatura

- Entre as mudanças na cultura de segurança das equipes que levaram a redução das infecções destaca-se: a promoção de maior autonomia e "empoderamento" à Enfermeira (para interromper o procedimento quando medidas corretas não forem seguidas); engajar a equipe médica nesta mudança e divulgar amplamente os resultados obtidos;[9,11-13]

- A participação do paciente em seu tratamento tende a ser cada vez mais ativa, solicitando ao profissional de saúde que higienize suas mãos antes de iniciar qualquer procedimento assistencial com os CVC;[13]
- Limpeza por fricção dos *hubs* com clorexidina alcoólica (15 segundos), banhos diários com clorexidina, e de *Rounds* diários de enfermagem nas UTIs apresentaram importante impacto na redução das taxas de ICSRC;[14]
- Válvulas não retornáveis não fornecem proteção confiável contra refluxo de fluidos e não atuam como um filtro para os microrganismos, não sendo recomendadas na redução de infecções;[15]
- A desinfecção manual dos conectores descrita como "*scrub the hub*" trata-se de procedimento suscetível a variação da técnica e ao não cumprimento colocando os pacientes em maior risco de infecção;[16]
- As práticas de desinfecção dos *hubs* são difíceis de serem realizadas devido ao excesso de carga de trabalho dos enfermeiros;[17]
- O uso da tampa para desinfecção dos *hubs* é uma técnica asséptica facilmente realizada e monitorizada, tendo relação com a redução da infecção, dos custos hospitalares e do número de óbitos;[17]
- Tampas de desinfecção são mais bem-sucedidas que a técnica manual de fricção com álcool 70% na desinfecção dos *hubs* e conectores e atuam como uma barreira química (álcool) e física (a tampa que permanece no local protegendo contra contaminação externa) entre o lúmen e o ambiente;[18,19]
- A recomendação atual para a desinfecção de *hubs* inclui o uso de álcool isopropílico a 70%, clorexidina ou uma combinação dos dois.[19]

▶ Novas Tecnologias para uma TIV mais Segura – *Smart Pumps*

Atualmente, na UTI, os recursos tecnológicos disponíveis como cateteres, acessórios com dispositivos de segurança e bombas de infusão de última geração, chamadas bombas inteligentes ou "*smart pumps*", contribuem para uma prática mais segura e de qualidade na TIV. Porém, na prática, inúmeras tecnologias são incorporadas diariamente no complexo cenário de trabalho da saúde sem que, questões relacionadas com a usabilidade sejam consideradas.

A usabilidade consiste na capacidade de usuários específicos manusearem um produto de forma otimizada, durante a realização das tarefas, garantindo-lhe satisfação, efetividade, eficiência e segurança, durante o manejo em si, para atingir os objetivos propostos.[20]

Assim, para incorporar novas tecnologias é fundamental que os profissionais estejam aptos a utilizá-las, integralmente, usufruindo dos recursos disponíveis, minimizando desperdícios, reduzindo custos, evitando o (re)trabalho e, principalmente, fortalecendo a qualidade e a segurança assistencial na TIV.

Nas UTI a utilização de bombas de infusão pela equipe de enfermagem é intensa, mas, apesar de os inúmeros recursos disponíveis, sua má utilização ou subutilização levam ao incremento dos riscos de danos aos pacientes submetidos à TIV. Isso vem sendo sinalizado por instituições renomadas nos últimos cinco anos.

O Emergency Care Research Institute (ECRI), organização sem fins lucrativos com sede na Pensilvânia – EUA, especializada em dispositivos médicos, vem apresentando os erros de administração de medicações envolvendo o uso de bombas de infusão em sua lista Top 10 dos perigos das tecnologias em saúde.[21]

O Food and Drug Administration (FDA) relatou um número significativo de eventos adversos graves vinculados ao erro no uso desses equipamentos, destacando a forma como a tecnologia da saúde é usada e não referindo defeitos técnicos. Torna-se amplamente reconhecido que interfaces mal compreendidas pelo usuário induzem a erros e ineficiências operacionais.[22]

Considerando esta problemática, fabricantes desenvolveram bombas de infusão com sistemas de redução de erro de dose, cujo *software* dispõe de biblioteca de drogas com limites de dosagem e alertas clínicos, que podem ser definidos pela própria instituição.[23]

Apesar de as *smart pumps* estarem disponíveis há mais de 10 anos nos EUA o fato de muitas Organizações de Saúde não utilizarem plenamente suas configurações e, a não aderência dos profissionais ao *software* de redução de erros de dose é preocupante.[24] Em 2016, o Institute for Safe Medication Practices (ISMP) sugeriu metas a serem alcançadas em dois anos pelos hospitais, entre elas destaca-se a necessidade de administrar medicamentos potencialmente perigosos via intravenosa, por meio de bomba de infusão programável, utilizando *software* de redução de erros de dose.[24]

Um estudo norte-americano analisou 22 publicações sobre os riscos e benefícios das *smart pumps*, concluindo que essa tecnologia pode diminuir os erros de programação, mas não os eliminam.[25] Logo à adoção de outros recursos fundamentais, como prescrição eletrônica, escaneamento por código de barras, treinamento contínuo dos usuários e a manutenção das bombas com aperfeiçoamento regular da biblioteca de drogas é necessária.[26]

▶ Treinamento e Capacitação

O fator humano tem um papel importante na construção e desenvolvimento de dispositivos no cenário hospitalar, haja vista a publicação de numerosos relatórios que evidenciam claras ligações entre o aumento do risco de erro ou dano e, problemas de usabilidade.[22,27]

A TIV não é somente um procedimento técnico, mas um processo, que exige do enfermeiro constante incorporação de conhecimentos e de inovações tecnológicas, habilidade técnica e competências, dada sua direta interferência nos resultados assistenciais obtidos.[1,28] Assim, além de educação/treinamento adequado às equipes de saúde, a avaliação das competências na TIV e sua adesão às práticas de prevenção de infecções torna-se necessária.[6,7]

Em nosso país as atividades relacionadas com a TIV são realizadas por profissionais de enfermagem de nível superior ou médio, independentemente do estado do paciente ou da complexidade da terapêutica, fato que consolida a necessidade explícita das capacitações.[1] Na utilização de tecnologias duras na TIV à falta de treinamento é apontada como maior dificuldade dos profissionais de enfermagem na UTI, permeando questões de segurança do paciente e do profissional.[29]

Uma análise do comportamento das equipes de enfermagem e médica, relacionado com o *Bundle* de inserção e as boas práticas no manejo do CVC destacam que, para um efetivo processo educativo seja aplicado. É indispensável considerar as condições estruturais e processuais, pois, trabalhar a mudança de comportamento em instituições com dimensionamento de pessoal reduzido, elevada rotatividade e sem equipe específica para realizar o serviço de educação permanente é extremamente laborioso.[30]

Um programa de treinamento efetivo colabora com a detecção de inadequações, elabora intervenções, implementa medidas educativas e corretivas, favorecendo a atualização dos profissionais.[1,7] Seus custos são compensados pela redução da incidência de infecção, relacionada com o CVC, e pela economia relacionada com a redução de ocupação de leitos de UTI.[31]

Considerações Finais

Os gestores das organizações precisam investir no seu capital humano, buscando a cultura de segurança voltada para o paciente e, apoiando a construção de grupos multidisciplinares de TIV, que liderem discussões, analisem e avaliem cada processo existente, em busca de melhorias contínuas. Várias estratégias podem ser utilizadas nesse sentido, considerando-se as possibilidades e necessidades dos profissionais e instituições.

A mudança comportamental é considerada como grande desafio para os processos gerenciais/educacionais, exigindo número efetivo de profissionais treinados; responsabilização; coparticipação de profissionais, familiares e pacientes; integração entre profissionais e unidades assistenciais e de suporte; enfim, algo que vai um pouco mais além das tradicionais reuniões agendadas.

Referências Bibliográficas

1. Malagutti W, Roehrs H. Terapia intravenosa: atualidades. São Paulo: Martinari; 2012.
2. Oliveira LB, Rodrigues ARB, Püschel VAA, Silva FA, Conceição SL, Béda LB, et al. Avaliação da carga de trabalho no pós-operatório de cirurgia cardíaca segundo o Nursing Activities Score. Rev. Esc. Enferm. USP 2015 Dez; 49(spe): 80-86.
3. Harada MJCS, Pedreira MLG. Terapia intravenosa e infusões. São Caetano do Sul (SP): Yendis; 2011.
4. Center for Disease Control and Prevention. Bloodstream Infection Event (Central Line-Associated Bloodstream Infection and non-central line-associated Bloodstream Infection). Atlanta, EUA; 2014.
5. Perry AG, Potter PA. Guia completo de procedimentos e competências de enfermagem 7. ed. Rio de Janeiro: Elsevier; 2012.
6. O'Grady NP, Alexander M, Burns LA, Dellinger P, Garland J, Heard SO et al. Center for Disease Control and Prevention. Guidelines for the Prevention of Intravascular Catheter-Related Infections. Clin Infect Dis. 2011 May; 52 (9): e162-e193. DOI: https://doi.org/10.1093/cid/cir257.
7. Brasil. Agência Nacional de Vigilância Sanitária (ANVISA). Medidas de prevenção de infecção relacionada à assistência à saúde. Brasília: Anvisa; 2017.
8. Dallé J, Kuplich NM, Santos RP, Silveira DT. Infecção relacionada a cateter venoso central após a implementação de um conjunto de medidas preventivas (bundle) no centro de terapia intensiva (CTI). Clin. Biomed. Res. 2012; 32(1): 10-17.
9. Sagana R, Hyzy RC. Achieving zero central line-associated bloodstream infection rates in your intensive care unit. Crit. care clin.2013 Jan; 29(1):1-9.

10. Mclaws ML, Burrell AR. Zero risk for central line-associated bloodstream infection: are we there yet? Crit Care Med. 2012 Feb; 40(2):388-93.
11. Southworth SL, Henman LJ, Kinder LA, Sell JL. The journey to zero central catheter-associated bloodstream infections: culture change in an intensive care unit. Crit. care nurse. 2012 abr; 32(2): 49-54.
12. Sacks GD, Diggs BS, Hadjizacharia P, Green D, Salim A, Malinoski DJ. Reducing the rate of catheter-associated bloodstream infections in a surgical intensive care unit using the Institute for Healthcare Improvement Central Line Bundle. Am. J. Surg. 2014 jun; 207(6): 817-823.
13. Dumont C, Nesselrodt D. Preventing central line-associated bloodstream infections CLABSI. Nursing. 2012 jun; 42(6): 41-6.
14. Munoz-Price LS, Dezfulian C, Wyckoff M, Lenchus JD, Rosalsky M, Birnbach DJ et al. Effectiveness of stepwise intervention stargeted to decrease central catheter-associated bloodstream infections. Crit. care med. 2012 mai; 40(5): 1464-69.
15. Ellger B, Kiski D, Diem E, Van den Heuvel I, Freise H, Van Aken H et al. Non-return valves do not prevent backflow and bacterial contamination of intravenous infusions. J Hosp Infect. 2011 May; 78 (1): 31-5.
16. Pavia M, Mazza M. Adding innovative practices and technology to central line bundle reduces bloodstream infection rate in challenging pediatric population. Am J Infect Control. 2016; 44(1), 112-114.
17. Merrill KC, Sharon SumnerS, Linford L, Taylor C, Macintosh C. Impact of universal disinfectant cap implementation on central line-associated bloodstream infections. Am J Infect Control. 2014; 42(12): 1274-1277.
18. Wright MO, Tropp J, Schora DM, Dillon-Grant M, Peterson K, Boehm S et al. Continuous passive disinfection of catheter hubs prevents contamination and bloodstream infection. Am J Infect Control. 2013; 41(1): 33-38.
19. Sweet MA, Cumpston A, Briggs F, Craig M, Hamadani M. Impact of alcohol-impregnated port protectors and needleless neutral pressure connectors on central line-associated bloodstream infections and contamination of blood cultures in an inpatient oncology unit. Am J Infect Control. 2012; 40(10): 931-934.
20. International Organization for Standardization (ISO). ISO 9241-11: Ergonomic requirements for office work with visual display terminals (VDTs). Part 11 – Guidelines for specifying and measuring usability. Gènève.
21. Emergency Care Research Institute. Top 10 Health Technology Hazards for 2017: A Report from Health Devices. United States: ECRI; Nov, 2016.
22. Schmettow M, Vos W, Schraagen JM. With how many users should you test a medical infusion pump? Sampling strategies for usability tests on high-risk systems. J. Biomed. Inform. 2013; 46(4): 626-641.
23. Trbovich PL, Pinkney S, Cafazzo JA, Easty AC. The impact of traditional and smart pump infusion technology on nurse medication administration performance in a simulated inpatient unit. Qual. saf. health care 2010; 19(5):430-434.
24. Institute for Safe Medication Practices. 2016-2017 Targeted Medication Safety Best Practices for Hospitals. United States: ISMP; 2016.
25. Ohashi K, Dalleur O, Dykes PC, Bates DW. Benefits and risks of using smart pumps to reduce medication error rates: a systematic review. Drug safety, 2014; 37(12): 1011-1020.
26. Cummings K, Mcgowan R. "Smart" infusion pumps are selectively intelligent. Nursing 2011; 41(3): 58-59.
26. Pedersen CA, Schneider PJ, Scheckelhoff DJ. ASHP national survey of pharmacy practice in hospital settings: monitoring and patient education – 2012. Am J Health Syst Pharm 2013;70(9):787-803.
27. Ribeiro GSR, Silva RC, Ferreira MA. Tecnologias na terapia intensiva: causas dos eventos adversos e implicações para a Enfermagem. Rev. Bras. Enferm 2016; 69(5):972-980.
28. Oliveira JLC, Nicola AL, Souza AEBR. Índice de treinamento de enfermagem enquanto indicador de qualidade de gestão de recursos humanos. Rev Enferm UFSM 2014; 4(1):181-188
29. Moreira APA, Escudeiro CL, Christovam BP, Silvino ZR. Uso de tecnologias na terapia intravenosa pela equipe de enfermagem intensivista. Rev enferm UFPE on line. 2012; 6(12):2990-7.
30. Oliveira FT, Stipp MAC, Silva LD, Frederico M, Duarte SCM. Comportamento da equipe multiprofissional frente ao Bundle do Cateter Venoso Central na Terapia Intensiva. Esc. Anna Nery. 2016; 20(1): 55-62.
31. Cooper K, Frampton G, Harris P, Jones J, Cooper T, Graves N et al. Are educational interventions to prevent catheter-related bloodstream infections in intensive care unit cost-effective? J. Hosp. Infect. 2014; 86(1): 47-52.

CAPÍTULO

15 Ventilação Mecânica

Ingrid Régia Lopes Jerônimo • Marcos Antônio Gomes Brandão

Introdução

O corpo humano com o objetivo de manter continuamente a obtenção de oxigênio (O_2) do ambiente e manutenção da produção de trifosfato de adenosina (ATP) realiza o fenômeno da respiração, o qual permite liberar o gás carbônico (CO_2) produzido pelas células do organismo para o ar ambiente. Esse fenômeno apresenta controle autônomo, mediados por receptores (quimio e mecanorreceptores), centro respiratório do bulbo raquidiano (mielencéfalo) e músculos respiratórios.

A respiração pode ser dividida em quatro funções principais: (1) ventilação pulmonar, que significa o influxo e o efluxo de ar entre a atmosfera e os alvéolos pulmonares; (2) difusão de O_2 e CO_2 entre os alvéolos e o sangue; (3) transporte de O_2 e CO_2 no sangue e líquidos corporais, e suas trocas com as células de todos os tecidos do corpo; e (4) regulação da ventilação e outros aspectos da respiração.[1] A interrupção desse processo pode ocorrer por diversas causas, sendo elas respiratórias ou não, culminando com o aparecimento da síndrome de insuficiência respiratória aguda, de modo que o corpo humano não será capaz de manter a sua fisiologia. Dessa forma, ela deve ser corrigida o mais precocemente possível, a fim de evitar lesões no sistema nervoso central.[2]

A ventilação artificial é um dos meios de suporte a essa situação e objetiva a manutenção do processo de respiração celular e a sobrevida do paciente, até a sua recuperação. No início do desenvolvimento de aparelhos para suporte respiratório, tentava-se criar máquinas que pudessem retrair o tórax e recriar ventilações "normais": com base em gradiente de pressão negativa entre as vias aéreas e a atmosfera. Entretanto, problemas como o tamanho dos aparelhos e dificuldades para os cuidados aos pacientes fizeram com que a ventilação por pressão positiva fosse desenvolvida e escolhida desde a década de 1950, diante da epidemia de poliomielite vivenciada no mundo inteiro.[2]

Esse tipo de ventilação ganhou força e se consolidou na década seguinte com o desenvolvimento da anestesia, momento em que se detectou a necessidade de utilização da ventilação pulmonar com pressão positiva fora dos ambientes cirúrgicos. Nesse período, o conceito de unidade de terapia intensiva (UTI) começava a ganhar força: um local especial, onde os profissionais médicos e de enfermagem, manteriam cuidado integral e constante ao paciente, até que ele apresentasse a recuperação de sua saúde a um ponto que lhe permitisse passar a um cuidado menos complexo, como no ambiente de enfermaria.[3] Dessa forma, a ventilação mecânica (VM) passou a ser um dos maiores pilares para suporte terapêutico em pacientes portadores de insuficiência respiratória admitidos na unidade de terapia intensiva, utilizando uma fração de oxigênio inspirada (FiO_2) 50%, volume corrente 6 ml/kg/peso e pressão expiratória positiva final (PEEP ? Positive Ending Expiratory Pressure) em torno de 5 cmH_2O.[2-4,5]

A utilização da ventilação por pressão positiva fora do centro cirúrgico permitiu perceber que havia uma grande gama de possibilidades de interação entre o paciente e a máquina, e que isso poderia ser otimizado, a fim de permitir uma melhor integração entre a vontade do paciente e o que a máquina poderia oferecer, bem como otimizar a retirada do paciente do suporte do ventilador,[3]

Tópicos Abordados

- Tipos e Estratégias Ventilatórias
- Modos Ventilatórios: Conceitos e Tipos
- Eixo Norteador à Prática de Enfermagem na Ventilação Mecânica
- Desmame Ventilatório
- Analgo Sedação e Ventilação Mecânica
- Índices Preditivos de Desmame
- Fatores de Risco para Reintubação
- Prevenção da Pneumonia Associada a Ventilação Mecânica

▶ Tipos e Estratégias Ventilatórias

O suporte ventilatório consiste em um método terapêutico indicado para a correção da insuficiência respiratória aguda ou crônica agudizada. Apresenta alguns objetivos e benefícios, tais como: tratamento da hipóxia e acidose respiratória, associada aos estados de hipercapnia; aliviar o trabalho da musculatura respiratória; bem como reduzir o desconforto respiratório.

Dessa forma, o suporte ventilatório está classificado em dois grupos: a ventilação mecânica invasiva (VMI) e a ventilação mecânica não invasiva. A principal diferença se dá na forma de liberação da pressão, em que a invasiva necessita de uma prótese a ser introduzida na via aérea: tubo oro/nasotraqueal ou traqueostomia; enquanto na ventilação não invasiva, utiliza-se uma máscara como interface entre o paciente e o ventilador artificial.[4] Atualmente, esses são os modos mais comumente utilizados na prática clínica para suporte mecânico. Eles fornecem fluxo de gás às vias aéreas e pulmões para que o transporte de O_2 e CO_2, entre o gás fornecido e a membrana alveolocapilar ocorra, de forma que sejam garantidos valores adequados de oxigênio e de gás carbônico no sangue arterial, além de ser aliviado o esforço da musculatura respiratória. Esse suporte pode ser total, se todo o trabalho respiratório for realizado pelo aparelho, sem nenhuma contribuição da musculatura respiratória do paciente; ou parcial, se o ventilador contribuir parcialmente com o trabalho respiratório.[2] Independentemente do modo utilizado, a entrada de gás (normalmente uma mistura de ar comprimido e oxigênio) do aparelho para os pulmões ocorre por intermédio de um gradiente positivo de pressão, ou seja, um valor de pressão supra atmosférica é ciclicamente gerado nas vias aéreas, criando um gradiente pressórico que empurra o gás até os alvéolos. Já na ventilação sem suporte ventilatório, a entrada de ar para os pulmões se dá pelo gradiente negativo de pressão gerado pela contração da musculatura inspiratória. Assim, o suporte ventilatório mecânico, empregado atualmente, parte de uma premissa inversa, em relação à fisiologia respiratória humana. Sendo, desse modo, de fundamental importância o domínio do seu funcionamento, o modo em que é empregado e seus riscos em potenciais.[6-7]

No que concerne aos aspectos epidemiológicos no Brasil, a taxa de ventilação corresponde a 55,6% dos pacientes internados em terapia intensiva,[8] bem como a taxa de mortalidade dentro das unidades de terapia intensiva, no período de utilização da VM representa 74,55%.[9]

Além da condição clínica, a necessidade do suporte ventilatório pode ser indicada por meio de alguns parâmetros ventilatórios, como: frequência respiratória > 35 irpm; volume corrente < 5 ml/kg; volume minuto >10 ml/kg, $PaCO_2$ > 50 mmHg e PaO_2 < 50 mmHg.[4]

Em função das inúmeras condições clínicas que podem gerar a necessidade de suporte ventilatório mecânico invasivo, os principais desafios encontrados para o profissional em estabelecer uma ventilação efetiva estão em determinar o modo e a forma de ciclagem mais adequada à necessidade clínica do paciente. Sendo, portanto, o perfeito conhecimento dos modos e ciclagens mais comuns o melhor caminho para uma VMI mais segura e eficiente.[10]

▶ Modos Ventilatórios: Conceitos e Tipos

O modo ventilatório refere-se ao perfil de liberação de volume/fluxo/pressão do aparelho e determina se o paciente pode aumentar o volume corrente ou a frequência respiratória, por meio do drive/esforço individual.[2] Isto é, refere-se ao parâmetro que iniciará a fase inspiratória.

Atualmente, quatro são as formas de disparo do ciclo inspiratório, comercialmente disponíveis: disparo a tempo, a fluxo e a pressão (esses dois últimos denominadas de disparo pneumático) e o disparo neural pela detecção da variação da atividade elétrica do músculo diafragma.[3-5]

- Disparado a tempo: É o modo chamado controlado, em que o profissional estabelece uma frequência respiratória (f) que deseja para o paciente. O ventilador divide 60 segundos pela frequência que o cuidador ajustou e obtém a janela de tempo (em segundos). Por exemplo: f = 10 rpm; janela de tempo = 6 segundos. Assim sendo, ao se iniciar a inspiração será contado um tempo de 6 segundos, que será dividido entre tempo inspiratório e tempo expiratório.

- Disparado a pressão: Quando o paciente inicia a inspiração, em resposta ocorrerá o aumento do volume torácico, o qual gerará queda na pressão intratorácica, queda essa transmitida para a pressão nas vias aéreas e detectada pelo ventilador, abrindo-se a válvula inspiratória.
- Disparo a fluxo: Quando o paciente realiza a negativação da pressão, gerará um fluxo inspiratório contra o fluxo básico do aparelho, detectável pelo ventilador, que resulta na abertura da válvula inspiratória.
- Disparo neural: Essa é a forma mais recente de disparo. É exclusiva do denominado modo NAVA (Neurally Adjusted Ventilatory Assist), em que um sensor, construído em uma sonda nasogástrica, é posicionado dentro do esôfago do paciente. Esse sensor detectará a despolarização do diafragma e informar ao ventilador a variação da Atividade Elétrica do Diafragma, que resultará na abertura da válvula inspiratória.

Outro aspecto a ser considerado na aplicação da ventilação mecânica é o momento em que o fluxo inspiratório se encerra e se inicia o fluxo expiratório, denominado CICLAGEM do ventilador. A ciclagem pode se dar regulada por diferentes parâmetros em VMI, existindo cinco tipos básicos de ciclagem disponíveis comercialmente. São elas:

- Ciclagem a volume: o aparelho cessa a inspiração quando o VCi (volume corrente inspirado) atinge um valor preestabelecido;
- Ciclagem a pressão: o aparelho cessa a inspiração quando o pico de pressão proximal atinge um valor preestabelecido;
- Ciclagem a tempo: o aparelho cessa a inspiração após um tempo inspiratório (em segundos) predeterminado;
- Ciclagem a fluxo: o aparelho cessa a inspiração ao atingir um fluxo inspiratório predeterminado;
- Ciclagem neural: o aparelho cessa a inspiração quando detecta queda de 30% no pico do valor de Atividade Elétrica do Diafragma.

▶ Eixo Norteador à Prática de Enfermagem na Ventilação Mecânica

A prática clínica de enfermagem é norteada, fundamentalmente, pelo processo de enfermagem e, como tal, são esperadas ações ligadas aos julgamentos diagnóstico e terapêutico. Dois enfoques fundamentais de intervenções podem ser recortados em função dos diagnósticos de enfermagem elaborados e dos resultados esperados.

Intervenções de vigilância

- Monitorização da troca gasosa e monitorização cardíaca: justifica-se no acompanhamento diagnóstico da troca de gases prejudicada e suas consequências sobre o resultado de equilíbrio eletrolítico e ácido-básico;
- Monitoração dos Sinais Vitais e padrão respiratório: justifica-se como ações para obtenção de dados para acompanhamento diagnóstico de enfermagem da ventilação espontânea

prejudicada e padrão respiratório ineficaz. E, com isso, visando adequados resultados de enfermagem para o estado respiratório: ventilação e a resposta à ventilação mecânica.

- Observação dos sinais neurológicos: avaliação de consequências indiretas da troca de gases prejudicada sobre o sistema nervoso, que encaminhem o enfermeiro a reconsiderar o resultado de enfermagem de equilíbrio ácido-básico e eletrolítico:
- Observação do sincronismo entre paciente/máquina: permite a avaliação do sucesso ou insucesso das intervenções de enfermagem ligadas à assistência ventilatória, representando indicador para acompanhamento do resultado de enfermagem do estado respiratório: ventilação.

Intervenções de correção e modificação de respostas humanas

- Aspiração de vias aéreas: destinada a corrigir o diagnóstico de enfermagem de desobstrução ineficaz de vias aéreas ou prevenir a sua ocorrência.
- Higiene oral: destina-se a minimizar os riscos inerentes ao diagnóstico de desobstrução ineficaz de vias aéreas e, também, reduzir fatores de riscos para o risco de infecção relacionado com a exposição aumentada a patógenos ambientais e prejuízos nos mecanismos de defesa (por exemplo: integridade da mucosa oral, integridade de glândulas salivares).

Intervenções de proteção e segurança

- Troca de fixação do TOT/TQT: para garantir a integridade da fixação prevenindo extubação não planejada com consequências negativas, dado que, tais pacientes se encontram com o diagnóstico de enfermagem de ventilação espontânea prejudicada;
- Controle da pressão do balonete: voltada a reduzir os fatores de risco relacionados com os diagnósticos de enfermagem de risco de integridade tissular prejudicada e risco de aspiração;
- Manutenção da permeabilidade dos circuitos: garante as condições de distribuição da mistura de gases que são essenciais para a ventilação espontânea e a troca de gases.

▶ Desmame Ventilatório

No âmbito da terapia intensiva a retirada da prótese ventilatória é uma intervenção desejada por toda a equipe multiprofissional e envolve ações que denotam conhecimento técnico--científico de todos inseridos nesse contexto: enfermeiros e equipe de enfermagem, médicos e fisioterapeutas. O evento de retirada da ventilação mecânica em substituição para a ventilação espontânea ocupa cerca de 40% do tempo total de ventilação mecânica.[11] Podendo, ainda, representar um recorte terapêutico que poderá determinar o prognóstico do paciente, uma vez que o uso prolongado da VM está associado a complicações de várias ordens, tais como: pneumonias, barotrauma, tromboembolismo, atrofia muscular, toxicidade pelo oxigênio além de lesões laringotraqueais provocadas pela presença do tubo orotraqueal.[12]

A interrupção da ventilação mecânica é um conceito que se refere aos pacientes que toleraram um teste de respiração espontânea (TRE) e que podem ou não ser elegíveis para a retirada do tubo oro/nasotraqueal. O TRE consiste em colocar o paciente em tubo T ou PSV durante 30-120 minutos e monitorizá-lo, quanto aos sinais de insucesso. É considerado sucesso no TRE, pacientes que mantiveram padrão respiratório, troca gasosa, estabilidade hemodinâmica e conforto adequados,[4]

O TRE pode ser realizado sem aumento da pressão inspiratória (peça-T ou CPAP) ou com modestos aumentos da pressão inspiratória (pressão de suporte, geralmente limitada a 5-8 cmH_2O). Para pacientes agudamente hospitalizados ventilados mais de 24 horas, sugere-se que o TRE inicial seja conduzido com aumento da pressão inspiratória. As taxas de sucesso no TRE com aumento da pressão foram ligeiramente maiores (79,5%), quando comparadas aos TRE sem aumento da pressão inspiratória (73,2%). Essas diferenças tornam-se mais expressivas, quando verificadas no contexto do sucesso da extubação, sendo 73,8% para pacientes submetidos ao aumento da pressão inspiratória e 67% para aqueles sem aumento da pressão inspiratória.[13]

Já o termo desmame refere-se ao processo de transição da ventilação artificial para o modo ventilatório espontâneo em pacientes que necessitaram de suporte ventilatório mecânico invasivo por um período superior a 24 horas, podendo ocorrer em três níveis:

- Simples: sucesso no primeiro teste de respiração espontânea;
- Difícil: quando o paciente falhar no primeiro TRE, e necessita de até três TRE ou até sete dias após o primeiro TER;
- Prolongado: quando o paciente falha em mais de três TRE consecutivos ou com necessidade > 7 dias de desmame, após o primeiro TRE.

Define-se sucesso da interrupção da ventilação mecânica como um teste de respiração espontânea bem-sucedido, em que os pacientes devem ser avaliados quanto à indicação de retirada da via aérea artificial. Todavia, quando o paciente não é capaz de tolerar ao TRE, considera-se insucesso na interrupção da ventilação mecânica. Por outro lado, define-se sucesso de retirada do paciente da VM àqueles pacientes que têm a prótese endolaríngea retirada após passar no TRE e não necessitaram de reintubação nas 48 horas passadas. Ou, ainda, pacientes traqueostomizados que toleraram a desconexão do ventilador, após passar no TRE e também não necessitaram de reconexão nas 48 horas seguintes.

Para proceder o desmame é necessária a avaliação de alguns critérios visando identificar a aptidão mínima do paciente para tolerar a retirada do ventilador. De acordo com algumas recomendações, os seguintes tópicos devem ser considerados:[14]

Apesar desses indicadores, os critérios que decidem se o paciente está suficientemente apto para tolerar a retirada do suporte ventilatório ainda não foram precisamente definidos, nem avaliados em ensaios controlados e randomizados.[15] Na prática clínica o que se tem, portanto, é um conjunto de sinais e sintomas que podem ser utilizados como marcadores de adaptação ao novo modo ventilatório.

No que concerne aos aspectos da linguagem diagnóstica de enfermagem, a NANDA International apresenta um conceito que guarda relação com o desmame ventilatório: a resposta disfuncional ao desmame ventilatório (RDDV) que é definida como "incapacidade de ajustar-se a níveis diminuídos de suporte ventilatório mecânico, que interrompe e prolonga o processo de desmame".[16]

A resposta disfuncional ao desmame ventilatório é um dos diagnósticos mais prevalentes em Unidades de Terapia Intensiva (UTI). Em um estudo recente, realizado em uma UTI pediátrica, em um hospital universitário, em São Paulo, a RDDV representou o segundo diagnóstico mais identificado pelos enfermeiros (N=12/9,09%), ficando atrás, apenas, do diagnóstico de risco de aspiração.[17]

O enfermeiro deve permanecer atento a características que definem a resposta disfuncional ao desmame ventilatório, dentre elas: inquietação, aumentos na frequência respiratória, aumentos na frequência respiratória e deterioração nos gases arteriais.

Estudo feito com idosos em processo de desmame indicou que, por volta dos primeiros 30 minutos do desmame ventilatório 33% dos sinais e sintomas da resposta disfuncional ao desmame ventilatório já haviam se manifestado nos pacientes pesquisados, chegando aos 95%, após 120 minutos. Os autores ainda indicam que características leves como olhos arregalados e sensação de calor são de ocorrência mais precoce, por volta dos 20 a 30 minutos, e características mais graves como aumento mais intenso na frequência cardíaca e na pressão arterial, e deterioração de gases arteriais, tendem a ser ocorrências tardias, acontecendo após 90 minutos. Desse modo, a avaliação diagnóstica de enfermagem subsidiaria as decisões multiprofissionais acerca do sucesso e insucesso do desmame.[18]

▶ Analgo Sedação e Ventilação Mecânica

Os pacientes com VM recebem frequentemente drogas analgésicas por uma variedade de razões. Essas drogas têm o potencial de alterar o estado mental e suprimir a capacidade respiratória. Consequentemente, é concebível que esses efeitos farmacológicos possam impedir a descontinuação da ventilação mecânica. Estratégias para minimizar os efeitos desses medicamentos (por exemplo, algoritmos de sedação de enfermagem à beira do leito, interrupção diária do sedativo) têm sido utilizadas. Entretanto, estudos mais recentes não demonstram diferenças expressivas quanto as estratégias utilizadas de minimização da sedação. Sabe-se, portanto, que o tempo de VM, duração de internação na UTI e mortalidade a curto prazo diminuem com o uso de protocolos de sedação, embora não se destaquem evidências suficientes para recomendar qualquer protocolo sobre outro.[13]

É importante implementar um protocolo de avaliação diária da sedação pela equipe multidisciplinar, evitando sedação excessiva, ressaltando nessa avaliação medidas de precauções para evitar a retirada não planejada do tubo orotraqual.[8-13]

▶ Índices Preditivos de Desmame

A despeito de alguns índices preditivos utilizados na prática clínica, não existe consenso na literatura entre índices que demonstrem significativa acurácia, em situações de falhas em desmame ventilatório.

Os índices de desmame têm o objetivo de estabelecer o prognóstico para esse processo, não sendo recomendável tal verificação apenas pela impressão clínica e TRE. Esses parâmetros quando verificados isoladamente são considerados com baixa acurácia diagnóstica.[19]

O parâmetro preditivo mais utilizado é a relação FR/Volume Corrente Expirado (VT) expresso em l/min, ou índice de Tobin-Índice de Respiração Rápida e Superficial (IRRS), embora apresente resultados heterogêneos em termos de acurácia.[4] Esse índice foi originalmente idealizado para ser mensurado em respiração espontânea, por meio de um ventilômetro conectado à via aérea artificial, com seu ponto de corte mantido entre 100 e 105 ciclos l/min, sugerindo índice positivo: Tobin < 105 ciclos l/min; e índice negativo: Tobin > 105 ciclos l/min.[20]

Outros índices de desmame avaliados são: a pressão inspiratória máxima (PImáx.), frequência respiratória, volume corrente, capacidade vital e a relação da pressão arterial de oxigênio/fração inspirada de oxigênio (PaO_2/FiO_2), o qual fazem parte da rotina de várias UTI. Outros importantes parâmetros são: a pressão de oclusão nas vias aéreas (P0,1) ; o produto P0,1 × FR/VC; e a complacência estática do sistema respiratório (Cst,rs) . [21]

A PImáx. avalia a força muscular inspiratória, entretanto, não é suficiente para predizer o desmame de VM, já que a musculatura respiratória é predominantemente de resistência. Contudo, a PImáx. tem seu valor, pois quando um paciente apresenta uma fraqueza extrema da musculatura inspiratória, com valores de PImáx. > -15 ou -10 cmH_2O, muito dificilmente esse paciente apresentará condições de se manter em respiração espontânea.[22]

Já a (Po,1) avalia a atividade do centro respiratório, sendo um importante parâmetro para o desmame de VM, contudo necessita da introdução de um balão esofágico ou de ventiladores para sua determinação.[22]

A relação P/F avalia a oxigenação em pacientes com lesão pulmonar aguda e síndrome da angústia respiratória aguda, não apresentando também boa acurácia para o desmame. Além de apresentar uma grande variação nos valores que predizem o sucesso.[22]

Recentemente foi descrito o *Integrative Weaning Index* [IWI = (Cst,rs × saturação arterial de oxigênio) ÷ FR/VC], o qual avalia, de forma integrativa, a mecânica respiratória, a oxigenação e o padrão respiratório. Valores ≥ 25 predizem o sucesso no desmame.[19-22] Esses dados estão expressos no Quadro 15.1.

Quadro 15.1 Índices de desmame utilizados

Índices de desmame	Valores preditores de sucesso
Relação FR/VC	< 105 ciclos.$min^{-1}.L^{-1}$
PImáx.	< -20 a -25 cmH_2O
FR	< 35 ciclos/min
VC	> 5 ml/kg
CV	> 10 ml/kg
Relação PaO_2/Fio_2	> 150
IWI	$> 25.cmH_2O^{-1}$. $Ciclos^{-1}.min^{-1}.L^{-1}$

Fonte: Barbas et al., 2011.[22]

O uso dos índices de desmame não é consensual nas rotinas em UTI, existem divergências quanto a acurácia e a forma de verificação, entretanto é recomendável a utilização, ao menos de alguns índices, sobretudo o IRRS deve ser utilizado.[23-25]

Portanto, a combinação parâmetros de desmame, TRE e impressão clínica do avaliador tem sido as estratégias mais utilizadas para diminuir a incidência de falhas de desmame/ extubação.[21]

▶ Fatores de Risco para Reintubação

Apesar de os métodos disponíveis, do ponto de vista da detecção da falha de desmame ventilatório, cabe destacar a importância da avaliação pela equipe multidisciplinar dos fatores que podem gerar a necessidade de reintubação. Para pacientes com alto risco de falha de extubação, que tenham recebido ventilação mecânica por mais de 24 horas, e que passaram por um TRE, recomenda-se a extubação com ventilação não invasiva (VNI) preventiva.[14]

São situações consideradas de alto risco de falha, sobretudo, as seguintes condições clínicas:

- Pacientes com hipercapnia, doença pulmonar obstrutiva crônica (DPOC);
- Insuficiência cardíaca congestiva (ICC);
- Tosse ineficaz;
- Secreções copiosas;
- Mais de uma falência consecutiva no desmame;
- Mais de uma comorbidade;
- Obstrução das vias aéreas superiores;
- Idade maior que 65 anos;
- Falência cardíaca como causa da intubação;
- APACHE > 12, no dia da extubação Pacientes com mais de 72 h de VMI.

O uso da VNI preventiva deve ser realizado imediatamente após a extubação, em pacientes selecionados como de maior risco, especialmente nos hipercápnicos, conforme representação esquemática apresentada na Figura 15.1.

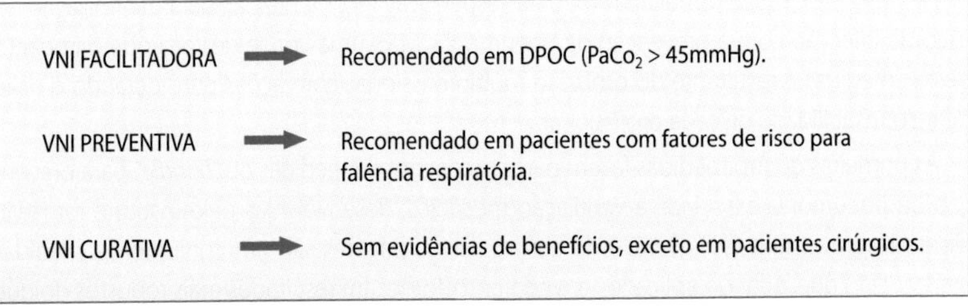

Figura 15.1 Tipos de VNI. Fonte: Adaptado de Diretrizes Brasileiras de VM, 2013.

▶ Prevenção da Pneumonia Associada a Ventilação mecânica

Os dados epidemiológicos sobre as pneumonias relacionadas com a assistência à saúde nos hospitais brasileiros ainda são imprecisos, entretanto, sabe-se que a maioria dessas infecções são associadas à ventilação mecânica.[26]

Dados do Estado de São Paulo, em 2015, mostraram que a mediana da incidência de pneumonia associada à ventilação mecânica (PAV), foi de 9,87 casos por 1.000 dias de uso de ventilador em UTI adulto, sendo diferente para UTI de hospital de ensino, com 13,40 casos por 1.000 ventilador-dia, e UTI de hospitais privados com 6,56 casos de PAV; sendo 41,17% dos pacientes da UTI adulto utilizando VM. Essas taxas podem variar de acordo com a população de pacientes e os métodos diagnósticos utilizados.[26]

Estudos demonstram que a incidência dessa infecção aumenta com a duração da VM e apontam taxas de aproximadamente 3% ao dia, durante os primeiros cinco dias de ventilação; e depois 2% para cada dia subsequente. O impacto dessa infecção, traduz-se no prolongamento da hospitalização, em torno de 12 dias e no aumento dos custos. Em torno de 40.000 dólares por episódio.[27,28]

A pneumonia relacionada com a assistência à saúde é, geralmente, de origem aspirativa, sendo a principal fonte, as secreções das vias áreas superiores, seguida pela inoculação exógena de material contaminado ou pelo refluxo do trato gastrointestinal. Essas aspirações são, mais comumente, microaspirações silenciosas. Raramente há macroaspirações, que quando acontecem trazem um quadro de insuficiência respiratória grave e rapidamente progressiva. E, dificilmente, a pneumonia é ocasionada pela disseminação hematogênica, a partir de um foco infeccioso à distância.[28]

Considera-se que a efetividade das medidas de prevenção da pneumonia associada a ventilação mecânica só é plenamente obtida por meio do engajamento da equipe multiprofissional de saúde, em medidas de educação e prevenção. Entretanto, isso não exclui a possibilidade da equipe de enfermagem reconhecer essa condição como um tipo particular do diagnóstico de enfermagem de risco de infecção. O risco de infecção representa a condição de vulnerabilidade aumentada para uma invasão e multiplicação de organismos patogênicos.[16]

A pneumonia representa uma condição de diagnóstico do médico, ao passo que o risco de infecção orienta o julgamento diagnóstico de enfermagem fazendo com que o enfermeiro considere fatores de risco de relevância na mencionada situação, dentre eles: a própria invasão das vias aéreas pela tecnologia de suporte ventilatório e a estase de secreção respiratória.

Nesse contexto, são destacadas medidas específicas recomendadas para minimização do risco de infecção com a prevenção da pneumonia. Mais uma vez se destaca que o impacto dessas medidas é resultante do processo multiprofissional, com ações considerando o nível de responsabilidade de cada profissional.

As primeiras quatro medidas fazem parte do pacote de medidas ou "*bundle*", para prevenção de pneumonia associada à ventilação mecânica, desenvolvidas pelo Institute for Healthcare Improvement (IHI). De acordo com o IHI, os pacotes são um conjunto de medidas assistenciais que, quando aplicados em conjunto, fornecem resultados mais robustos do que quando aplicados individualmente.[26]

1. Manter decúbito elevado (30-45°): o posicionamento do paciente favorece a ventilação espontânea e visa reduzir o acúmulo de secreções de orofaringe, bem como o refluxo das bactérias do estômago, especialmente em pacientes com cateter nasogástrico. A colonização da orofaringe e estômago com micro-organismos patogênicos parece preceder o desenvolvimento da pneumonia associada à ventilação mecânica. No último compêndio de estratégias de prevenção de PAV, publicado pela Society for Healthcare Epidemiology of America and Cambridge University (SHEA), em 2014, essa medida foi classificada como uma medida simples, de fácil aplicabilidade, com baixo risco de complicação, nenhum custo e um benefício potencial sendo, portanto, altamente recomendada. Pacientes nessa posição apresentam um maior volume corrente, quando ventilados com pressão de suporte, redução no esforço muscular e na taxa de atelectasia. Sobretudo, ainda não está claro, se a elevação do decúbito apenas a 30° é suficiente, entretanto, parece ser mais aceitável para pacientes com menor grau de sedação e possibilita maior adesão ao posicionamento adequado;
2. Adequar diariamente o nível de sedação e teste de respiração espontânea: a utilização da menor dose possível de sedação e a avaliação da possibilidade de retirada do tubo orotraqueal tem sido correlacionada com a redução do tempo de VM e, portanto, a uma redução na taxa de PAV;
3. Aspirar a secreção subglótica rotineiramente: o tubo endotraqueal facilita a colonização bacteriana da árvore traqueobrônquica e predispõe aspiração da secreção contaminada pela diminuição do reflexo de tosse, acúmulo de secreção acima do balonete (espaço subglótico) e a própria contaminação do tubo. A utilização da cânula orotraqueal, com um sistema de aspiração de secreção subglótica contínua ou intermitente, é recomendada para pacientes que permanecerão sob VM acima de 48 ou 72 horas. Não há indicação de troca de tubo para proceder a aspiração contínua;
4. Fazer a higiene oral com antissépticos: a utilização de clorexidine 0,12% para higiene oral foi classificada como medida de efeito moderado. Apesar disso, essa medida faz parte do "*bundle*" e, quando aplicada em conjunto com outras medidas, parece ter um efeito positivo para redução de PAV;
5. Fazer uso criterioso de bloqueadores neuromusculares: é recomendável a sua utilização nas primeiras 48 horas nos quadros de Síndrome de Angústia Respiratória Aguda para manter VM controlada. A utilização de bloqueio neuromuscular está condicionada a uma sedação profunda, a monitorização adequada do nível de consciência e ao bloqueio neuromuscular;
6. Indicação e cuidados com os umidificadores: não existe consenso sobre o uso de umidificadores passivos ou filtros trocadores de calor e umidade em termos de prevenção de PAV, quando comparados aos umidificadores ativos. Deve-se utilizar fluido estéril para nebulização e substituir o sistema de umidificação quando em mau funcionamento ou visivelmente contaminado. Recomenda-se a troca dos umidificadores passivos a partir de 48 horas, podendo ser utilizado, no máximo, até 7 dias;
7. Indicação e cuidados com o sistema de aspiração: não há diferença na incidência de PAV em relação ao sistema de aspiração de secreções das vias respiratórias de pacientes

mecanicamente ventilados, quando comparados aos sistemas de sucção aberto ou fechado. Recomenda-se a troca do sistema fechado de aspiração a cada 72 horas ou quando houver sujidade ou mau funcionamento;

8. Evitar extubação não programada (acidental) e reintubação: a reintubação aumenta a incidência de PAV, secundária ao aumento do risco de aspiração da secreção da orofaringe. Recomenda-se que a retirada do tubo endotraqueal seja realizada quando as condições clínicas permitirem. A monitorização da frequência de extubações acidentais (eventos/100 dias de tubo traqueal) permite mensurar a qualidade da assistência e a orientar os programas de educação continuada;
9. Monitorizar pressão de *cuff*: excessiva pressão pode comprometer a microcirculação da mucosa traqueal e causar lesões isquêmicas, porém se a pressão for insuficiente, pode haver dificuldade na ventilação com pressão positiva e passagem da secreção subglótica por entre o tubo e a traqueia (microaspiração). Recomenda-se que a pressão do *cuff* permaneça entre 18 a 22 mmHg ou 25 a 30 cmH_2O;
10. Dar preferência a intubação orotraqueal: a intubação nasotraqueal aumenta o risco de sinusite, o que pode consequentemente aumentar o risco de PAV;
11. Cuidados com inaladores e nebulizadores: não há uma recomendação específica na literatura sobre a rotina para troca desses dispositivos, quando utilizados pelo mesmo paciente. Com base na experiência das instituições de saúde, recomenda-se a troca a cada 24 horas. Inaladores, nebulizadores, tendas e reservatórios devem ser submetidos a limpeza e, no mínimo, desinfecção de nível intermediário;
12. Sonda enteral na posição gástrica ou pilórica: o refluxo gastroesofágico pode contribuir para a aspiração de conteúdo colonizado para vias aéreas inferiores e, consequente, aumento no risco de PAV. Apesar disso, não existem fortes evidências que justifiquem a utilização da sonda na posição pós-pilórica, exceto em pacientes que necessitem de posição prona para ventilação mecânica, pacientes queimados, pacientes com lesão cerebral grave e pressão intracraniana elevada.

Considerações Finais

Considerando as particularidades inerentes aos cuidados intensivos, a avaliação sistemática na assistência ventilatória é um destaque, acerca do cuidado integral. O enfermeiro, valendo-se do paradigma do cuidado holístico deve agregar a assistência ventilatória como uma esfera da sua prática profissional, sobretudo uma prática crítica reflexiva por meio do seu julgamento clínico, o qual retrata um instrumento relevante nesse processo. O maior desafio, portanto, está em garantir uma atuação como parte integrante da equipe na perspectiva transdisciplinar.

Referências Bibliográficas

1. Guyton AC, Hall JE. Human physiology and mechanisms of disease. 6th ed. Philadelphia: Saunders; 1997. p. 324-36.
2. Azevedo LCP, Taniguchi LU, Ladeira JP. Medicina intensiva: abordagem prática. 2. ed. São Paulo: Manole; 2015.
3. Guimarães HP, Assunção MSC, Carvalho FB, Japiassú AM, Veras KN, Nácul FE, et al. Manual de medicina intensiva: AMIB. São Paulo: Atheneu; 2014.

4. Freitas EE, Saddy F, Amado V, Okamoto V, Farias A, Goldwasser, R. III Consenso Brasileiro de ventilação mecânica: desmame e interrupção da ventilação mecânica. J Bras Pneumol, 2007; 33:28-36.
5. Metnitz PGH, Metnitz B, Moreno RP, Bauer P, Del Sorbo L, Hoermann C, et al. Epidemiology of Mechanical Ventilation: Analysis of the SAPS 3 Database. Intensive Care Med (2009) 35: 816. doi:10.1007/s00134-009-1449-9.
6. Carvalho CRR, Toufen Junior C, Franca SA. Ventilação mecânica: princípios, análise gráfica e modalidades ventilatórias. – III Consenso Brasileiro de Ventilação Mecânica – J Bras Pneumol. 2007;33(Supl 2):S 54-S 70.
7. West JB. Respiratory physiology: the essentials. 5th ed. Baltimore: Lippincott Williams and Wilkins; 1995. 71-88.
8. Damasceno MPCD, David CMN, Souza PCSP, Chiavone PA, Cardoso LTQ, Amaral JLG, et al. Ventilação mecânica no Brasil: aspectos epidemiológicos. Rev Bras Ter Intensiva [Internet]. 2006; 219-28. Disponível em: http://www.scielo.br/scielo.php?pid=S0 103-507X2006000300002&script=sci_arttext.
9. Lisboa DDJ, Medeiros EF, Alegretti LG, Badalotto D, Maraschin R. Perfil de pacientes em ventilação mecânica invasiva em uma unidade de terapia intensiva. J. Biotec. Biodivers. 2012: 3(1); 18-24.
10. Chatburn RL. Classification of Mechanical Ventilators. Respir Care. 1992;37(9):1009-1025.
11. Esteban A, Anzueto A, Frutos F, Alía I, Brochard L, Stewarty TE, et al. Mechanical Ventilation International Study Group. Characteristics and outcomes in adult patients receiving mechanical ventilation: a 28-day international study. JAMA. 2002;287(3):345-55.
12. Esteban A, Anzueto A, Aliá I. How is mechanical ventilation employed in the intensive care unit? Arm J Respir Crit Care Med. 2000; 161:1450-58.
13. Ouellette DR, Patel S, Girard TD, Morris PE, Schimidt GA, Truwit JD, et al. Evidence-Based medicine. Liberation From Mechanical Ventilation in Critically Ill Adults: An Official American College of Chest Physicians/American Thoracic Society Clinical Practice Guideline: Inspiratory Pressure Augmentation During Spontaneous Breathing Trials, Protocols Minimizing Sedation, and Noninvasive Ventilation Immediately After Extubation. Elsevier. Volume 151, January 2017, Pages 166-180. Disponível em: http://doi.org/10.1016/j.chest.2016.10.036.
14. Barbas CSV, Ísola AM, Farias AMC, Cavalcanti AB, Gama AMC, Duarte ACM, et al. Recomendações brasileiras de ventilação mecânica 2013. Parte 2. Rev. Bras. Ter. Intensiva. São Paulo July/Sept. 2014;26(3) . Disponível em: http://dx.doi.org/10.5935/0103-507X.20140034.
15. Teixeira C, Maccari JG, Vieira SRR, Oliveira RP, Savi A, Machado AS et al. Impacto de um protocolo de desmame de ventilação mecânica na taxa de falha de extubação em pacientes de difícil desmame. Jornal Brasileiro de Pneumologia. Porto Alegre. 2012; 38(3): 364-371.
16. North American Nursing Diagnosis Association. Diagnósticos de enfermagem da NANDA: definições e classificação 2005-2006. Porto Alegre: Artmed; 2006.
17. Melo LL, Santos MS, Duran ECM. Unidade de terapia intensiva pediátrica: diagnósticos e intervenções de enfermagem mais frequentes. Rev enferm UFPE on line., Recife, 8(supl. 1):2342-9, jul., 2014
18. Cerqueira FA, Brandão MAG, Mattos VZ, Castellões TMFW. Investigação da temporalidade das características definidoras do diagnóstico de resposta disfuncional ao desmame ventilatório. Esc. Anna Nery [Internet]. 2012 Sep [cited 2017 Apr 28]; 16(3): 545-552. Disponível em: http://www.scielo.br/scielo.php?script=sci_arttext&pid=S1414-81452012000300017&lng=en. http://dx.doi.org/10.1590/S1414-81452012000300017.
19. Nemer SN, Barbas CSV, Caldeira JB, Carias TC, Santos R, Almeida LC, et al. A new integrative prognostic weaning index of discontinuation from mechanical ventilation. Critical Care. 2009, 13(5):R152.
20. Yang KL, Tobin MJ. A prospective study of indexes predicting the outcome of trials of weaning from mechanical ventilation. N Engl J Med. 1991;324(21):1445-50.
21. Nemer SN, Barbas CSV. Índices de desmame: o que devemos saber? Pulmão RJ. 2011;20(3):24-8
22. Nemer SN, Barbas CSV. Parâmetros preditivos para o desmame da ventilação mecânica. J Bras Pneumol. 2011 Set-Out;37(5):669-79. Disponível em: http://dx.doi.org/10.1590/S1806-37132011000500016.
23. Nemer SN, Barbas CSV, Caldeira JB, Guimarães B, Azeredo LM, Gago R et al. Evaluation of maximal inspiratory pressure, tracheal airway occlusion pressure, and its ratio in the weaning outcome. J Crit Care. 2009; 24: 441-446.
24. Tobin MJ, Jubran A. Meta-analysis under the spotlight: focused on meta-analysis of ventilator weaning. Crit Care Med. 2008, 36: 01-07.

25. Tobin MJ, Jubran A. Weaning from mechanical ventilation. In: Tobin MJ, editor. Principles and practice of mechanical ventilation. 2nd ed. New York: McGraw-Hill; 2006. p 1185-220.
26. Brasil. Agência Nacional de Vigilância Sanitária (ANVISA). Medidas de prevenção de infecção relacionada à assistência à saúde. (Série segurança do paciente e qualidade em serviços de saúde). Brasília: Anvisa; 2017. (Série segurança do paciente e qualidade em serviços de saúde).
27. Carmo Neto E, Souza PC, Azevedo F, Lugarinho ME. et al. Pneumonia associada à ventilação mecânica: análise de fatores epidemiológicos na confecção de estratégias de profilaxia e terapêutica. Rev. Bras. Ter. Intensiva, São Paulo, dez. 2006;18(4)dez. 2006.
28. Institute for Healthcare Improvement (IHI). [homepage da internet]. 5 million lives campaign. getting started kit: prevent ventilator-associated pneumonia – how-to guide. Cambridge (Massachusetts): Institute for Healthcare Improvement; 2008 Jan. Disponível em: http://www.ihi.org/IHI/Programs/Campaign/VAP.htm.

CAPÍTULO

16 Injúria Renal Aguda e as Estratégias para um Cuidado Seguro

Joyce Martins Arimatéa Branco • Silvia Maria de Sá Basílio Lins

Introdução

A Injúria Renal Aguda (IRA) caracteriza-se pela perda abrupta da função renal, ocorrendo, principalmente, nos cenários de Terapia Intensiva (TI), estando associada a elevadas taxas de morbidade e mortalidade. Estima-se que 50% dos pacientes de TI desenvolvam a doença, sendo de 5 a 6% dos internados devendo evoluir para IRA com necessidade de Terapia Renal Substitutiva (TRS). Entre esses, a taxa de mortalidade é de 60%. Supõe-se uma mortalidade anual e mundial de 2 milhões de pessoas. Já os que sobrevivem à IRA deparam-se com maior risco de desenvolvimento da Doença Renal Crônica (DRC).[1]

A IRA se apresenta como uma síndrome multifatorial e, por isso, sua prevenção, manejo e tratamento são tão difíceis. Sua etiologia pode ser pré-renal e, portanto, causada por fatores que diminuem o fluxo sanguíneo do rim: desidratação, insuficiência cardíaca, choque hipovolêmico, dentre outros. É possível que a causa esteja intrínseca ao rim, seja por isquemia ou toxicidade: uso de drogas nefrotóxicas. E, por último, a causa pode estar após o rim, quando se apresenta uma obstrução do trato urinário, que impede o adequado funcionamento renal: hiperplasia prostática, entre outras.[1,2]

A IRA é basicamente caracterizada por elevação da creatinina e redução do débito urinário. As diretrizes internacionais a definem como: aumento da creatinina sérica ≥ 0,3 mg/dl, em 48 horas; ou aumento da creatinina sérica ≥ 1,5 vezes o valor de base, conhecido ou presumido, ocorrido nos últimos 7 dias; ou, ainda, um volume urinário < 0,5 ml/kg/h por 6 horas. Um incremento na creatinina sérica de ≥ 0,5 mg/dl é associado a uma elevação de 6,5 vezes no risco de morte.[3]

A IRA é responsável por um aumento considerável nos custos da internação hospitalar, e requer um tempo maior para recuperação do paciente. A padronização da abordagem aos indivíduos encontra obstáculo na heterogeneidade deles, e nas diversas situações clínicas em que a IRA se desenvolve. Diante disso, a busca por medidas nefroprotetoras, que visem prevenir a instalação da doença, é fundamental para a qualidade da assistência prestada. Ou seja, é necessário realizar nefroproteção baseada em evidências.

TÓPICOS ABORDADOS

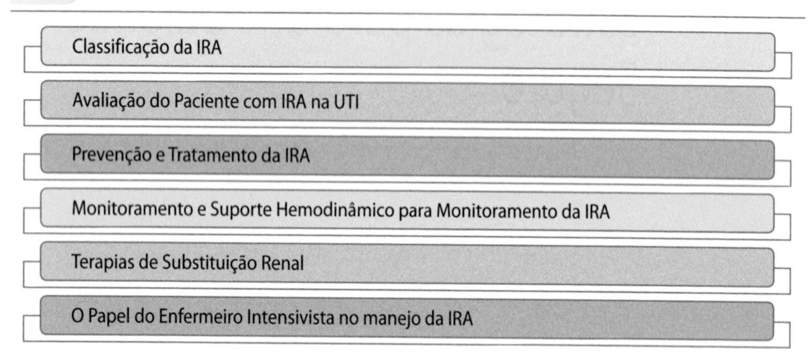

▶ Classificação da IRA

Algumas estratégias podem ser utilizadas para detecção e acompanhamento da evolução da IRA, como a classificação RIFLE e AKIN. O acrônimo RIFLE é assim composto: *Risk* associado ao risco de disfunção renal; *Injury* – quando há uma lesão ou injúria ao rim; *Failure* – quando se ocorre uma falência renal; *Loss* – ocorrência de perda da função do rim; e, finalmente, *End stage renal disease*, quando se estabelece a ocorrência da DRC.[4,5] A Tabela 16.1 apresenta os valores de referência da classificação RIFLE.

Tabela 16.1 Classificação RIFLE para injúria renal aguda

Classificação RIFLE	Critério Taxa de Filtração Glomerular	Critério Débito Urinário
Risco	Aumento SCr ×1,5 ou diminuição da TFG > 25%	Diurese < 0,5 ml/Kq /h em 6 h
Injúria	Aumento SCr ×2 ou diminuição da TFG > 50%	Diurese < 0,5 ml/Kq /h em 12 h
Falência	Aumento SCr ×3 ou diminuição da TFG > 75% ou SCr > 4 mg/dl	Diurese < 0,3 ml/Kq /h em 24 h ou anúria por 12 h
Perda de função	Perda completa da função renal por > 4 semanas	
Estágio final da doença	Necessidade de diálise por > 3 meses	

Fonte: Adaptada de International Society of Nephrology. KDIGO, 2012.[5]

Nos contínuos esforços realizados para melhorar a detecção e a vigilância à evolução da IRA, a classificação RIFLE, apesar de validada por diversos estudos, sofreu algumas alterações referentes aos valores da creatinina sérica, uma vez que pequenas alterações nela possuíam grande influência sobre o desfecho do paciente. Assim, originou-se a classificação AKIN (*Acute Kidney Injury Network*), observada na Tabela 16.2, que traz três estágios evolutivos da IRA.

Qualquer paciente que necessite de terapia renal substitutiva, enquadra-se no terceiro estágio e, apenas um dos critérios é necessário para enquadramento no estágio analisado.[6]

Tabela 16.2 Classificação AKIN para Injúria Renal Aguda

Estágios	Critério Taxa de Filtração Glomerular	Critério Débito Urinário
1	Aumento na creatinina sérica maior ou igual a 0,3 mg/dl ou aumento maior que 150 a 200% (1,5 a 2 × do valor basal)	Diurese < 0,5 ml/Kq /h em 6 h
2	Aumento na creatinina sérica maior ou igual a 200 a 300% (2-3 ×) do basal	Diurese < 0,5 ml/Kq /h em 12 h
3	Aumento na Creatinina sérica maior que 300% (> 3 ×) do valor basal ou creatinina sérica maior ou igual a 4,0 mg/dl com aumento agudo de, pelo menos, 0,5 mg/dl	Diurese < 0,3 ml/Kq /h em 24 h ou anúria por 12 h

Fonte: Adaptada de International Society of Nephrology. KDIGO, 2012.[5]

▶ Avaliação do Paciente com IRA na UTI

A etiologia da IRA na unidade de terapia intensiva (UTI) é, predominantemente, parte da síndrome de disfunção de múltiplos órgãos. Para evitar sua ocorrência deve-se preconizar a manutenção adequada do volume intravascular, do débito cardíaco, da pressão de perfusão renal, a prevenção da ocorrência de hipoxemia, da anemia acentuada e da nefrotoxicidade.[7] O Manejo geral de suporte a pacientes com IRA, incluindo complicações, é apresentado no quadro 16.1.

Quadro 16.1 Manejo geral de suporte em pacientes com IRA

Evitar fármacos potencialmente nefrotóxicos
Conhecimento das alterações na farmacocinética dos medicamentos
Adaptação da dose dos fármacos excretados pelos rins para controle da função renal
Avaliação do volume circulante e administração de reposição volêmica
Prevenção e/ou tratamento da hipercalemia
Corrigir quadros de acidose

Fonte: Adaptado de Knobel, 2005.[8]

Recomenda-se uma abordagem em etapas, compreendendo histórico abrangente e exame físico meticuloso, que poderão sugerir o diagnóstico de IRA na maioria dos pacientes.[8,9]

- Sinais vitais;
- Pesagens diárias (quando possível);
- Balanço hídrico rigoroso;
- Registro criterioso das medicações administradas;
- Registro dos exames realizados;
- Dados laboratoriais passados e atuais;
- Utilizar os critérios RIFLE/AKIN, estimar Taxa de Filtração Glomerular (TFG), diariamente, e ajustar os medicamentos de acordo com o *clearance* de creatinina.

Prevenção e Tratamento da IRA

A gestão hemodinâmica protocolada tem base em parâmetros hemodinâmicos e de oxigenação para prevenir o desenvolvimento ou a piora da LRA, em pacientes de alto risco no contexto perioperatório ou em choque séptico (Figura 16.1). O objetivo é a reposição volêmica precoce em pacientes com hipotensão e choque séptico, visando evitar a falência de órgãos, a melhora da perfusão tecidual, a oxigenação e o estado hemodinâmico, dentro de 6 horas, após a admissão hospitalar.[5]

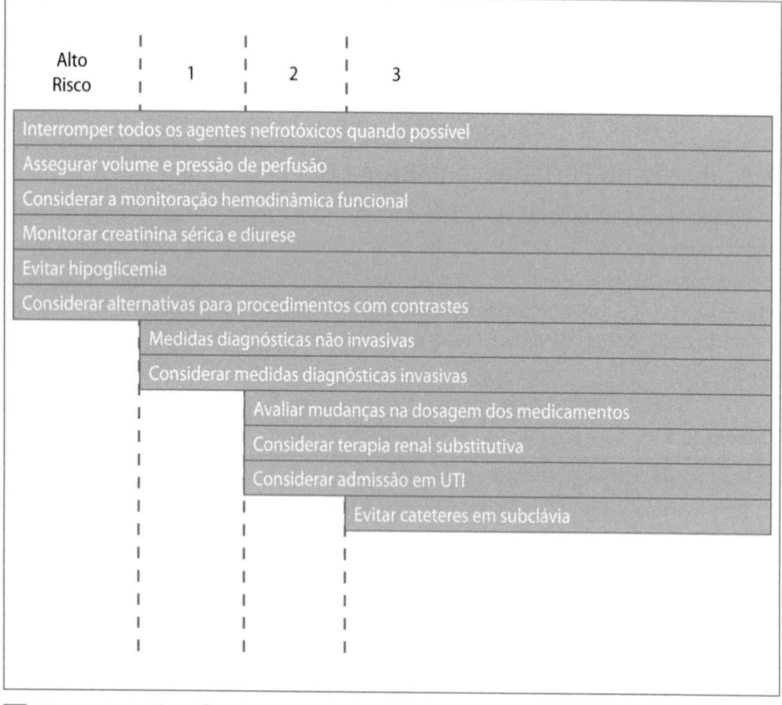

Figura 16.1 Estratificação para prevenção da IRA. Fonte: International Society of Nephrology. KDIGO, 2012.[5]

Monitoramento e Suporte Hemodinâmico para Prevenção da IRA

Deve-se ter atenção especial ao suporte hemodinâmico, em pacientes com risco para IRA, evitando hipotensão e perda da autorregulação do fluxo sanguíneo.

O manejo da pressão arterial e do débito cardíaco requer controle cuidadoso de fluidos e medicação vasoativa. Os vasopressores podem reduzir ainda mais o fluxo sanguíneo para os tecidos, se existir volume sanguíneo circulante insuficiente.

Em casos de hipotensão, as terapias disponíveis para reposição compreendem os fluidos e vasopressores. Os fluidos possuem provável benefício na prevenção da IRA. Na ausência de choque hemorrágico utilizar cristaloides isotônicos, em vez de coloides, como medida inicial para expansão do volume intravascular em pacientes com risco para a IRA ou com IRA já instalada, porém as soluções coloides ainda têm um papel importante em pacientes que necessitam de reposição adicional.[5] O quadro 16.2 destaca condutas referenciadas de suporte hemodinâmico para prevenção da IRA.

Quadro 16.2 Demais condutas para gestão hemodinâmica protocolada

Hidroxietilamido (HES)	Coloide sintético derivado de amido. Alternativa barata à albumina humana para correção de hipovolemia. Riscos: efeitos negativos sobre a coagulação e disfunção renal (nefrotoxicidade).
Norepinefrina	Melhora o *clearance* de creatinina.
Vasopressina	Reduz a necessidade da norepinefrina, aumenta a pressão arterial e melhora a produção de diurese e o *clearance* da creatinina, podendo reduzir a progressão da IRA e a mortalidade em pacientes com risco.
Dopamina	Não apresenta diferença significativa quando comparada a norepinefrina, no entanto, relatam mais eventos arrítmicos entre os pacientes tratados com dopamina. Em baixa dose (1-3 mg/kg/min) nos indivíduos saudáveis, provoca vasodilatação renal e aumento da TFG, sendo utilizada como profilaxia para IRA associada à administração de contrastes, correção de aneurismas da aorta, transplante de fígado e rim, nefrectomia unilateral e quimioterapia.
Diuréticos	Frequentemente utilizados em pacientes com risco de desenvolvem IRA não oligúrica para facilitar o manejo da volemia corporal e permitir a administração de nutrição e medicamentos. A recomendação é usar diuréticos apenas para tratar casos de hipervolemia.
Manitol	Proteção renal, principalmente, em pacientes submetidos a cirurgias. Aumenta o fluxo de urina, reduz o edema celular, faz vasodilatação, além da hidratação adequada na incidência de IRA.
Pepitídeo atrial natriurético	Secretado pelas células musculares cardíacas atriais, normaliza a volemia sanguínea e a pressão arterial, portanto, aumenta o fluxo sanguíneo renal, aumenta a ultrafiltração glomerular e induz a vasodilatação da arteríola aferente.
Antagonistas dos receptores de adenosina	A adenosina faz vasoconstrição da arteríola aferente, diminuição do fluxo sanguíneo renal e TFG com retenção de sódio e água. Tal situação tem estimulado pesquisas que procuram prevenir ou tratar a IRA com a Teofilina, que é o antagonista da adenosina.
Nefrotoxicidade por aminoglicosídeos	A nefrotoxicidade (toxicidade tubular direta pelo acúmulo da substância nas células tubulares renais) é uma das principais toxicidades desta droga. Dosagem cuidadosa e monitorização terapêutica deste fármaco podem minimizar o risco de IRA. O risco intrínseco de IRA com a administração de aminoglicosídeos levou alguns autores a pedirem a eliminação deste fármaco como uma opção terapêutica para doenças infecciosas.
Anfotericina B	Apesar de atividade fungicida de amplo espectro, a nefrotoxicidade continua a ser a principal toxicidade limitante da anfotericina B. A expansão de volume associada ao uso desta medicação ameniza tal situação, da mesma forma que o uso da formulação lipídica, que apesar de ter o custo elevado, parece ser benéfica em pacientes com disfunção renal (efetividade desconhecida).

Fonte: Adaptado de Kdigo, 2012;[5] Knobel, 2005;[8] Bahlis, 2015.[16]

Quadro 16.3 Injúria Renal Aguda induzida por contraste: recomendações

Definir e estadiar a IRA após administração de contraste iodado por via vascular.
Considerar métodos alternativos em pacientes com risco elevado (utilizar a menor dose possível ou não utilizar).
Usar contrastes de baixa osmolaridade em pacientes com risco de IRA. Recomenda-se expansão de volume com solução fisiológica ou solução bicarbonada em pacientes de risco.
Não é recomendada a hidratação oral isolada em pacientes com risco aumentado de LRA induzida por contraste.
Recomenda-se o uso de N-acetilcisteína em conjunto com cristaloides em pacientes com elevado risco de IRA.
Sugere-se não usar hemodiálise intermitente ou ultrafiltração para remoção do contraste em pacientes com elevado risco de IRA.

Fonte: International Society of Nephrology. KDIGO, 2012.[5]

▶ Terapias de Substituição Renal na IRA

Na vigência da necessidade de diálise para tratar a IRA, diversas modalidades terapêuticas podem ser utilizadas. É possível lançar mão da CRRT (*Continuous Renal Replacement Therapy*), da SLEDD (*Slow Extended Daily Dialysis*) e da iHD (*intermittent hemodialysis*), e todas estas requerem circulação extracorpórea. Também é possível, apesar de pouco usual, tratar a IRA com diálise peritoneal.

A CRRT ou terapia contínua de substituição renal pode ainda ser dividida em hemodiálise veno-venosa contínua (CVVHD) (Figura 16.2), hemofiltração veno-venosa contínua (CVVH) (Figura 16.3) e hemodiafiltração veno-venosa contínua (CVVHDF) (Figura 16.4).

A CRRT é ofertada a pacientes que apresentam importante instabilidade hemodinâmica com severa injúria renal aguda.[10] Esta modalidade permite a remoção gradual de fluidos e solutos, está associada à maior estabilidade hemodinâmica e maior recuperação renal. Em contrapartida, encontra obstáculos na necessidade de anticoagulação contínua, de soluções pré-fabricadas, interrupções constantes da terapia para procedimentos externos e um custo global mais elevado[11].

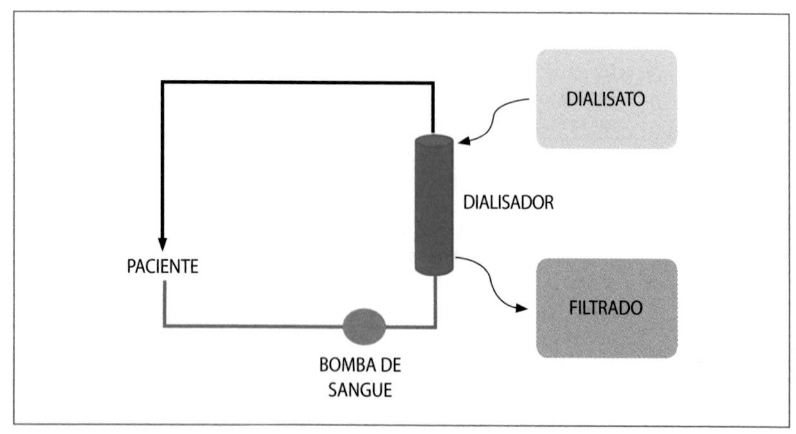

Figura 16.2 Hemodiálise veno-venosa contínua. Fonte: Adaptada de Daugirdas, et al., 2016.[12]

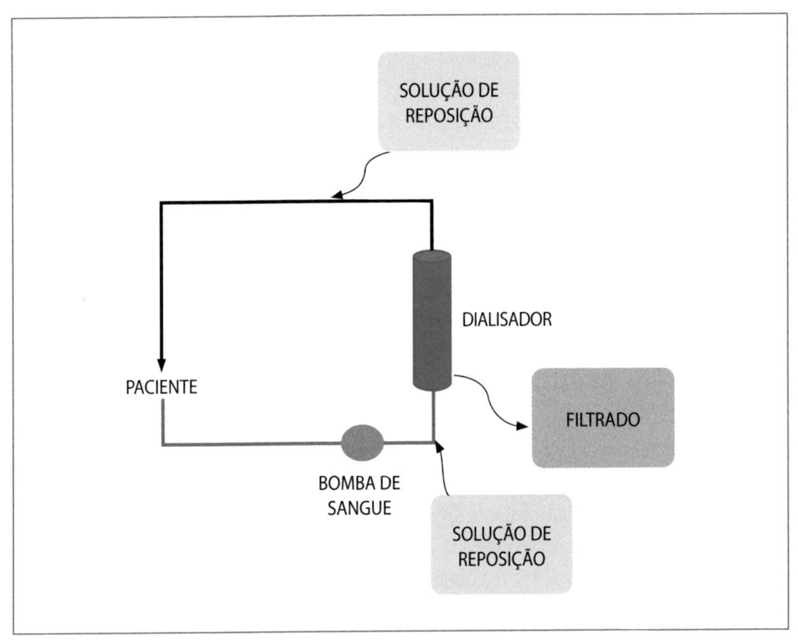

Figura 16.3 Hemofiltração veno venosa contínua. Fonte: Adaptada de Daugirdas, et al., 2016.[12]

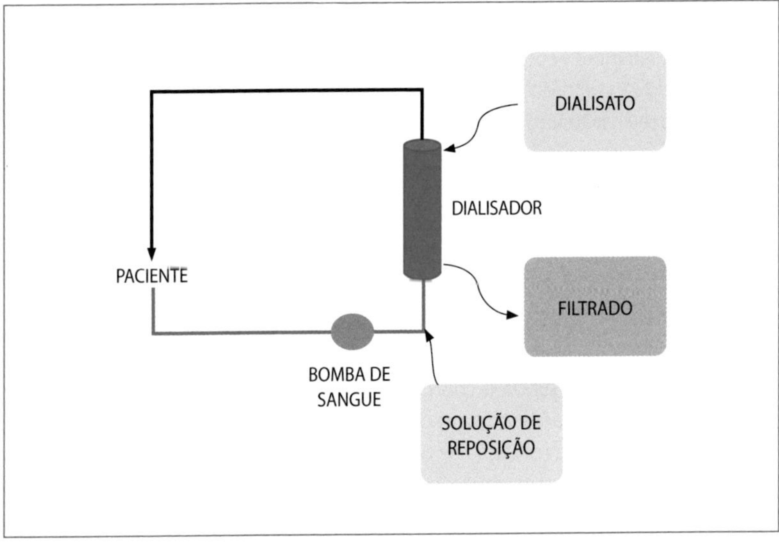

Figura 16.4 Hemodialfiltração veno-venosa contínua. Fonte: Adaptada de Daugirdas, et al., 2016.[12]

Na CVVHD o principal método de retirada de solutos é a difusão. Nela, a solução de diálise passa contínua e lentamente pelo dialisador. Em média ocorre uma retirada pequena de ultrafiltrado, em torno de 3 a 6 l/dia. Por sua vez, na CVVH não há solução de diálise, o que ocorre é infusão de líquido de reposição em grande quantidade (25-50 l/dia) com uma retirada de líquido também maior (30-50 l/dia), que representa a saída do líquido de reposição mais o excesso de líquido. Por fim, a CVVHDF consiste em uma combinação das duas primeiras, com utilização de dialisato e líquido de reposição em uma quantidade normalmente menor (20 l/dia).[12]

Os equipamentos utilizados para realização das terapias contínuas de substituição renal divergem dos equipamentos usuais de hemodiálise, havendo, ainda, a necessidade de um conjunto de linhas e filtro especiais, bem como dos líquidos de reposição. Alguns dos equipamentos disponíveis são a Prismaflex System (Baxter), a MultiFiltratePro (Fresenius) e a Diapact® CRRT (BBraun).

Uma alternativa à realização da CRRT, que possui alto custo e não está disponível em todas as Unidades de Saúde, é a diálise diária prolongada lenta (SLEDD) ou hemodiálise estendida. Essa modalidade terapêutica, bastante aplicada na prática clínica, consiste em oferecer de 6 a 12 horas de diálise diária ou, pelo menos, 3 vezes por semana. Sua realização é possível com equipamento comum, pode ser realizada no período noturno, apresenta um custo menor quando comparada à CRRT e apresenta boa resposta por parte dos pacientes hemodinamicamente instáveis.[11] Essa modalidade possibilita uma diminuição da taxa de ultrafiltração/hora, com um fluxo sanguíneo e de dialisato mais baixo, o que minimiza o desequilíbrio osmótico, sem, no entanto, interferir na taxa de depuração de solutos. Além disso, são utilizados dialisadores e soluções convencionais.[13]

Também é possível tratar a IRA com hemodiálise intermitente convencional, principalmente quando os requisitos necessários para uso da CRRT ou SLED não estão disponíveis. Ou, ainda, com a dialise peritoneal, cujo interesse pela técnica vem aumentando nos últimos anos em função do seu baixo custo e requisitos menores de infraestrutura.[14,15]

As recomendações internacionais sugerem que a terapia de substituição renal se inicie quando existirem mudanças importantes no equilíbrio hidroeletrolítico e ácido-básico, levando-se em consideração um contexto clínico mais amplo, além dos valores de ureia e creatinina. Quanto à anticoagulação, recomenda-se o uso de heparina de baixo peso molecular para a hemodiálise (HD) intermitente e citrato para pacientes em CRRT, preferencialmente.[5]

Quanto ao acesso para terapia, deve-se iniciar por um cateter não tunelizado, instalado em veia jugular direita (primeira opção), seguido por veia femoral, veia jugular esquerda e como última opção a veia subclávia com preferência pelo lado dominante. É recomendado o uso de ultrassom para guiar a introdução do cateter. Quando a localização dele for jugular ou subclávia, recomenda-se a realização de uma radiografia de tórax, após a colocação e antes do primeiro uso. Sugere-se também a não aplicação de antibiótico tópico no local de inserção do cateter, bem como a não administração preventiva de antibiótico no lúmen do cateter.[5]

As terapias contínuas e intermitentes são complementares. Sugere-se utilizar CRRT, em vez de HD intermitente para pacientes com instabilidade hemodinâmica, lesão cerebral aguda, edema cerebral generalizado ou outras causas de aumento de pressão intracraniana. Recomenda-se uma dose de diálise que permita o alcance de um Kt/V de 3,9, por semana, quando se realiza HD intermitente ou HD estendida. No caso de CRRT, recomenda-se um volume de efluente de 20-25 ml/kg/h.[5]

▶ O Papel do Enfermeiro Intensivista no Manejo da IRA

A atuação do enfermeiro intensivista é marcada por constantes mudanças, principalmente relacionadas com o uso de novas tecnologias e necessidade de atualização profissional permanente. A capacitação do enfermeiro para atuar na área de nefrologia deve compreender temáticas relacionadas com anatomia e fisiologia do sistema renal, histórico do sistema renal (fisiopatologia, manifestações clínicas, avaliações diagnósticas e plano de cuidados) e modalidades terapêuticas utilizadas na terapia intensiva.[8]

A atuação do enfermeiro na Terapia Intensiva consiste na detecção precoce do mínimo grau de falência renal, da mesma forma que na detecção de pacientes em risco para IRA, monitorizando as complicações com o paciente, estando envolvido na realização das terapias dialíticas emergenciais, avaliando o progresso do paciente e a resposta ao tratamento, e proporcionando suporte físico e emocional.

O enfermeiro deve estar apto a reconhecer achados ou sintomas frequentemente presentes na IRA, sem subestimá-los, como: respiração de kussmaul , pneumonia, cefaleia, alteração do estado mental, hipertensão, hipotensão, arritmias, alterações no volume urinário e na taxa de excreção de drogas, edema de pálpebras, membros superiores e inferiores, náuseas, vômitos, sangramentos gastrointestinais, acidose, hipercalemia, elevação da uréia e da creatinina.[8]

Algumas unidades de terapia intensiva contam com uma equipe formada por médicos e enfermeiros especializados, tanto em nefrologia como em terapia intensiva, que tem suas ações integradas e são educados para a realização e controle da Terapia de Substituição Renal Continua, além dos cuidados necessários e inerentes ao paciente crítico, mantendo constante vigilância clínica. Essa equipe cria e compartilha programas educacionais e protocolos para gestão da qualidade, tendo como parâmetros o funcionamento da terapia dialítica, níveis de eletrólitos, taxa de ultrafiltração, coagulação e o estado hemodinâmico do paciente.[16]

Considerações Finais

Durante a realização de procedimentos hemodialíticos, o enfermeiro precisa estar atento ao tempo de diálise, frequência da diálise, ao adequado controle hídrico, possíveis complicações e na manutenção das condições mínimas para a realização do método, como: acesso vascular, dialisador, anticoagulação, solução de diálise e solução de reposição.[8]

Além disso, deverá ter em mente que o principal objetivo é aliar o procedimento técnico ao cuidado humanizado, visando à reabilitação do paciente e sua qualidade de vida.

Referências Bibliográficas

1. Li PKT, Burdmann EA, Mehta RL. Injúria renal aguda: um alerta global. J Bras Nefrol [Internet]. [citado 2017 Jan 15]. 2013;35(1): 1-5. Disponível em: http://www.scielo.br/pdf/jbn/v35n1/v35n1a01.pdf.
2. Riella MC. Princípios de nefrologia e distúrbios hidroeletrolíticos. 5. ed. Rio de Janeiro: Guanabara Koogan; 2010.
3. Khwaja A. KDIGO clinical practice guidelines for acute kidney injury. Nephron Clin Pract [Internet]. [citado 2017 Jan 15]. 2012;120: c179-c184. Disponível em: http://www.karger.com/article/FullText/339789.
4. Wahrhaftig KM, Correia LCL, Souza CAM. Classificação de RIFLE: análise prospectiva da associação com mortalidade em pacientes críticos. J Bras Nefrol [Internet]. [citado 2017 Jan 15]. 2012;34(4): 369-377. Disponível em: http://www.scielo.br/scielo.php?script=sci_arttext&pid=S0101-28002012000400010.
5. International Society of Nephrology. KDIGO clinical practice guideline for acute kidney injury. Kidney International Supplements [Internet]. 2012 [citado 2017 Jan 15]; 2(1). Disponível em: http://www.kdigo.org/clinical_practice_guidelines/pdf.
6. Alves CMP, Barros MC, Figueiredo PVT. Diferentes abordagens na detecção da disfunção renal aguda em pacientes graves. Rev Bras Clin Med. São Paulo [Internet]. 2012 [citado 2017 Jan 15]; 10(3):183-8. Disponível em: http://files.bvs.br/upload/S/1679-1010/2012/v10n3/a2893.pdf.
7. Ponce D, Zorzenon CPF, Santos NY, Teixeira UAparecido, Balbi AL. Injúria renal aguda em unidade de terapia intensiva: estudo prospectivo sobre a incidência, fatores de risco e mortalidade. Revista Brasileira de Terapia Intensiva. 2011;23(3): 321-326. Disponível em: https://dx.doi.org/10.1590/S0103-507X2011000300010.
8. Knobel E. Terapia intensiva: nefrologia e distúrbios do equilíbrio ácido-base. São Paulo: Atheneu; 2005.
9. Schrier RW. Manual de nefrologia. São Paulo: Novo Conceito; 2008.
10. Allegretti1 AS, Hundemer G, Chorghade R, Cosgrove K, Bajwa E, Bhan I. Perspectives of continuous renal replacement therapy in the intensive care unit: a paired survey study of patient, physician, and nurse views. BMC Nephrology [Internet]. [citado 2017 Jan 15]. 2015;16:105. Disponível em: https://www.ncbi.nlm.nih.gov/pubmed/26169052.
11. Kitchlu A, Adhikari N, Burns KEA, Friedrich JO, Garg AX, Klein D et al. Outcomes of sustained low efficiency dialysis versus continuous renal replacement therapy in critically ill adults with acute kidney injury: a cohort study. BMC Nephrology [Internet]. [citado 2017 Jan 15]. 2015;16:127. Disponível em: https://www.ncbi.nlm.nih.gov/pmc/articles/PMC4522955/.
12. Daugirdas TD, Blake PG, Ing TS. Manual de diálise. 5. ed. Rio de Janeiro: Guanabara Koogan; 2016.
13. Custodio FB, Lima EQ. Hemodiálise estendida em lesão renal aguda. J Bras Nefrol [Internet]. [citado 2017 Jan 15]. 2013;35(2): 142-146. Disponível em: http://www.scielo.br/pdf/jbn/v35n2/v35n2a10.pdf.
14. Kwizera A, Tumukun J, Ssemogerere L, Ayebale E, Agaba P, Yakubu J et al. Clinical Characteristics and 30-Day Outcomes of Intermittent Hemodialysis for Acute Kidney Injury in an African Intensive Care Unit. BioMed Research International [Internet]. 2016 [citado 2017 Jan 15]; Disponível em: https://www.ncbi.nlm.nih.gov/pmc/articles/PMC4794580/.
15. Ponce D, Buffarah MB, Goes C, Balbi A. Peritoneal Dialysisin Acute Kidney Injury: Trends in the Outcome across Time Periods. PLOS ONE [Internet]. 2015 [citado 2017 Jan 15]; Disponível em: http://journals.plos.org/plosone/article?id=10.1371/journal.pone.
16. Bahlis LF, Diogo, LP, Lemons D, Klaus D. Fatores de risco associados à lesão renal aguda em pacientes tratados com polimixina B em um hospital terciário. J. Bras. Nefrol. 2015; 37 (4): 446-450. Disponível em http://dx.doi.org/10.5935/0101-2800.20150071.

CAPÍTULO

17 Parada Cardiorrespiratória

Diretrizes de Atendimento

Cristiana Dias Silveira • Renato França da Silva

Introdução

A parada cardiorrespiratória (PCR), caracterizada pela tríade vítima inconsciente, ausência de respiração e ausência de pulso em grande artéria (pulso carotídeo no adulto e braquial no bebê), é uma das situações clínicas de maior emergência na medicina. A rapidez e a eficácia das intervenções adotadas são fundamentais e interferem diretamente no prognóstico da vítima.

A recuperação da circulação deve ocorrer em um período inferior a 4 minutos, caso contrário poderá sobrevir alterações irreversíveis no sistema nervoso, um dos tecidos mais sensíveis à falta de oxigênio.

As manobras de reanimação cardiopulmonar (RCP) vêm sendo aperfeiçoadas ao longo de várias décadas. A International Liaison Committee on Resuscitation (Aliança Internacional dos Comitês de Ressuscitação) foi criada em 1992, com intuito de promover um fórum entre as principais organizações de ressuscitação de todo o mundo, disseminando informações para treinamento e educação em ressuscitação, entre outros objetivos. Em outubro de 2015, de forma coordenada e simultânea, as novas diretrizes em RCP e cuidados cardiovasculares de emergência foram divulgadas em várias versões:[1]

- Consenso internacional, unindo todos os comitês: CoSTR – *International consensus on Cardiopulmonary Resuscitation and Emergency Cardiovascular Care Science with Treatment Recommendations*;
- Versão europeia: *European Resuscitation Council Guidelines for Resuscitation*;
- Versão AHA: A *American Heart Association Guidelines Update for Cardiopulmonary Resuscitation and Emergency Cardiovascular Care* anunciou que não irá mais atualizar as diretrizes da RCP nesse formato periódico a cada 5 anos, mas sim de forma contínua, sempre que uma nova evidência estiver disponível.[1]

Tópicos Abordados

- Cadeias de Sobrevivência
- Suporte Básico de Vida do Adulto para Profissionais da Saúde
- Suporte Avançado de Vida
  - Oxigenação e Suporte Ventilatório
  - Manejo da Parada Cardiorrespiratória
  - Ritmos de PCR
  - Medicações Utilizadas em PCR
  - Causas Tratáveis de PCR
  - Cuidados Pós-PCR

▶ Cadeias de Sobrevivência

A sobrevivência à parada cardiorrespiratória depende de uma série de intervenções fundamentais, que correspondem à "cadeia de sobrevivência".

A cadeia de sobrevivência foi criada para ressaltar a importância da adoção organizada e hierarquizada de atitudes na situação de suspeita e confirmação de PCR. Nas novas recomendações das diretrizes 2015 publicadas pela American Heart Association (AHA) a cadeia de sobrevivência deve ser diferenciada entre a PCR que ocorre no ambiente extra-hospitalar (PCREH) e intra-hospitalar (PCRIH).[2].

No ambiente extra-hospitalar (Figura 17.1), o elo da cadeia necessita da participação das pessoas da comunidade. Leigos precisam reconhecer a PCR, pedir ajuda, iniciar as manobras de ressuscitação cardiopulmonar (RCP) e usar o desfibrilador externo automático, mantendo as manobras até a chegada da equipe de suporte avançado.[2]

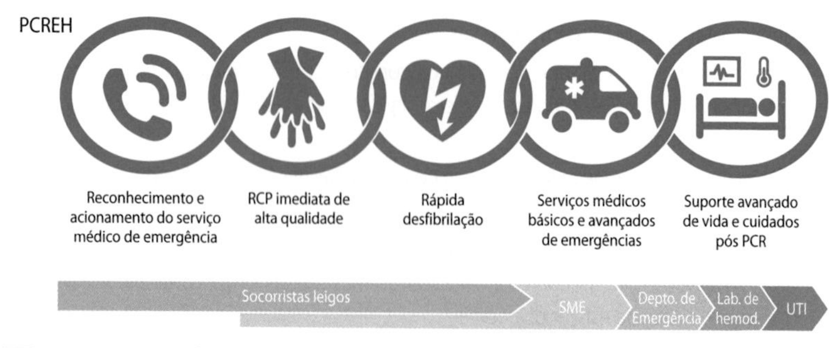

Figura 17.1 Cadeia de sobrevivência para PCR no extra-hospitalar. Fonte: American Heart Association, 2015.[9]

No ambiente intra-hospitalar o primeiro elo da cadeia de sobrevivência é o sistema de vigilância eficiente para evitar a PCR. Faz-se necessário um sistema de alerta imediato e equipe específica para cuidados de pacientes com deterioração clínica.[3]

O sistema de Time de Resposta Rápida (TRR) pode ser eficaz na redução da incidência de PCR, especialmente no setor de cuidados gerais.[3] Ao ocorrer a PCR essa equipe deve oferecer RCP de alta qualidade, pronta desfibrilação e suporte avançado de vida, conforme a cadeia de sobrevivência para PCRIH descrita na Figura 17.2.

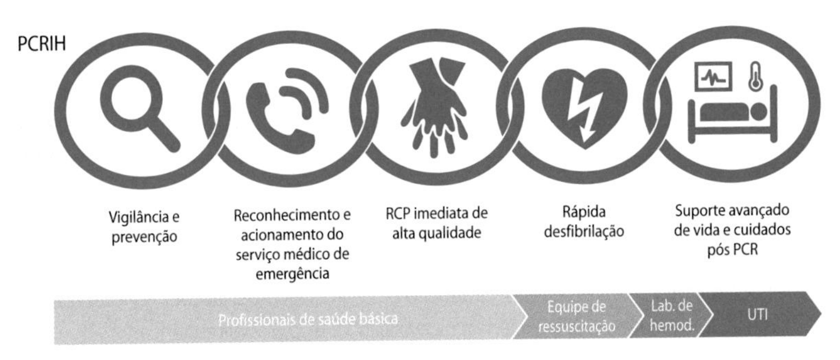

Figura 17.2 Cadeia de sobrevivência para PCR no intra-hospitalar. Fonte: American Heart Association, 2015.[9]

▶ Suporte Básico de Vida do Adulto para Profissionais da Saúde

O Suporte Básico de Vida (SBV) consiste no reconhecimento e na correção imediata da falência dos sistemas, respiratório e/ou cardiovascular, por meio da RCP de alta qualidade e uso de desfibrilador externo automático. É crucial para manutenção da perfusão e oxigenação cerebral e coronariana.

O manejo adequado do suporte básico de vida é essencial para a eficácia do suporte avançado de vida, que envolve aplicação de manobras mais complexas, incluindo a utilização dos dispositivos invasivos de vias aéreas, estabelecimento de acesso venoso, utilização de drogas e de novas tecnologias.[2]

Ao se deparar com uma vítima em colapso súbito, o socorrista deve seguir os passos a seguir:

- Segurança do Local: Antes de se aproximar da vítima, o socorrista deve avaliar a segurança do local. Observar, reconhecer e avaliar cuidadosamente os riscos que o ambiente oferece (para socorrista, sua equipe e terceiros – paciente, familiares, testemunhas, curiosos).
- O socorrista deve evitar a contaminação por agentes biológicos presentes na superfície do corpo, como sangue e secreções do paciente. Sempre utilizar equipamentos de bioproteção (luvas, máscaras e óculos de proteção).
- Checar responsividade da vítima: A avaliação da responsividade da vítima deve ser feita chamando-a (estímulo verbal) e tocando-a pelos ombros (estímulo tátil). Uma resposta verbal da vítima indica preservação da função do sistema nervoso central, função cardíaca e respiratória não havendo, assim, necessidade de RCP. Caso a vítima esteja com

o ventre para baixo, ela só deve ser movida se não responder a seus estímulos ? vítima inconsciente, atentando para a coluna cervical em casos de trauma.

- Checar da Respiração e Pulso: No protocolo AHA 2015, os socorristas treinados são encorajados a realizarem várias etapas ao mesmo tempo, como: verificar se tem pulso e respiração ao mesmo tempo, a fim de diminuir o tempo da primeira compressão torácica.
- A avalição da respiração deve ser feita observando se há elevação do tórax rapidamente. Caso a vítima tenha respiração, fique ao seu lado e aguarde para ver sua evolução, caso seja necessário, chame ajuda. Simultaneamente, deve ser avaliada a presença de pulso central (carotídeo), não demorando mais que 10 segundos, nem menos de 5 segundos na avaliação de pulso. Se a vítima não estiver respirando ou estiver somente com "*gasping*" e for constatada ausência de pulso ou na incerteza da presença dele, a ajuda deve ser chamada imediatamente.
- Chamar por socorro: Os profissionais de saúde devem pedir ajuda nas proximidades (ou telefonar) ao encontrarem uma vítima que não responde, sendo recomendado que o profissional continue a avaliar a respiração e pulso, simultaneamente, antes de acionar o serviço médico de emergência. A intenção das novas recomendações é minimizar atrasos e incentivar a rapidez e eficiência na avaliação e respostas simultâneas.

  Para chamar ajuda, o socorrista deve determinar uma pessoa e solicitar o que deseja, de forma clara e objetiva, garantindo que foi ouvido e que o outro socorrista providenciará a chegada de um desfibrilador, e uma equipe avançada de emergência. Na maioria das grandes cidades brasileiras existe um número telefônico padrão do Serviço Médico de Emergência, em que se pode acionar nesses casos, mesmo de um telefone público ou de um telefone celular, a chamada não é cobrada.

  Vale ressaltar que, caso tenha certeza que a PCR foi causada por hipóxia (afogamento, obstrução de via aérea), antes de chamar por ajuda deve-se realizar 5 (cinco) ciclos de massagem torácica externa e ventilação em uma proporção de 30 para 2 (cada ciclo). Essa manobra otimizará a perfusão tecidual e aumentará a probabilidade de retorno à circulação espontânea.

  No ambiente intra-hospitalar deve-se determinar um membro da equipe para chamar os demais ou acionar o Time de Resposta Rápida, solicitando o carro de emergência.[2]

Um método mnemônico pode ser utilizado para descrever os próximos passos do atendimento a uma vítima de PCR , o "CABD primário", que representa:

- "C" (*Circulation*) → Compressões torácicas;
- "A" (*Airway*) → Abertura das vias aéreas;
- "B" (*Breathing*) → Ventilação adequada;
- "D" (*Desfibrilation*) → Desfibrilação precoce;

Circulação – C

Na ausência de pulso central ou em caso de dúvida deve-se iniciar Ressuscitação Cardiopulmonar (RCP) imediatamente, iniciando pelas compressões torácicas. Para determinar o local de compressão, o socorrista deve traçar uma linha imaginária intermamilar, e colocar a região tenar e hipotênar da mão no centro da linha, na parte inferior do esterno ou 2 dedos acima do apêndice xifoide. Na Figura 17.3 é possível observar o posicionamento correto para compressões torácicas.

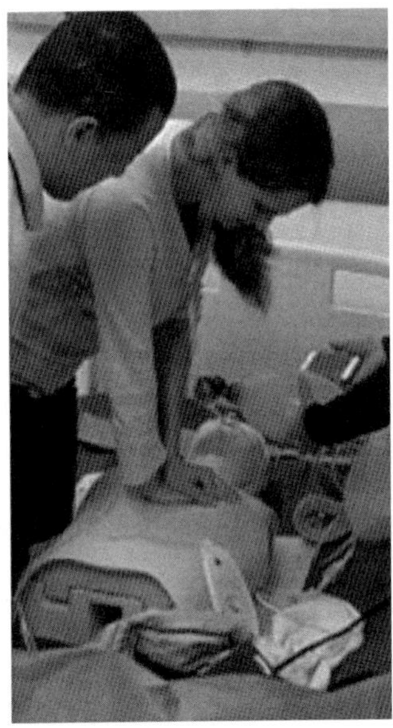

Figura 17.3 Posicionamento da compressão torácica. Fonte: Arquivo pessoal do autor.

Colocar uma mão sobre o dorso da outra, com os dedos entrelaçados em flexão dorsal, e com os punhos em extensão palmar. Com os cotovelos estendidos em ângulo reto, debruçado sobre a vítima e usando o seu próprio peso, faz-se pressão sobre o osso esterno de forma perpendicular sem apoiar-se sobre as costelas. Na compressão você deve fazer uma depressão torácica de no mínimo 5 (cinco) centímetros e de no máximo 6 (seis) centímetros. Faça a compressão cardíaca sem retirar a mão do local marcado e permitindo ao tórax retornar totalmente.

A frequência das compressões é de, no mínimo 100 vezes por minuto, e no máximo de 120 vezes por minuto. Para serem efetivas as compressões torácicas devem ser "rápidas e fortes", minimizando as interrupções, não devem exceder 10 (dez) segundos.

A cada 5 ciclos de 30:2 (compressão/ventilação) ou 2 minutos deve-se trocar os socorristas na realização da massagem torácica externa e avaliação da responsividade do paciente e seu pulso, na ausência de um Desfibrilador Externo Automático (DEA).

Há, cada vez mais, evidências que, as interrupções das compressões torácicas são prejudiciais, principalmente por causa da checagem de pulso indevida. Portanto, limitar as interrupções das compressões torácicas externas somente durante as ventilações ou reavaliação da vítima.[2]

Abertura de vias aéreas – A

A obstrução das vias aéreas superiores é a causa mais comum da parada cardiorrespiratória, principalmente por queda da língua sobre a faringe, presença de corpos estranhos, sangue e secreções.

A desobstrução das vias aéreas superiores tem prioridade nas vítimas, cuja PCR tenha sido causada por hipóxia. Nessa situação, como mencionado anteriormente, antes de chamar por ajuda, deve-se realizar 5 (cinco) ciclos de massagem torácica externa e ventilação, em uma proporção de 30 para 2 (cada ciclo).

A abertura e avaliação das vias aéreas pode ser feita de duas maneiras:

- Inclinação da Cabeça e Elevação do Queixo (*chin lift*) – O socorrista se posiciona lateralmente a vítima, espalma uma das mãos na testa da vítima e a outra mão em forma de pinça eleva o mento hiperextendendo o pescoço. Essa manobra não deve ser utilizada na suspeita de trauma da coluna cervical.
- Elevação da Mandíbula (*Jaw Thrust*) – O socorrista se posiciona atrás da vítima e, com suas mãos, segura os ângulos da mandíbula, deslocando-a para cima.

Caso haja visualização de corpo estranho nas vias aéreas a limpeza da boca deverá ser feita antes da ventilação. Para tanto se deve utilizar, idealmente, uma pinça para extração do material (pinça de Maguil) ou os dedos em forma de pinça. Não se deve realizar inspeção de cavidade bucal a procura de corpo estranho, em razão da possibilidade de maior impactação do corpo estranho. Caso não se observe corpo estranho em cavidade bucal realizar ventilação artificial.[2]

A manobra de Heimlich é um método pré-hospitalar de desobstrução das vias aéreas superiores por corpo estranho, com a vítima ainda consciente. Nessa manobra o socorrista deve se posicionar atrás da vítima circundando-a com seus braços e realizar compressões abdominais sucessivas, direcionadas para cima, até desobstruir as vias aéreas ou o paciente perder a consciência.

Caso a vítima perca a consciência, deite-a, gentilmente, no chão e inicie RCP. Abra a boca e verifique se o corpo estranho foi deslocado, retirando-o. A retirada de corpo estranho só pode ser realizada, caso ele seja diretamente observado. A inspeção digital não é indicada. Em caso de vômitos vire a cabeça de lado, limpe a boca e continue o procedimento.

Ventilação – B

O maior objetivo em realizar a ventilação artificial isolada ou associada à massagem torácica externa é prover oxigênio ao cérebro e coração, até que o tratamento adequado restaure os batimentos cardíacos normais ou que permita o tempo necessário para a chegada de uma equipe avançada de socorro.

A ventilação artificial pode ser feita com ou sem a utilização de dispositivos especializados, porém sempre sincronizada, quando não há uma via aérea definitiva (30 compressões para cada 2 ventilações consecutivas).

Vários dispositivos podem ser utilizados para ventilar o paciente, por exemplo, máscara de bolso e bolsa-válvula-máscara, que será descrita a frente. A máscara de bolso é recomendada para ser utilizada na RCP com um socorrista, que deve se colocar ao lado da vítima para ventilação, se certificando da abertura da via aérea e vedação da máscara sobre a face do paciente. Durante a ventilação, é importante que o socorrista olhe em direção ao tórax para ter a certeza da expansão torácica.

A cada ventilação o tórax deve se elevar, fato que confirma uma ventilação eficaz. O tempo de insuflação deve ser de 1 segundo. Ventilações mais rápidas causam distensão gástrica e vômitos frequentes. Espere os pulmões se esvaziem para fazer a segunda ventilação. A hiperventilação não é necessária, e pode ser danosa durante a RCP. Se o tórax não se elevar após a primeira ventilação, repita a hiperextensão do pescoço, certifique-se quanto à vedação da via aérea e tente novamente a ventilação, porém nunca atrasando as compressões torácicas.

Caso o paciente apresente somente uma parada respiratória, ou seja, permanência de pulso arterial, as ventilações devem ser efetuadas em uma frequência entre 10 a 12, por minuto, o que significa aproximadamente 1 ventilação a cada 5 a 6 segundos. A reavaliação da vítima deve ser feita a cada 2 minutos.[2]

Desfibrilação – D

As normas da AHA utilizadas em quase todos os serviços médicos ensinam que a RCP não deve ser interrompida por mais de 10 segundos.[2] A utilização do desfibrilador é uma das poucas situações em que estas normas não se aplicam. A interrupção da RCP é contrabalançada pelos efeitos benéficos da desfibrilação precoce. O tempo entre a ativação do modo de análise do DEA e a primeira desfibrilação é, em média, de 10 a 15 segundos.

Existem dois tipos de desfibriladores, o desfibrilador convencional, utilizado nos ambientes hospitalares e que exigem a presença do profissional médico para sua utilização e o desfibrilador externo automático (DEA), que são destinados a leigos, pois orienta essas na análise de ritmo cardíaco e, se recomendado, a desfibrilação.

O DEA é a alternativa mais simples e eficiente para o retorno à circulação espontânea em PCR com ritmo de Fibrilação Ventricular (FV) ou Taquicardia Ventricular (TV) sem pulso. A utilização do DEA aumentou consideravelmente a chance de sobrevivência após uma PCR. Deve-se considerar uso de DEA em hospitais, principalmente em locais que não tenha a presença física o tempo todo do profissional médico.

A desfibrilação era uma habilidade reservada a médicos ou profissionais treinados em suporte avançado de vida. Com a invenção dos desfibriladores semiautomáticos, atualmente ela é efetuada por pessoal treinado em Basic Life Support BLS . Não há necessidade de treinamento específico em reconhecimento eletrocardiográfico ou tratamento de arritmias para operação do aparelho, podendo ser utilizado em vítimas de qualquer idade, obedecendo as orientações do fabricante.[4]

Modo de usar: Ligue o aparelho. Conecte as pás adesivas ao tórax do paciente, uma na borda esternal superior direita e a outra no ápex cardíaco. Se o paciente estiver molhado, o tórax dever ser seco, e mantido seco. Em caso de excesso de pelos, deve ser realizada tricotomia, objetivando a maior condutância das pás com o tórax desnudo.

O DEA analisa o ritmo, várias vezes, em poucos segundos, se várias dessas análises demonstrarem a presença de um ritmo "desfibrilável" de PCR, o aparelho carregará seu capacitor e recomendará a seu operador a execução do choque, por meio de mensagem visual e/ou sonora. A segurança tanto da vítima como da equipe é de responsabilidade do operador do DEA, porém antes de disparar o choque o socorrista deve se certificar que todos estão afastados.

Após a desfibrilação cardíaca devem-se retornar imediatamente as manobras de RCP, iniciando com massagem torácica externa e ventilação artificial (30:2). Após 2 minutos o DEA indicará nova análise do ritmo. Caso a desfibrilação seja indicada o aparelho efetuará a carga automaticamente e recomendará que o operador aperte o botão para liberação do choque. Caso a desfibrilação não seja indicada o profissional de saúde deve checar o pulso do paciente para diferenciar o retorno de circulação espontânea dos ritmos não chocáveis (assistolia e atividade elétrica sem pulso – AESP).

O novo algoritmo de Suporte Básico de Vida (SBV), mantem a orientação ao socorrista a manter a prioridade na circulação, mas observando também a ventilação da vitima e orientando a como proceder em cada caso como é observado no algoritmo que se segue (Figura 17.4).

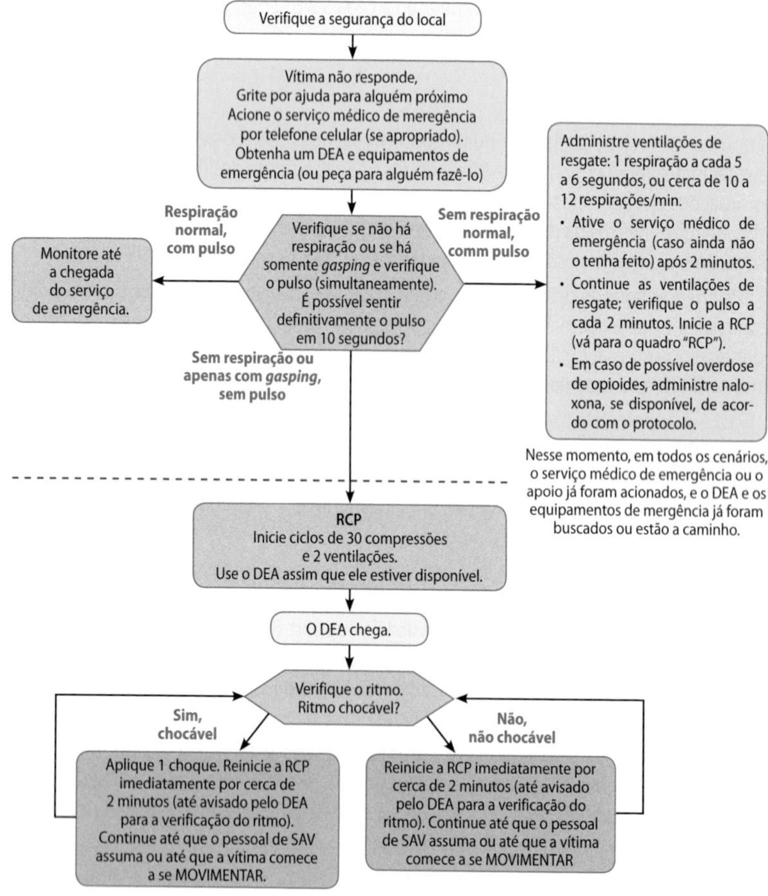

Figura 17.4 Algoritmo de PCR em adultos para profissionais da Saúde de SBV – Atualização de 2015. Fonte: Adaptado de American Heart Association, 2015.[9]

Na Figura 17.5 são apresentadas as principais ações que o socorrista deve seguir em cada faixa etária e suas especificidades.

Componente	Adultos e adolescentes	Crianças (1 ano de idade à puberdade)	Bebês (menores de 1 anos de idade, excluindo recém-nascidos)
Segurança do local	Verifique se o local é seguro para os socorristas e a vítima		
Reconhecimento de PCR	Verifique se a vítima responde Ausência de respiração ou apenas *gasping* (ou seja, sem respiração normal) Nenhum pulso definido sentido em 10 segundos (A verificação da respiração e do pulso pode ser feita simultaneamente, em menos de 10 segundos)		
Acionamento do serviço médico de emergência	Se estiver sozinho, sem acesso a um telefone celular, deixe a vítima e acione o serviço de médico de emergência e obtenha um DEA, antes de iniciar a RCP Do contrário, peça que alguém acione o serviço e inicie a RCP imediantamente; use o DEA assim que esle estiver disponível	***Colapso presenciado*** Siga as etapas utilizadas em adultos e adolescentes, mostradas à esquerda ***Colapso não presenciado*** Execute 2 minutos de RCP Deixe a vítima para acionar o serviço médico de emergência e buscar o DEA Retorne à criança ou ao bebê e reinicie a RCP; use o DEA assim que ele estiver disponível	
Relação compressão-ventilação sem via aérea avançada	***1 ou 2 socorristas*** 30:2	***1 socorrista*** 30:2 ***2 ou mais socorristas*** 15:2	
Relação compressão-ventilação *com via aérea avançada*	Compressões contínuas a uma frequência de 100 a 120/min Administre 1 ventilação a cada 6 segundos (10 respirações/min)		
Frequência de compressão	100 a 120/min		
Profundidade da compressão	No mínimo, 2 polegadas (5 cm)*	Pelo menos 1/3 do diâmetro AP do tórax Cerca de 2 polegadas (5 cm)	Pelo menos um terço do diâmetro AP do tórax Cerca de $1\frac{1}{2}$ polegada (4 cm)
Posicionamento das mãos	2 mãos sobre a metade inferior do esterno	2 mãos ou 1 mão (opcional para crianças muito pequenas) sobre a metade inferior do esterno	***1 socorrista*** 2 dedos no centro do tórx, logo abaixo da linha mamilar ***2 ou mais socorristas*** Técnica dos dois polegares no centro do tórax, logo abaixo da linha mamilar
Retorno do tórax	Espere o retorno total do tórax após cada compressão; não se apoie sobre o tórax após cada compressão		
Minimizar interrupções	Limite as interrupções nas compressões torácicas a menos de 10 segundos		

*A profundidade da compressão não deve exceder 2,4 polegadas (6 cm).

Abreviações: DEA, desfibrilados automático externo; AP, anteroposterior; RCP, ressucitação cardiopulmonar.

Figura 17.5 Resumo dos componentes de uma RCP de alta qualidade para profissionais do SBV. Fonte: Adaptado de American Heart Association, 2015.[9]

Uma nova conduta foi acrescentada na atualização de 2015 da AHA, no SBV. No caso de uma pessoa ter pulso e não ter a respiração normal pode-se suspeitar de uma overdose por opioides, com a devida orientação de um sistema de emergência o solicitante pode administrar naloxona conforme orientação do atendente como orienta o protocolo a seguir (Figura 17.6):

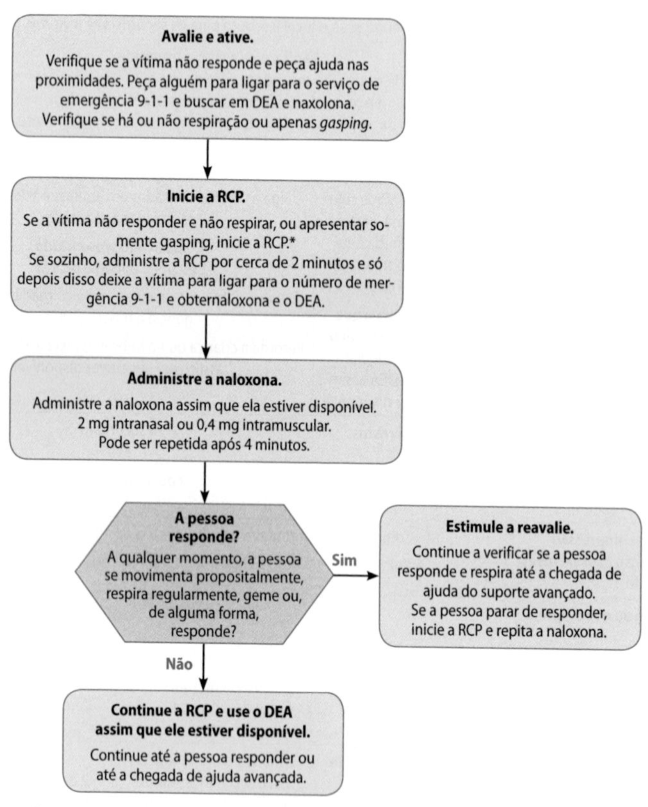

Figura 17.6 Algoritmo de emergências potencialmente fatais associadas à opioides (para adultos). Fonte: Adaptado de American Heart Association, 2015.[9]

▸ Suporte Avançado de Vida

O quinto elo da cadeia de sobrevivência, que inclui o Suporte Avançado de Vida em Cardiologia (SAVC) no adulto e os cuidados pós-PCR, discutidos na diretriz 2015, da AHA, serão descritos na sequência.

Oxigenação e Suporte Ventilatório

Recomenda-se o suporte ventilatório durante as manobras de RCP com o intuito de manter uma adequada oxigenação do paciente. Existem evidências dos efeitos nocivos da hiperóxia, como no infarto agudo do miocárdio, acidente vascular cerebral e, até mesmo, no período pós-PCR, porém essas evidências não devem ser relacionadas com o estado de baixo fluxo sanguíneo durante a RCP, em que é improvável que a oferta de oxigênio exceda a demanda ou eleve a pO_2 tecidual. Dessa forma é recomendado fornecer oxigênio na máxima fração inspiratória possível durante as manobras de ressuscitação.[5]

Deve ser determinado pela equipe de ressuscitação a melhor maneira de providenciar ventilação e oxigenação, que incluem:

- Ventilação com dispositivo bolsa-válvula-máscara acoplado ao oxigênio;
- Intubação orotraqueal (IOT);
- Dispositivos extraglóticos.

A melhor abordagem durante a PCR ainda não está plenamente determinada. O momento correto e a melhor técnica poderão depender das circunstâncias específicas da PCR e das habilidades do profissional.[5]

Ventilação com dispositivo bolsa-válvula-máscara acoplado ao oxigênio

O dispositivo bolsa-válvula-máscara consiste numa bolsa autoinflável, uma válvula unidirecional, que impede a inalação do ar expirado, e uma máscara facial, que deve ser transparente para detectar a presença de vômitos e secreções. Recomenda-se que durante a ressuscitação seja usada uma unidade que contenha bolsa acessória, que atue como reservatório para o acúmulo de oxigênio a 100%. Essa bolsa acessória se mantém com suficiente volume quando o fluxo de oxigênio é de 10–15 L/min. Durante a ventilação, o oxigênio ministrado mistura-se com ar, resultando numa concentração 90-95%.[5]

A ventilação pulmonar (respiração artificial) só poderá ser executada com sucesso, caso as vias aéreas da vítima estejam abertas, desobstruídas. Nas vítimas inconscientes, a principal causa de obstrução é a queda da língua sobre a parede posterior da faringe. Portanto, durante a ventilação com bolsa-válvula-máscara deve-se inclinar a cabeça com elevação do queixo ou realizar manobra de elevação da mandíbula no caso de pacientes vítimas de trauma.

Durante a RCP, devem ser realizadas 2 ventilações após cada 30 compressões torácicas. Cada ventilação com esse dispositivo deve ser efetuada durante 1 segundo, observando a elevação do tórax.

A técnica correta de inserção da máscara, com um socorrista, consiste em colocá-la no rosto do paciente, cobrindo a boca e o nariz; com os dedos polegar e indicador (formando um "C") de uma das mãos. O reanimador deve manter uma adaptação adequada entre o rosto e a máscara e, com os três dedos restantes (formando um "E"), mantém a tração para cima da mandíbula. A bolsa é comprimida com a outra mão, observando-se a expansão do tórax durante cada ventilação (Figura 17.7).

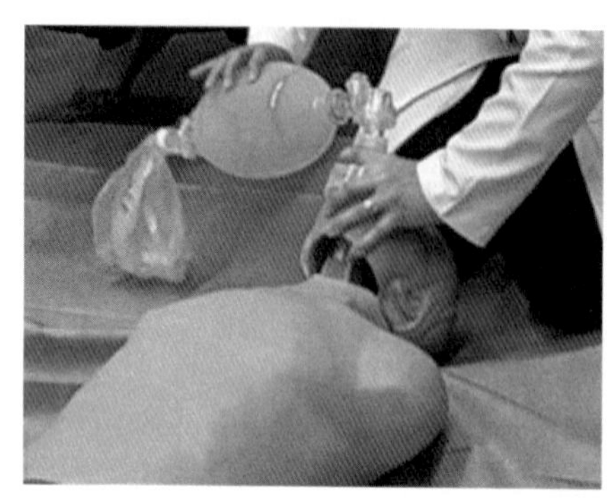

Figura 17.7 Ventilação com bolsa válvula máscara. Fonte: Arquivo pessoal do autor.

Uma técnica mais efetiva requer dois reanimadores: uma opção é utilizar ambas as mãos, mantendo a cabeça estendida e a máscara firmemente ao redor da boca e nariz do paciente, enquanto o outro usa suas duas mãos para comprimir a bolsa.[6]

Importante ressaltar que a ventilação com o dispositivo bolsa-válvula-máscara pode causar distensão gástrica, podendo levar a vômitos, broncoaspiração e redução da complacência pulmonar [(6)].

Dispositivos auxiliares para manejo das vias aéreas durante a RCP

Cânula orofaríngea

A cânula orofaríngea pode ser utilizada para facilitar a realização de ventilações com a bolsa-válvula-máscara, visto que impede a obstrução da via aérea pela queda da língua. Em pacientes inconscientes ou em PCR pode-se utilizá-la em associação a outro dispositivo ventilatório como método auxiliar à ventilação.

Existem cânulas orofaríngeas dos mais diversos tamanhos. Para a escolha do tamanho adequado da cânula, posicione-a da rima bucal até o ângulo da mandíbula, ou até o *tragus* da orelha. A utilização correta da cânula orofaríngea faz-se a partir de sua introdução na cavidade oral com a concavidade voltada para cima, dirigindo sua extremidade para o palato duro. A seguir, executa-se um movimento de rotação de 180º sobre ela, posicionando-a sobre a língua.[6]

Cânula nasofaríngea

A cânula nasofaríngea pode ser utilizada para facilitar a realização de ventilações torácicas com o dispositivo bolsa-válvula-máscara, em pacientes com obstrução das vias aéreas ou para aqueles com risco de desenvolver obstrução das vias aéreas, em pacientes com impossibilidade de receber uma cânula orofaríngea. É recomendada sua colocação por socorristas treinados. Na presença ou suspeita de fratura de base de crânio ou coagulopatia grave, deve-se optar pela cânula orofaríngea.

Existem cânulas nasofaríngeas de diferentes tamanhos. Para a escolha do tamanho adequado, basta medir a distância entre a extremidade do nariz e o lobo da orelha. Essa distância indica, aproximadamente, o comprimento da via aérea nasofaríngea.

A técnica de inserção consiste em lubrificar a cânula e passá-la suavemente pela narina; se houver resistência à passagem, tenta-se pela outra narina.[6]

Intubação Orotraqueal (IOT)

Nas conclusões da nova diretriz de 2015, é descrito que existem evidências insuficientes para mostrar a diferença na sobrevivência ou no prognóstico neurológico com o uso de bolsa-válvula-máscara em comparação com IOT ou dispositivos extraglóticos.

É notório que a obtenção de via aérea avançada é muito segura, quando realizada por profissionais treinados e capacitados, sua indicação é recomendada se a ventilação com bolsa-válvula-máscara é inadequada.

A interrupção da realização das compressões torácicas por motivo da intubação orotraqueal deverá ser minimizada ao extremo, e a intubação deverá ser realizada somente em momento oportuno, quando não interferir com as outras manobras de ressuscitação.

Após a colocação da cânula traqueal, é necessário checar se o seu posicionamento está correto, o que é feito inicialmente pela avaliação clínica. A avaliação clínica consiste na visualização da expansão torácica e na ausculta em 5 pontos: epigástrio, base pulmonar esquerda, base pulmonar direita, ápice pulmonar esquerdo e ápice pulmonar direito; preferencialmente, nessa ordem. Isso poderá ajudar a detectar precocemente uma possível intubação esofágica ou introdução excessiva do tubo orotraqueal que, geralmente, causa intubação seletiva do brônquio fonte direito, gerando diminuição dos sons pulmonares do lado esquerdo do tórax. Além disso, o posicionamento correto do tubo deve ser confirmado com a utilização de um dispositivo. O mais indicado é a capnografia quantitativa.[5]

Após o correto posicionamento do tubo, deve-se fixá-lo com fitas convencionais, bandagens ou com fixadores comerciais e manter a ventilação, e oxigenação com intervalo de uma ventilação a cada 6 a 8 segundos, o que corresponde a 8 a 10 ventilações por minuto, de maneira assíncrona às compressões torácicas, que devem ser mantidas em frequência igual ou superior a 100 por minuto.[5]

Dispositivos Extraglóticos

Máscara Laríngea

É uma alternativa para garantir uma via aérea segura nos pacientes com dificuldade de intubação orotraqueal, na situação "não intubo, não ventilo".

A máscara laríngea é composta de um tubo com uma projeção semelhante a uma máscara, com *cuff* na extremidade do tubo. Da mesma forma esse dispositivo também não requer visualização direta das pregas vocais. Após sua inserção e insuflação do *cuff* acopla-se a válvula da bolsa-válvula-máscara no do tubo e realiza as ventilações de forma assincrônica com as compressões torácicas.[6]

Quando comparada com a intubação orotraqueal, a máscara laríngea oferece ventilação equivalente. Para os profissionais da área da saúde, treinados no seu uso, a máscara laríngea é uma alternativa ao dispositivo bolsa-válvula-máscara ou à intubação orotraqueal durante a PCR.[5]

Tubo laríngeo

O tubo laríngeo apresenta a vantagem, quando comparado com o combitube, de ser mais compacto e mais fácil de ser colocado. Quando comparado com a intubação orotraqueal, tem a vantagem de ser mais rápido de colocar e de atingir maior taxa de sucesso no posicionamento.

Existem dados limitados na literatura sobre seu uso durante a PCR. Para profissionais da área da saúde, treinados em seu uso, o tubo laríngeo pode ser uma alternativa ao dispositivo bolsa-válvula-máscara ou à intubação orotraqueal durante a PCR.[5]

Capnografia

Sempre após a obtenção de uma via aérea avançada deve-se confirmar seu posicionamento do tubo pela ausculta sistemática do epigástrio, bases pulmonares, esquerda e direita, ápices pulmonares, esquerdo e direito. Nenhuma técnica de confirmação única, incluindo presença de vapor de água no tubo é completamente confiável.

É fundamental confirmar o correto posicionamento do tubo orotraqueal por meio de capnografia quantitativa contínua no formato de onda, utilizando um dispositivo de detecção do CO_2 expirado. A ausência de resposta de CO_2 pelo detector, geralmente significa que o tubo está no esôfago, além disso a capnografia permite, por meio da amplitude da onda, monitorizar a qualidade da RCP, inclusive pode detectar precocemente o retorno da circulação espontânea.[5]

Valores < 10 mmHg revelam pouca probabilidade de retorno da circulação espontânea (RCE), indicando a necessidade de melhora na qualidade da RCP. Se, durante as manobras de RCP, houver aumento abrupto do $PETCO_2$ (para 35 a 40 mmHg), é razoável considerar que houve retorno da circulação espontânea (RCE).[5]

O baixo teor de dióxido de carbono ao final da expiração ($ETCO_2$), em pacientes intubados após 20 minutos de RCP, está associado a uma probabilidade muito baixa de ressuscitação. Embora esse padrão não deva ser utilizado isoladamente para tomar decisões, os profissionais podem utilizar esse parâmetro em conjunto com outros fatores para a ajudar a determinar o término da ressuscitação.

A oferta de oxigênio suplementar sob pressão positiva é sempre indicada, porém deve-se evitar ventilação excessiva e hiperóxia.[5]

Ultrassom

O transdutor de ultrassom de beira de leito (*point-of-care*) pode ser utilizado para confirmação de posicionamento do Tubo Orotraqueal TOT , colocando o transdutor sobre a região anterior do pescoço, acima da fúrcula esternal, Além disso, pode identificar se o pulmão está ou não expandindo pelo deslizamento pleural e detecta pneumotórax clinicamente relevante.

Ao contrário da capnografia, o ultrassom não depende de fluxo sanguíneo pulmonar ou do CO_2 exalado.[5]

Manejo da parada cardiorrespiratória

A parada cardíaca pode ser causada por quatro ritmos: fibrilação ventricular (FV), taquicardia ventricular sem pulso (TVSP), atividade elétrica sem pulso (AESP) e assistolia.

Fibrilação Ventricular (FV) e Taquicardia Ventricular sem Pulso (TVsp)

O ritmo encontrado mais frequente, quando a PCREH é detectada precocemente é a FV. A TVsp também é comum, porém muitas vezes degenera-se em FV. Ambas, são responsáveis por 80% dos casos de PCR e são os ritmos de melhor prognóstico para reversão, desde que seja realizada a desfibrilação precoce.

Uma vez identificado o ritmo de FV o paciente deve ser desfibrilado imediatamente. No caso de ritmo Taquicardia Ventricular ao monitor, deve-se avaliar a presença de pulso arterial central. Na ausência de pulso indicar desfibrilação imediata.

Existem desfibriladores bifásico e monofásicos. Se aceita utilizar desfibriladores monofásicos, porém as diretrizes 2015 da AHA explicitam que os aparelhos bifásicos são preferidos, com base em uma maior taxa de reversão das arritmias atriais e ventriculares.[5]

A dose de energia da desfibrilação deve seguir a seguinte recomendação: aparelho monofásico desfibrilar com 360 J e nos aparelhos bifásicos deve-se escolher a carga recomendada pelo fabricante, variando de 120 J a 200 J. Quando a dose recomendada não for conhecida deve-se desfibrilar com a carga máxima do aparelho.[5]

Não é recomendado aumento escalonado da dose de energia da desfibrilação, se novos choques forem necessários, devendo-se se manter a dose.

Durante a PCR um socorrista deve preparar o desfibrilador, enquanto os demais realizam as manobras de RCP até que o dispositivo esteja pronto para desfibrilar. Realiza-se prévio aviso para todos se afastarem e, imediatamente após o choque, as compressões torácicas devem ser reiniciadas, mantendo-as continuamente por 2 minutos, ao fim dos quais, todos devem se afastar do paciente para que o ritmo seja reavaliado. Nesse momento de pausa para análise do ritmo, que não deve exceder 10 segundos, os socorristas responsáveis pelas compressões devem fazer rodízio, visando a manter a boa qualidade da RCP. Ainda, durante a desfibrilação, as fontes de oxigênio devem ser desconectadas do paciente.[1]

Mantendo o paciente ritmo chocável, ou seja, FV ou TVsp, nova desfibrilação deve ser aplicada, ao fim da qual, as compressões devem ser retomadas por mais um ciclo de dois minutos. Durante a reanimação, devem ser consideradas drogas vasopressoras e antiarrítmicas, bem como identificar e tratar causas potencialmente reversíveis.

Em qualquer ritmo de PCR, a primeira droga a ser utilizada deve ser um vasopressor. Recomenda-se administração de epinefrina 1 mg a cada 3 a 5 minutos, sendo recomendável a administração da primeira dose, após o segundo choque.

Caso haja persistência de FV ou TVsp, além da RCP, desfibrilação e vasopressor, indica-se um antiarrítmico, podendo ser a amiodarona. A amiodarona, um antiarrítmico classe III de Vaughan-Williams, é a droga antiarrítmica de primeira escolha que deve ser considerada no tratamento da FV/TVsp refratária, após a droga vasopressora e nova desfibrilação.[5].

Protocolo de Atividade Elétrica sem Pulso (AESP) e Assistolia

São ritmos em que a desfibrilação não está indicada. Deve-se, então, promover RCP de alta qualidade, aplicar as drogas indicadas e procurar identificar e tratar as causas reversíveis.

Assistolia como ritmo inicial de parada, está associada ao prognóstico extremamente reservado. Na maioria das vezes, a assistolia é um evento secundário na evolução tardia da FV ou como via final de hipóxia prolongada, acidose ou necrose miocárdica.

Uma vez identificado o ritmo de AESP ou assistolia deve-se retornar as compressões torácicas imediatamente. Caso ritmo organizado ao monitor deve-se checar pulso arterial central. Na ausência de pulso, retornar as compressões torácicas imediatamente. Administrar a primeira dose de vasopressor (epinefrina) imediatamente a confirmação do ritmo não chocável, podendo ser repetida a cada 3 a 5 minutos.[5]

Importante ressaltar que uma linha isoelétrica no monitor pode não ser assistolia, sendo necessário a confirmação dos seguintes fatores:[1]

- Cabos, conexões e eletrodos;
- Ganho do aparelho; deve-se colocar o ganho máximo para aumentar a chance de identificar uma fibrilação ventricular fina;
- Avaliar os traçados em derivações diferentes.

A seguir, na Figura 17.8 apresentamos o algoritmo de atendimento a PCR atualizado em 2015.

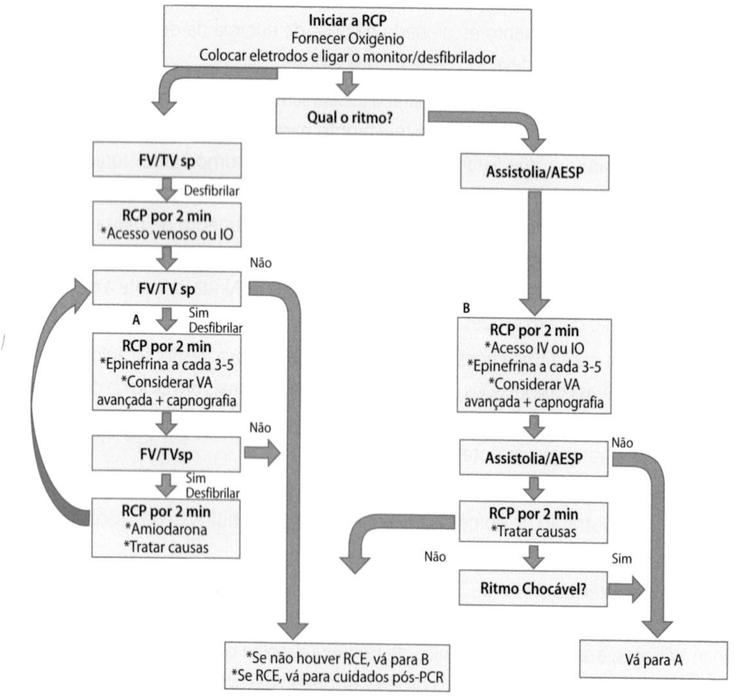

Figura 17.8 Algoritmo PCR. Fonte: Adaptado de American Heart Association, 2015.[9]

Revisão das medicações utilizadas em Parada Cardiorrespiratória

Todas as medicações em PCR devem ser administradas, preferencialmente, em acesso intravenoso (IV) em soluções concentradas (*bolus*) seguida de 20 ml de solução cristaloide e elevando-se o membro por 10 a 20 segundos, em caso de acesso periférico, para facilitar a distribuição para circulação central.

Caso não seja possível obter esse acesso IV, a via preferível é a intraóssea (IO). Todo medicamento que pode ser administrado por via venosa também pode ser administrado por via IO. A absorção de medicamentos por via endotraqueal é imprevisível e a dosagem ideal ainda não é conhecida, por isso não deve ser utilizada.[9]

Apesar de ainda indicadas, nenhum medicamento utilizado em PCR demonstrou melhora da sobrevivência à alta hospitalar ou melhora da função neurológica depois de parada cardiorrespiratória. Assim, a importância da administração de medicamento é secundária a compressão torácica efetiva e desfibrilação precoce.

Epinefrina

A epinefrina é uma catecolamina endógena que atua estimulando os receptores alfa e beta-adrenérgicos. É o principal fármaco a ser usado em todas as modalidades da parada cardiorrespiratória.

Com relação à epinefrina, não houve nenhuma mudança prática na RCP do paciente com PCR em FV e TVSP. A dose é de 1 mg, por via IV ou IO, sendo iniciada após o segundo choque. A partir desse momento, a epinefrina pode ser repetida na mesma dose a cada 3 a 5 minutos, até a reversão da PC ou fim dos esforços.

Foi retirada do protocolo a vasopressina, tanto na PCR em FV TVsp como da PCR em AESP e assistolia, com o objetivo de simplificar o algoritmo, visto que a vasopressina não demonstrou benefícios, em relação ao uso isolado de epinefrina.

Na PCR em AESP e assistolia, pode-se administrar epinefrina tão logo possível após o início da PCR devido a um ritmo inicial não chocável. Em um grande estudo observacional sobre PCR em ritmo não chocável, não constatou-se uma associação entre a administração precoce de epinefrina e aumento do retorno da circulação espontânea, da sobrevivência a alta hospitalar e da sobrevivência neurologicamente intacta.[9]

Amiodarona

É o antiarrítmico de escolha nos protocolos de FV e TV sem pulso. Indicada para FV e TVsp que não responde a RCP, desfibrilação e epinefrina.

Não há estudos mostrando aumento da sobrevivência para alta hospitalar com amiodarona, mas ela aumentou o RCE e a taxa de internação na PCREH, quando comparado à lidocaína. Durante a RCP a administração da amiodarona deve ser realizada intercalando-se com a epinefrina.[9]

1ª. Dose – 300 mg (2 ampolas) IV/IO. Deve ser administrada se a PCR for refratária ao segundo choque e a primeira dose de epinefrina, ou seja, após o terceiro choque.

2ª. Dose – 150 mg (1 ampola) IV/IO. Administrada após o quinto choque.

Após retorno de circulação espontânea pode ser considerado manter infusão contínua de amiodarona 1 mg/min nas primeiras 6 horas seguido de 0,5 mg/min nas 18 h seguintes.

Lidocaína

Não há evidências adequadas que respaldem o urso rotineiro de lidocaína após a PCR. As diretrizes internacionais e europeias não incluíram essa recomendação. No entanto pode-se considerar o início ou continuação da Lidocaína após a reversão da PCR em FV TVsp.[9]

Pode ser utilizada também caso amiodarona não esteja disponível. Não se recomenda lidocaína se amiodarona for utilizada.

Dose inicial: 1 a 1,5 mg por kg IV em *bolus*.

Dose adicional pode ser utilizada, mas não deve ultrapassar o total de 3 mg por kg.

Betabloqueador

Não há evidências adequadas que respaldem o urso rotineiro de betabloqueadores, após PCR. No entanto pode-se considerar o início ou continuação do betabloqueador VO ou IV após a hospitalização causada por uma PCR em FV TVsp.[9]

Corticosteroides

Apesar de fraca e insuficiente a evidência, uma nova recomendação surgiu nas diretrizes da AHA par uso de corticoide na PCR.

Na RCP intra-hospitalar, a combinação de epinefrina, vasopressina e metilprednisolona, seguida de hidrocortisona, pode ser considerada.[9]

Causas Tratáveis da PCR

Em toda parada cardiorrespiratória deve-se pensar na provável causa, principalmente quando se tratar dos ritmos não chocáveis AESP e assistolia. Isso, porque, várias causas de PCR têm tratamento orientado e quanto antes forem solucionadas, maiores serão as chances de retorno a circulação espontânea do paciente.

Para memorização mais fácil, as principais causas são divididas no 5 Hs e 5 Ts, conforme Tabela 17.1.[5]

Tabela 17.1 Principais causas de PCR e tratamentos – 2017

5H		5T	
Causa	Tratamento	Causa	Tratamento
Hipovolemia	Reposição Volêmica, hemoderivados e medidas para estancar o sangramento	Tensão no tórax (pneumotórax)	Punção de alívio, seguida de drenagem de tórax
Hipóxia	Via aérea avançada. Pneumotórax pode coexistir, devendo ser tratado	Tamponamento cardíaco	Pericardiocentese
Hipo/Hiper para vários distúrbios eletrolíticos	Hipercalemia é a mais frequente na PCR, tratar com Bicarbonato de Sódio e cálcio	Toxinas	Antídotos específicos
H+ (acidose)	Bicarbonato IV	Tromboembolismo pulmonar (TEP)	Considerar fibrinolítico, trombectomia percutânea ou cirúrgica e RCP extracorpórea
Hipotermia	Reaquecimento	Trombose coronária (IAM)	Intervenção Coronariana Percutânea e RCP extracorpórea

Fonte : Adaptado de American Heart Association, 2015

▶ Cuidados Pós-PCR

Cuidados organizados são eficazes em melhorar a sobrevivência das vítimas de PCR. Esse sistema abrangente, estruturado, integrado e multidisciplinar de cuidados pós-PCR deve ser implementado de maneira consistente. Os principais objetivos iniciais e subsequentes dos cuidados pós-PCR são:[10]

1. Estabilização Hemodinâmica: Manutenção da Pressão arterial sistólica acima de 100mmHg demonstrou melhor prognóstico. Todavia não se sabe o alvo preciso para PA no paciente após RCE. Por isso, existe a recomendação de evitar e corrigir imediatamente a hipotensão.
2. Oxigenação e suporte ventilatório: Deve-se evitar a hipoxemia, assim recomenda-se utilizar oxigênio a 100% até que a saturação arterial de oxigênio ou, preferencialmente, a pressão parcial de oxigênio arterial seja aferida. Deve-se coletar gasometria arterial seriada para evitar a hiperóxia, hipo e hipercapnia, pois são deletérias ao paciente no período pós-RCE.
3. Intervenção Coronariana percutânea: Deve ser realizada em caráter emergencial, no paciente com suspeita de PCR de origem cardíaca e com elevação do segmento ST no ECG. Também é sugerida para o paciente adulto com suspeita de PCR de origem cardíaca, mas sem elevação do segmento ST no ECG. Estudos observacionais mostraram que a ICP no paciente pós-RCE reduziu significativamente a mortalidade e aumentou a chance de boa recuperação neurológica.
4. Controle Direcionado de Temperatura (CDT): O controle de temperatura é recomendado para pacientes pós-RCE que permanecem não responsivos com PCR de qualquer ritmo que ocorreu no ambiente intra-hospitalar e, fortemente recomendada para pacientes pós–RCE, que permanecem não responsivos, cuja PCR foi em um ritmo passível de choque e ocorreu no ambiente extra-hospitalar. A temperatura-alvo deve ser qualquer valor entre 32 a 36º C. Deve ser mantida por 24 h. Após isso é recomendado evitar ativamente febre no paciente.
5. Controle Glicêmico: Hipoglicemia ou Hiperglicemias acima de 180 mg/dl não devem ser toleradas.

O paciente deve ser monitorizado com eletroencefalograma (continuamente ou periodicamente) para detecção do estado epilético não convulsivo. Não é recomendado a prescrição de drogas antiepiléticas de forma profilática.[10]

Considerações Finais

Nos últimos anos ocorreram muitos avanços no atendimento das emergências cardiovasculares e no suporte avançado de vida em cardiologia. Essas intervenções têm contribuído para restaurar a circulação espontânea das vítimas de parada cardiorrespiratória.

A parada cardiorrespiratória é considerada um evento grave e uma das mais temidas situações vivenciadas pelos profissionais de saúde. O tempo é um fator imprescindível e determinante na qualidade do atendimento, assim como agilidade na assistência é importante, em conjunto com o conhecimento técnico-científico.

Portanto, a atualização e treinamento prático contínuo são as chaves para melhorar o desempenho dos profissionais de saúde na ressuscitação, visto que intervenções eficazes contribuem para a sobrevida dos pacientes e para a minimização das sequelas de vítimas acometidas por essa enfermidade. A partir do momento em que elas não são consideradas, os riscos tornam-se evidentes, as ocorrências iatrogênicas frequentes e a segurança do paciente seriamente comprometida.

Referências Bibliográficas

1. Martins H S. Medicina de emergências: abordagem prática. 11. ed. Rev. e. Atual. Barueri (SP): Manole; 2016.
2. Kleinman ME, Brennan EE, Goldberger ZD, Swor RA, Terry M, Bobrow BJ, et al. Part 5: Adult Basic Life Support and Cardiopulmonary Resuscitation Quality: 2015 American Heart Association Guidelines Update for Cardiopulmonary Resuscitation and Emergency Cardiovascular Care. Circulation. 2015; 132: S414-S435, originally published October 14, 2015. http://circ.ahajournals.org/content/132/18_suppl_2.
3. Kronick SL, Kurz MC, Lin S, Edelson DP, Berg RA, Billi JE, et al. Part 4: Systems of Care and Continuous Quality Improvement: 2015 American Heart Association Guidelines Update for Cardiopulmonary Resuscitation and Emergency Cardiovascular Care. Circulation. 2015; 132: S397-S413, originally published October 14, 2015. http://circ.ahajournals.org/content/132/18_suppl_2.
4. Campos JF, Silva RF, David HMSL, Santos MSS. Terapias elétricas em crianças e neonatos: novidades nas Diretrizes da American Heart Association 2010. Revista Enfermagem UERJ, Local de publicação (editar no plugin de tradução o arquivo da citação ABNT), 20, out. 2012. Disponível em: http://www.e-publicacoes.uerj.br/index.php/enfermagemuerj/article/view/2027/2891.
5. Link MS, Berkow LC, Kudenchuk PJ, Halperin HR, Hess EP, Moitra VK, et al. Part 7: Adult Advanced Cardiovascular Life Support: 2015 American Heart Association Guidelines Update for Cardiopulmonary Resuscitation and Emergency Cardiovascular Care. Circulation. 2015; 132: S444-S464, originally published October 14, 2015. http://circ.ahajournals.org/content/132/18_suppl_2.
6. Gonzalez MM, Timerman S, Oliveira G, Polastri TF, Dallan LAP, Araújo S, et al. I Diretriz de Ressuscitação Cardiopulmonar e Cuidados Cardiovasculares de Emergência da Sociedade Brasileira de Cardiologia. Arq Bras Cardiol: 2013; 101(2 Supl. 3): 1-221.
7. Link MS, Atkins DL, Passman RS, Halperin HR, Samson RA, White RD, et al. Part 6: electrical therapies: automated external defibrillators, defibrillation, cardioversion, and pacing: 2010 American Heart Association Guidelines for Cardiopulmonary Resuscitation and Emergency Cardiovascular Care. Circulation. 2010; 122(suppl 3):S706-S719.
8. American Heart Association. Highlights of the 2010 American Heart Association guidelines for cardiopulmonary resuscitation and emergency cardiovascular care. Disponível em: http://static.heart.org/eccguidelines/pdf/ucm_317343.pdf.
9. American Heart Association. Highlights of the 2015 American Heart Association guidelines for cardiopulmonary resuscitation and emergency cardiovascular care. Disponível em: https://eccguidelines.heart.org/wp-content/uploads/2015/10/2015-AHA-Guidelines-Highlights-Portuguese.pdf.
10. Callaway CW, Donnino MW, Fink EL, Geocadin RG, Golan E, Kern KB, et al. Part 8: Post–Cardiac Arrest Care: 2015 American Heart Association Guidelines Update for Cardiopulmonary Resuscitation and Emergency Cardiovascular Care. Circulation. 2015; 132: S465-S482, originally published October 14, 2015. http://circ.ahajournals.org/content/132/18_suppl_2.
11. Canetti MD, et al. Manual básico de Socorro de emergência para técnicos em emergências médicas e socorristas. 2. ed. São Paulo: Atheneu, 2007.

CAPÍTULO

18 Sepse

Definições, Manejo e Intervenções

Ana Paula Vieira Cabral • Andrezza Serpa Franco

Introdução

Sepse é uma palavra de origem grega que significa putrefação, deterioração, atribuída por Hipócrates. No manejo clínico e assistencial Sepse significa o perecimento dos tecidos capaz de gerar e perpetuar a doença causando desequilíbrio orgânico.[1]

A sepse é a principal causa de morte nas unidades de terapia intensiva (UTI) e está entre as principais causas de morte nos EUA.[2] Em torno de 2% a 11% das internações hospitalares e nas UTI são por esta doença. Infelizmente, o número de casos de sepse no Brasil não é conhecido. Dados nacionais disponíveis apontam para uma elevada letalidade em hospitais públicos vinculados ao Sistema Único de Saúde.[3]

Um estudo de prevalência de um único dia em cerca de 230 UTI brasileiras, aleatoriamente selecionadas de forma a representar de maneira adequada o conjunto de UTI do país, aponta que 30% dos leitos de UTI do Brasil estão ocupados por pacientes com sepse grave ou choque séptico. Esse estudo conduzido pelo Instituto Latino-Americano de Sepse (ILAS) ainda não foi publicado, mas seus resultados iniciais são alarmantes, com letalidade próxima aos 50%.[3] Esses dados nos fazem refletir o custo elevado da sepse em nosso país, tanto do ponto de vidas perdidas como do ponto de vista econômico.

A pluralidade de definições para caracterizar o paciente com infecção grave constituiu importante limitação para o seu melhor conhecimento durante anos. As nomenclaturas anteriormente utilizadas, como septicemia, síndrome séptica ou infecção generalizada causavam inconvenientes tanto do ponto de vista assistencial como do ponto de vista de pesquisa.[4] Havia uma necessidade de definições padronizadas para identificar o paciente séptico, portanto, em 1992, por meio de consensos de entidades internacionais de terapia intensiva gerou-se uma série de definições, que a despeito de algumas limitações, continuaram a ser utilizadas até recentemente.

A Sociedade Europeia de Medicina Intensiva (*The European Society of Intensive Care*) e a Sociedade de Medicina de Cuidados Críticos (*The Society of critical care medicine*) realizaram um consenso internacional, em 2015, para reexaminar essas definições. Nesse encontro realizado por 17 especialistas mundiais, uma revisão sistemática em quatro bases de dados americanas e uma base alemã, além da análise de especialistas, foi o diferencial desse consenso.[5]

Após o consenso o JAMA (Journal of American Medical Association) publicou o *Third International Consensus Definitions for Sepsis and Septic Shock* (Sepsis-3)", em fevereiro de 2016, conhecido como SEPSE 3.0. Trata-se do mais novo consenso de sepse e choque séptico trazendo duas novas e importantes definições: Sepse e Choque séptico.

Tópicos Abordados

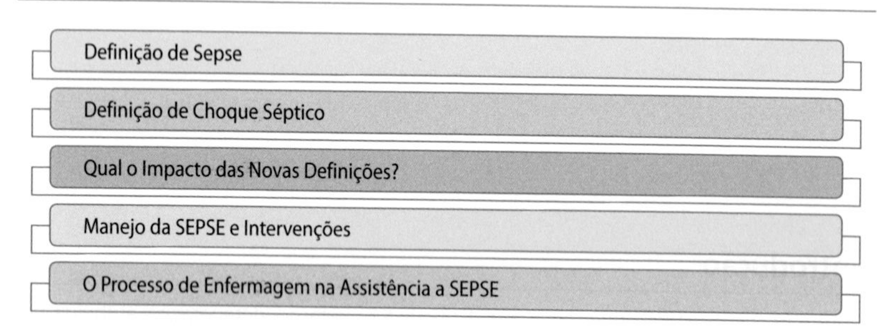

▶ Definição de Sepse

Sepse foi então definida, como uma disfunção de órgãos com risco de vida causada por uma resposta desregulada do hospedeiro à infecção. A disfunção orgânica é definida pela variação de dois pontos no *score* SOFA (*Sequential Organ Failure Assessment*).[6] O *score* SOFA analisa seis sistemas orgânicos graduando entre 0 e 4 pontos, de acordo com o grau de disfunção orgânica/falência (Quadro 18.1).

Quadro 18.1 *Score SOFA*[7]

SOFA Escore	0	1	2	3	4
Respiração PaO2 / FiO2 (a)	> 400	< 400	< 300	< 200 (a)	< 100
Coagulação Plaquetas 10^{1}/mm^{3}	> 150	< 150	< 100	< 50	< 20
Hipotensão Cardiovascular (b)	PAM > 70	PAM < 70	Dopamina ≤ 5 ou Dobutamina, qualquer dose	Dopamina > 5 ou Epinefrina ≤ 0.1 ou Norepinefrina ≤ 0.1	Dopamina > 15 ou Epinefrina > 0.1 ou Norepinefrina > 0.1
Fígado bilirrubina mg/dl	< 1.2	1.2 – 1.9	2.0 – 5.9	6.0 – 11.9	> 12.0
SNC escala de coma de Glasgow	> 14	13 – 14	10 – 12	6 – 9	< 6
Renal creatinina ou débito urinário	< 1.2	1.2 – 1.9	2.0 – 3.4	3.5 – 4.9 < 500	> 5 ou < 200

(a) Com suporte ventilatório; (b) Agentes adrenérgicos administrados por pelo menos 1 hora (doses em g/kg/min).

▶ Definição de Choque Séptico

Foi definido como um subconjunto de casos de sepse, em que, particularmente, há maior risco de mortalidade, o que está associado a profundas alterações circulatórias, celulares e metabólicas. Os pacientes com choque séptico podem ser clinicamente identificados pelo quesito de uso de vasopressores para manter uma pressão arterial média de 65 mmHg ou superior e um nível de lactato sérico superior a 2 mmol/L (> 18 mg/dl) na ausência de hipovolemia.[3,6]

▶ Qual o Impacto das Novas Definições?

Um dos objetivos para minimizar os impactos da mortalidade da sepse é o conhecimento da população leiga sobre a doença e a busca precoce por atendimento de saúde. Convém refletirmos que simplificar a cascata de definições anteriormente descrita (SIRS, Sepse, Sepse Grave, Choque Séptico) poderá contribuir, significativamente, para conhecimento da população leiga, bem como profissionais de saúde (Figura 18.1).

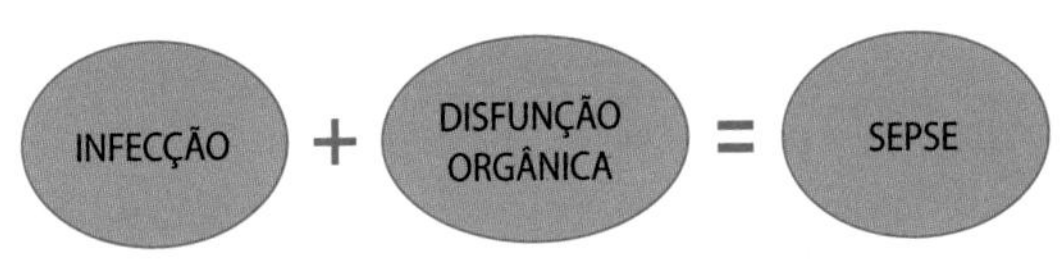

Figura 18.1 **Esquema simplificado do novo diagnóstico da Sepse. Fonte: Elaboração dos autores.**

Porém, é importante destacar que a disfunção orgânica será definida pela variação de dois pontos no *score* SOFA. Na verdade, o SOFA não é um *score* de critérios de definição da SEPSE, e sim uma proposta de um *score* capaz de identificar pacientes que poderão apresentar maior mortalidade ou maior tempo de permanência na terapia intensiva.[3]

Mas, a pontuação SOFA requer vários testes laboratoriais e pode não estar disponível em tempo hábil. Para facilitar o reconhecimento simples no pré-hospitalar, e fora das unidades de terapia intensiva, uma força-tarefa do último consenso recomendou um *prompt* chamado "qSOFA" para avaliação rápida da disfunção orgânica relacionada com a sepse. Esse *score* qSOFA (quickSOFA) é indicado como um alerta à beira do leito, que pode identificar pacientes com suspeita de infeção, especialmente fora da terapia intensiva. O *score* é composto por três variáveis: presença de frequência respiratória > 22 incursões respiratórias por minuto, alteração cognitiva e presença de pressão sistólica < 100 mmHg.

Dois, desses três critérios constituem o qSOFA positivo. Desde a publicação desses novos critérios o ILAS questionou o porquê da mudança de SIRS para dois dos critérios qSOFA. Eles descobriram que 24% dos pacientes infectados com 2 ou 3 critérios do qSOFA pontos, representaram 70% das mortes. Fora da UTI, houve um aumento de 3 a 14 vezes na taxa de mortalidade intra-hospitalar. O modelo qSOFA simples executou de forma semelhante modelos mais complexos como SOFA, SIRS ou LODS, fora da UTI.[6]

A limitação do qSOFA para países de recursos limitados é amplamente reconhecida pelos autores. Em países com alta mortalidade e atraso na detecção de pacientes, aguardar a ocorrência de dois critérios do qSOFA para desencadear conduta, pode não ser adequado.[6] O instituto alega ser um *score* (qSOFA) já comprovado cientificamente como um excelente marcador de mortalidade, porém não deveria ser utilizado para triagem para pacientes com sepse. Faz uma análise criteriosa que independente do qSOFA ser positivo ou não, outros critérios de disfunção orgânica devem ser "perseguidos".[6]

Convém lembrar que o qSOFA é um *score* de alerta que pode identificar pacientes com infecção. Para determinar disfunção orgânica o novo consenso reforça que será definido por dois pontos no *score* SOFA. O ILAS realiza uma crítica que os novos conceitos limitam os critérios para definir presença de disfunção orgânica e selecionarão uma população mais gravemente doente.

Os autores brasileiros recomendam que se você está na beira do leito de uma UTI no Brasil e precisa decidir se inicia um protocolo de sepse ou não, use as definições antigas, pois os processos de melhoria não serão alterados, baseados na detecção e tratamento precoces. Reforçam que esperar o paciente variar dois pontos nos critérios SOFA poderá retardar a terapêutica de pacientes extremamente graves, pois qualquer definição que aumente a especificidade, diminui a sensibilidade e não parece ser bom para os programas de melhoria de qualidade.[3]

Acreditamos que este capítulo poderá contribuir, além da atualização, para um direcionamento baseado em evidências, para determinar a criação de protocolos relacionados com os critérios de definição do ILAS, por meio da "Campanha Sobrevivendo a Sepse" ou a escolha de critérios de definição do SEPSE 3.0.

▶ Manejo da Sepse e Intervenções

Desde o estudo de Rivers, randomizado e controlado, a comprovação do atendimento precoce do paciente séptico nas primeiras 6 horas, guiados por metas apresentaram resultados significativamente melhores, elevando a taxa de sobrevida desses pacientes.[8] O acompanhamento se deu pela Campanha Sobrevivendo a Sepse (SSC), em 2002, durante o Congresso Europeu, cujo objetivo era reduzir a taxa de mortalidade, além de alertar tanto a comunidade científica como a população em geral, acerca da gravidade do problema.

Em 2004, foi publicado o primeiro estudo do SSC, com diretrizes baseadas na melhor evidência para manuseio e tratamento da então, denominada anteriormente como "sepse grave" e choque séptico, constantes de *bundles*, ou seja, pacotes que visam facilitar e auxiliar o trabalho do profissional que está à beira leito. Em 2008 um novo *guideline* foi publicado, uma vez que a SSC se reúne a cada 4 anos e novas atualizações foram abordadas com reforço de pacotes de 3, 6 e 24 horas.[9] Em 2012, uma nova revisão das diretrizes foi realizada e o pacote de 24 horas foi abolido, dando ênfase e agrupando dados para as primeiras 6 horas, com ênfase nas três primeiras.[1,3,6]

Pacote de medidas de 3 horas

O primeiro pacote deve ser implementado nas primeiras três horas (Figura 18.2), incluindo coleta de lactato sérico e de hemocultura, antes da administração de antibioticoterapia, seguido da administração de antibióticos de amplo espectro e da administração de cristaloides para reposição volêmica em pacientes hipotensos ou com lactato aumentado. As explicações e intervenções dos itens do pacote de 3 horas em formato de texto serão descritas com base nas recomendações fortes do ILAS na última revisão 2016.[3]

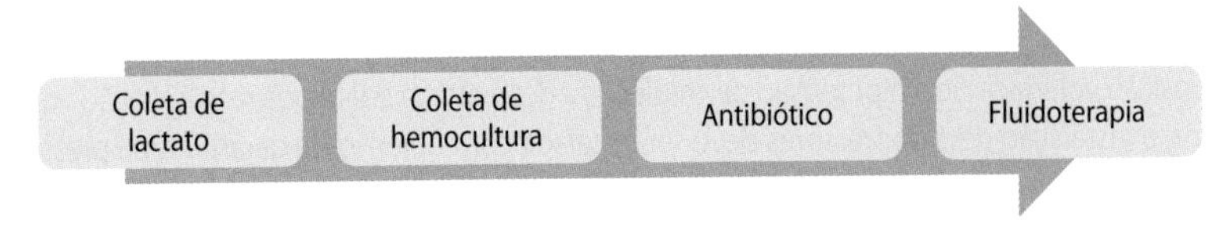

Figura 18.2 Pacote de medidas de 3 horas. Fonte: Elaboração dos autores.

Coleta de lactato sérico

O objetivo dessa coleta é a avaliação do estado perfusional. O lactato deve ser imediatamente encaminhado ao laboratório por quem estiver imediatamente disponível. O ideal é ter esse resultado em menos que 30 minutos. A hiperlactemia na sepse é atribuída ao metabolismo anaeróbio secundário à má perfusão tecidual. Apesar de haver outras possíveis razões para sua elevação é considerado o melhor marcador de hipoperfusão à beira do leito. Alguns estudos mostraram que pacientes, cujos níveis se reduzem com as intervenções terapêuticas, ou seja, em que há clareamento do lactato, têm menor mortalidade. Níveis iguais ou superiores a 4,0 mmol/L (36 mg/dl) na fase inicial da sepse indicam a necessidade das medidas terapêuticas de ressuscitação. Nesse caso, novas mensurações, a cada 2 ou 3 horas, estão indicadas para acompanhamento do seu clareamento, como definido no Pacote de 6 horas.

Coleta de Hemocultura antes da antibioticoperapia

A coleta da hemocultura torna-se essencial, pois de 30 a 50% dos pacientes com sepse fazem bacteremia secundária. Importante que a coleta seja realizada antes da administração do antibiótico para aumentar a sensibilidade delas. A recomendação reforça que seja realizada coleta de dois sítios diferentes com volume mínimo de 10 ml. Não há recomendação da espera de coleta entre um sítio e outro. Importante o controle do foco com coletas de outras amostras em até 12 horas do primeiro atendimento, caso a suspeita de infecção seja de focos diferentes, além do sérico. Além disso, as boas práticas, em relação aos espécimes coletados, devem ser observadas. A antissepsia da pele e técnicas adequadas de coleta para evitar contaminação, o pronto envio e processamento das amostras devem ser observados.

Fluidos

Nos casos de sepse grave com hipotensão arterial ou hiperlactatemia significativa, com níveis, duas vezes acima do valor de referência, a principal intervenção terapêutica nas primeiras horas é a reposição volêmica agressiva com cristalóides, visando restabelecer o fluxo sanguíneo adequado e a oferta tecidual de oxigênio. Recomenda-se que o desafio hídrico incial seja feito com pelo menos 30 ml/kg.

A hipovolemia na sepse é multifatorial, sendo decorrente da venodilatação, do aumento da permeabilidade capilar, da redução da ingestão hídrica oral e aumento das perdas insensíveis por febre e taquipneia, por exemplo. Em decorrência disso, há redução do conteúdo intravascular e do enchimento do ventrículo direito, com consequente redução do débito cardíaco. Além disso, como já mencionado, pode haver disfunção miocárdica com redução da contratilidade ventricular. Assim, a medida central para normalização da oferta de oxigênio é a reposição volêmica. Se a hipotensão permanecer, a despeito da adequada ressuscitação volêmica, a instalação de vasopressores deve ser instalada com objetivo de garantir uma pressão arterial média maior que 65 mmHg.

Pacote de medidas de 6 horas

O pacote de 6 horas (Figura 18.3) é basicamente implementado para que se faça uma reavaliação da resposta à reposição volêmica e às medidas implementadas precocemente. Realiza-se: manutenção da pressão arterial média (PAM) acima de 65 mmHg, com uso de vasopressores, caso necessário; reavaliação do *status* volêmico e perfusão; e coleta do segundo lactato.

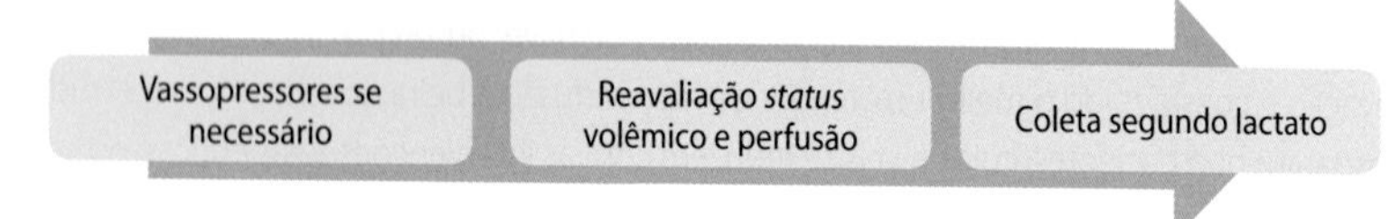

Figura 18.3 Pacote de medidas de 6 horas. Fonte: Elaboração dos autores.

Vasopressores

Caso a PAM permaneça abaixo de 65 mmHg (após a infusão de volume inicial), iniciar vasopressores. Não se deve tolerar pressões abaixo de 65 mmHg, por períodos superiores a 30-40 minutos. Por isso, embora tenha sido colocado dentro do pacote de 6 horas, o vasopressor deve ser iniciado, mesmo dentro das três primeiras horas, nos pacientes, quando indicado. Se hipotensão for ameaçadora a vida, iniciar o vasopressor, mesmo antes da reposição volêmica. É fundamental garantir pressão de perfusão, enquanto se continua a reposição volêmica. Assim, o vasopressor pode ser iniciado, mesmo em veia periférica, enquanto se providencia o acesso central.[3,6]

A droga de escolha atualmente é a noradrenalina; e a de segunda escolha é a adrenalina, em adição ou substituição à noradrenalina. Em casos selecionados, é uma recomendação da SSC, utilizar vasopressina.

A dopamina foi relegada a papel secundário, em que deve ser utilizada apenas em situações específicas, em que houver bradicardia e, em que os pacientes tiverem baixo risco de arritmia. Embora não haja mudanças na sobrevida dos pacientes em uso de noradrenalina ou dopamina, houve um aumento do risco de arritmia em uso da segunda droga citada.[3]

Reavaliação do Status Volêmico e de perfusão

O paciente hipotenso e/ou com hiperlactatemia inicial, a despeito da otimização da reposição volêmica, tem indicação de reavaliação do estado volêmico ou de parâmetros perfusionais pela equipe médica, dentro das primeiras seis horas de tratamento. As seguintes formas de reavaliação poderão ser consideradas: mensuração de PVC, variação de pressão de pulso, elevação passiva de membros inferiores, mensuração de $SvcO_2$, tempo de enchimento capilar ou sinais indiretos clinicamente percebidos pela equipe de saúde.[6]

Coleta de segundo lactato

Nos pacientes com lactato alterado (duas vezes o valor de referência institucional), a meta terapêutica é o clareamento dele. Assim, dentro das seis horas após o início do protocolo de sepse, e após ressuscitação volêmica adequada, nova dosagem deve ser solicitada. O objetivo é obter clareamento de 10 a 20%, em relação aos níveis anteriores, visando à sua normalização.[6]

O Processo de Enfermagem na assistência a Sepse

O processo de enfermagem torna-se imprescindível na identificação dos sinais e sintomas da sepse, em que a anamnese e exame físico tornam-se peça-chave para o diagnóstico precoce. Com a implementação do processo de enfermagem esperamos a diminuição de complicações, facilitando a implementação das ações, com consequente melhoria da assistência prestada ao paciente.

Acreditamos que oferecer principais diagnósticos bem como os fatores relacionados poderão fornecer apoio ao leitor para elaboração e implementação de protocolos e aperfeiçoamento de processos na busca por intervenções de enfermagem que ofereçam segurança aos pacientes sépticos e prevenção aos pacientes hospitalizados.

Dutra e cols.[10] em 2013, selecionaram os principais diagnósticos de enfermagem e sua respectiva prevalência em pacientes sépticos (Quadro 18.2).

Quadro 18.2 Diagnósticos de enfermagem mais prevalentes em estudo publicado em 2013

Domínio e Diagnóstico de Enfermagem	n (%)
Segurança/proteção	
Risco de infecção	93 (31,2)
Risco de aspiração	79 (26,5)
Risco para integridade da pele prejudicada	75 (25,2)
Integridade da pele prejudicada	06 (2)
Atividade e repouso	
Ventilação espontânea prejudicada	25 (8,4)
Perfusão tissular ineficaz cardiopulmonar	09 (3)
Eliminação e troca	
Troca de gases prejudicada	11 (3,7)
Total	298 (100)

Fonte: Dutra, et al., 2014.[10]

Os mesmos autores relacionam os fatores encontrados nos pacientes com sepse ao seu respectivo diagnóstico de enfermagem, encontrando as seguintes informações (Quadro 18.3).

Quadro 18.3 **Fatores relacionados com os diagnósticos mais prevalentes em pacientes sépticos em estudo pulicado em 2013**

Diagnóstico de Enfermagem, n (%)	Fatores Relacionados n (%)
Risco de infecção, 93 (90.3)	Imunossupressão, 29 (31,1); Procedimentos invasivos, 83 (89,2); Doenças crônicas, 48 (51,6); Defesas primárias e secundárias inadequadas, 41 (44,1)
Risco de aspiração, 79 (76,7)	Traqueostomia, 64 (81,0); Nível de consciência reduzido, 53 (67); Deglutinação prejudicada, 22 (27,8); Alimentação por sondas, 34 (43)
Risco para integridade da pele prejudicada, 75 (72,8)	Estado nutricional prejudicado, 31 (41,3); Imobilidade física, 49 (65,3); Pee úmida, 13 (17,3); Fatores mecânicos, 60 (80)
Ventilação espontânea prejudicada, 25 (24,3)	Fadiga da musculatura, 18 (72) Fatores metabólicos, 09 (36)
Troca de gases prejudicada, 11 (10,7)	Desiquilíbrio na ventilação-perfusão, 10 (90,9) Mudança da membrana alveolocapilar, 05 (45,5%)
Perfusão tissular ineficaz cardiopulmonar, 09 (8,7)	Descompressão entre ventilação e fluxo sanguíneo, 06 (66,7); Transporte prejudicado de O2, 05 (55,6); Hiper ou hipovolemia, 04 (44,4)
Integridade da pele prejudicada, 06 (5,8)	Fatores mecânicos, 06 (100); Pele úmida, 02 (33,3); Imobilidade física, 04 (66,7); Estado nutricional prejudicado, 05 (83,3)

Fonte: Dutra, et al., 2014.[10]

Algumas das intervenções de enfermagem nos casos de sepse, seja qual for o foco inicial, constituem o Plano de Ação do Atendimento de enfermagem. Intervenções de enfermagem prioritárias e de prevenção com base na experiência dos autores deste capítulo, bem como referencial bibliográfico e científico foram listadas a seguir:[11-13]

- Manter cabeceira elevada a 45° e repouso no leito, objetivando minimizar o risco de broncoaspiração e pneumonia associada à ventilação mecânica;
- Checar sinais vitais h/h e monitorizar intercorrências; criar rotina de leitura diária dos parâmetros laboratoriais;
- Monitorizar padrão ventilação/perfusão. A hiperventilação somada a dados gasométricos posteriores tornam-se sinalizadores precoce da sepse;
- Avaliar a possibilidade de manter o paciente em aporte de oxigenoterapia e provisionamento de material de intubação caso seja necessário;
- Mensuração de SpO_2 e leitura de gasometrias arterial e venosa, pois a elevação de lactato sérico pode identificar hipoperfusão em pacientes de risco que não apresentam hipotensão;

- Manter acesso vascular pérvio, de preferência calibroso para assegurar uma infusão volêmica rápida e garantida;
- Atentar quanto à necessidade de início de aminas vasopressoras, caso o paciente mantenha hipofluxo e hipotensão arterial mesmo após infusão de grandes fluidos;
- Verificar glicemia capilar (70 a 110 mg/dl) no mínimo de 4/4 h; Já foi evidenciado que a hiperglicemia é um marcador de mau prognóstico para pacientes graves, tanto clínicos quanto cirúrgicos;
- A avaliação do nível de consciência nos pacientes com quadro de infecção normalmente encontra alterações cognitivas, logo pacientes acometidos com quadro grave de sepse é esperado que se apresentem confusos, letárgicos, agitados e desorientados. A disfunção endotelial com o rompimento da barreira hematoencefálica levando a translocação de moléculas neurotóxicas, somando a alteração do fluxo sanguíneo, resulta no quadro de hipoperfusão cerebral;
- Avaliar com a equipe multiprofissional a necessidade de dieta zero horas críticas (poderá haver necessidade de intubação, hipoperfusão gastrointestinal etc.);
- Avaliar a possibilidade de cateterismo enteral e principalmente vesical coletando amostra para urinocultura e antibiograma; Monitorizar débito urinário (≥ 0,5 ml/kg/h);
- Iniciar antibioticoterapia prescrita em até 1 (uma) hora, após coleta de culturas;
- Preparar material para monitorização hemodinâmica invasiva, com possibilidade de mensuração de saturação venosa central ($ScvO_2$ < 70%) PVC (8 à 12 mmHg), PAM (≤ 65 mmHg), mesmo com reposição volêmica.

Considerações Finais

A sepse vem sendo estudada, ao longo dos anos, de forma exaustiva, em seu escopo científico com importantes descobertas fisiopatológicas e terapêuticas. Porém, o grande desafio parece estar dentro das nossas unidades de terapia intensiva na implementação das diretrizes e evidências.

As recentes evidências sugerem o agrupamento de cuidados, com bases em meta e com envolvimento de toda equipe. Um corpo clínico com treinamento e embasamento para o diagnóstico precoce na busca por oferta de cuidados seguros poderá contribuir para redução da mortalidade na sepse. A equipe de enfermagem é a que mantém contato de maior frequência e continuidade com os pacientes internados, devendo ser a mais capacitada para realizar essa detecção precoce da doença, pelos sinais e sintomas iniciais.

Referências Bibliográficas

1. Viana RAPP, Mesquita AMF. Sepse para enfermeiros. 2. ed. São Paulo: Atheneu; 2013.
2. Martin GS, Mannino DM, Eaton S, et al Epidemiology of sepsis in the United States from 1979 through 2000. N Engl J Med, 2003;[Acesso em 11/01/2017. Disponível em: http://www.nejm.org/doi/full/10.1056/NEJMoa022139#t=article.

3. Instituto Latino-Americano para Estudos da Sepse (ILAS). Sepse: um problema de saúde pública / Instituto Latino-Americano para Estudos da Sepse. Brasília: CFM, 2015. [acesso em 11/01/2016]. Disponível em: http://www.ilas.org.br/assets/arquivos/ferramentas/livro-sepse-um-problema-de-saude-publica-cfm-ilas.pdf.
4. Abraham E. New Definitions for Sepsis and Septic Shock: Continuing Evolution but With Much Still to Be Done. JAMA. 2016;[acesso em 19/12/2016] Disponível em: http://jamanetwork.com/journals/jama/article-abstract/2492856.
5. Westphal GA, Lino AS. Rastreamento sistemático é a base do diagnóstico precoce da sepse grave e choque séptico. Rev Bras Ter Intensiva. 2015; 27:96-101.
6. Seymour CW, Liu VX, Iwashyna TJ, et al. Assessment of clinical criteria for sepsis: for the Third International Consensus Definitions for Sepsis and Septic Shock (Sepsis-3). JAMA. [acesso em 19/12/2016]. Disponível em: http://jamanetwork.com/journals/jama/fullarticle/2492875.
7. Sampaio FRA, Alves WA, Magalhães CK, Oliveira VN, Santos LP. Utilização do SOFA escore na avaliação da incidência de disfunção orgânica em pacientes portadores de patologia cardiovascular. Rev SOCERJ. 2005;18(2):113-16.
8. Rivers E, Nguyen B, Havstad S, et al. Early goal-directed therapy in the treatment of severe sepsis and septic shock. N Engl J med. 2001;345:1368-77.
9. Viana RAPP. Sepse: da identificação aos cuidados. In: Viana RAPP, Whitaker IY. Enfermagem em terapia intensiva: prática e vivências. Porto Alegre: Artmed; 2011. p. 417-31.
10. Dutra CSK, Silveira LM, Santos AO, Pereira R, Stabile AM. Diagnósticos de enfermagem prevalentes no paciente internado com sepse no centro de terapia intensiva. Cogitare Enferm. 2014; 19(4):747-54.
11. Ferreira RGS, Nascimento JL. Intervenções de enfermagem na sepse: saber e cuidar na sistematização assistencial. Rev Saúde e Desenvolvimento. 2014; 6(3).
12. Neto JMR, Barros MAA, Oliveira MF, Fontes WD, Nóbrega MML. Assistência de enfermagem a pacientes sépticos em uma unidade de terapia intensiva adulta. Rev Ciênc Saúde Nova Esperança. 2011;9(2):17-26.
13. Neto JMR, Bezerra LM, Barros MAA, Fontes WD. Processo de enfermagem e choque séptico: os cuidados intensivos de enfermagem. Rev enferm UFPE. 2011;5(9):2260-7.

CAPÍTULO

19 *Delirium* Podemos Evitar

Aline Affonso Luna

Introdução

O *delirium* é um distúrbio neurológico manifestado com frequência pelos pacientes que se encontram internados em unidade de terapia intensiva (UTI). É considerada a segunda síndrome neuropsiquiátrica mais frequente no ambiente hospitalar, perdendo somente para os transtornos depressivos.[1] Consiste em um estado confusional agudo, ocasionado por diversos fatores de riscos que predispõe a manifestação da disfunção cerebral aguda, podendo cursar com diferentes características clínicas.[2]

Atualmente, o *delirium* é classificado no *Diagnostic and Statistical Manual of Mental Disorders*, 5ª edição (DSM-5).[3] Isso se deve, inicialmente, a partir do estudo realizado em um grupo de indivíduos com 70 anos ou mais de idade, buscando identificar se a escolha do critério diagnóstico influía de modo significativo nas estimativas de prevalência e incidência. Dentre eles, 230 pacientes de hospital geriátrico e 195 residentes de casa para idosos, comparando critérios para ***delirium*** do DSM-III, DSM-III-R, DSM-IV e da CID-10. Desses, 132 indivíduos (31,1%) preenchiam os critérios para *delirium* em, pelo menos, uma dessas classificações e apenas 25 deles (5,9%) preenchiam os critérios em todas as quatro classificações. O mais inclusivo foi o DSM-IV (24,9% dos indivíduos), seguido do DSM-III-R (19,5%), DSM-III (18,8%) e CID-10 (10,1%), respectivamente.[4]

Observa-se nos estudos publicados elevada incidência e prevalência do *delirium*, em torno de 5 a 92%.[5-6] Essa variabilidade se deve as diferentes populações estudadas de acordo com o quadro clínico, gravidade e unidade de internação. No entanto, as evidências científicas demonstram que em pacientes críticos, o *delirium* se associa a piora dos desfechos, incluindo aumento do tempo sob ventilação mecânica, da permanência no hospital, dos custos, da mortalidade, além de déficit funcional e cognitivo em longo prazo.[7-8] Estima-se que o custo no tratamento do paciente que apresenta *delirium*, enquanto permanece na UTI, aumenta em 39% e, em 31% durante a permanência hospitalar.[9]

O *delirium* também é uma condição comum em pacientes hospitalizados em setores cirúrgicos durante a recuperação pós-operatória, principalmente em idosos submetidos às intervenções ortopédicas. No entanto, a incidência também é elevada, em pacientes enfermos, em razão de outras patologias que não necessitaram de procedimentos cirúrgicos, podendo ocorrer em até 42% casos.[10]

A relevância sobre a incidência e prevalência do *delirium* é de extrema importância e preocupação, visto que a identificação precoce e o seu diagnóstico é muito reduzido ainda. Nota-se que os profissionais que atuam em UTI tem dado pouca atenção aos pacientes com esse distúrbio neurológico, principalmente por não ser a razão primária da internação.[11] Estudo desenvolvido em Portugal identificou taxa de subdiagnóstico do fenômeno de 12,6% nos registros e de 30,6% tendo em conta especificamente, a percepção dos enfermeiros.[12]

Tópicos Abordados

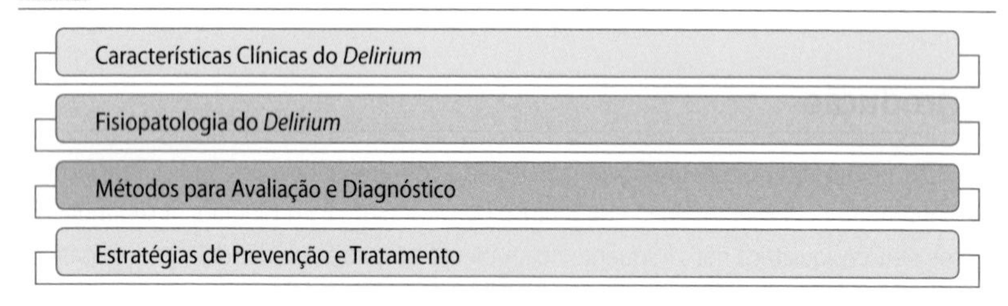

▶ Características Clínicas do *Delirium*

O *delirium* é uma alteração cognitiva definida por início agudo que se desenvolve em um período breve de tempo (normalmente de horas a poucos dias), e tende a oscilar quanto à gravidade ao longo de um dia.[3] O paciente apresenta déficit de atenção e cognição (desorientação temporal, comprometimento do juízo, memória e pensamento) combinadas com flutuação do estado mental e humor (apatia, irritabilidade, euforia ou ansiedade), nível alterado de consciência, alterações do senso percepção (distorções ou ilusões sensoriais), perturbações psicomotoras (letargia ou movimentos desorganizados) e possível inversão do ciclo de sono-vigília.[13]

O *delirium* pode apresentar o quadro clínico de três diferentes formas: hipoativo, hiperativo e misto. O *delirium* hipoativo caracteriza-se por uma diminuição do grau de resposta, introversão, apatia e diminuição da atividade psicomotora; ao passo que o *delirium* hiperativo se caracteriza por agitação, inquietação, instabilidade emocional, perturbações das percepções e alucinações, dessa forma sendo mais fácil a identificação; e a forma mista caracterizado pela flutuação imprevisível dos outros dois subtipos.[14-15] O quadro mais frequente do *delirium* é a forma hipoativa, enquanto a forma hiperativa é a menos comum (< 5%),[16] refletindo a dificuldade de identificação precoce do *delirium* pelos profissionais.

O *delirium* é conhecido como uma síndrome neurocognitiva multifatorial, identificada por diversos fatores de risco, que podem ser divididos em modificáveis e não modificáveis, que variam individualmente de paciente para paciente.[17] Os fatores não modificáveis (predisponentes) estão compreendidos entre: o déficit cognitivo preexistente/demência, idade avançada (maior que 65 anos), doença clínica grave, múltiplas doenças clínicas preexistentes, polifarmácia, desidratação e desnutrição; enquanto os fatores de risco modificáveis (precipitantes) podem ser verificados por: doenças agudas (infecções, infarto agudo, acidente vascular cerebral, trauma), distúrbios metabólicos e hidroeletrolíticos, medicações, uso de equipamentos invasivos, restrição física, privação do sono prolongada, mudanças de ambiente, iatrogenia, desidratação, desnutrição, procedimentos/cirurgias.[1,18]

O paciente criticamente doente sofre uma grande carga de estresse durante o tratamento em terapia intensiva.[19] Além da gravidade da doença, a presença da dor, dispositivos terapêuticos e ansiedade, o próprio ambiente típico da UTI representa um fator de risco para o *delirium*, em razão do grande empecilho para manter o local silencioso, a ausência de iluminação natural, relógios e o isolamento do paciente.[9,20]

▶ Fisiopatologia do *Delirium*

A fisiopatologia do *delirium* não é bem compreendida, mas existem algumas hipóteses em estudo. Dentre algumas possibilidades são citados o desequilíbrio de neurotransmissores, a inflamação, o desequilíbrio do metabolismo oxidativo, a disponibilidade de grandes aminoácidos neutros, medicamentos sedativos e analgésicos, e as perturbações do sono.[1] Os agentes sedativos e opioides, muito utilizados em UTI, representam um importante subgrupo de medicações conhecidas por ocasionar *delirium*. Estudos que avaliaram o desenvolvimento e a exacerbação do *delirium*, relacionados com a utilização de medicamentos, observou-se que os benzodiazepínicos (midazolam, lorazepam, diazepam) podem causar agitação paradoxal, hostilidade, agressividade e confusão, e os narcóticos pioram a cognição e agravam tal distúrbio.[21-22]

As possíveis explicações dos motivos que levam à piora do prognóstico são: a confusão mental, identificada durante a admissão hospitalar e que pode conduzir a um exame mais minucioso para o diagnóstico, resultando em atraso para a realização de procedimentos; a imobilidade prolongada é o maior risco de complicações; e a limitação da reabilitação, contribuindo para a perda da atividade diária, pois um longo período de confusão pode levar a prejuízos e atrasos na recuperação.[17-23]

▶ Métodos para Avaliação e Diagnóstico

O diagnóstico do *delirium* depende de suspeita clínica, observação diária e cautelosa por parte da equipe que presta assistência ao paciente e da valorização dos dados fornecidos pela família.[24] A enfermagem possui papel elementar na avaliação e identificação do distúrbio cognitivo apresentado, pois é a equipe profissional que permanece 24 horas com o paciente, e qualquer oscilação do estado de humor que o mesmo apresente, é facilmente identificável.[25,26]

Diversos métodos para a detecção do *delirium* estão disponíveis, porém possuem alguns diferenciais para casos específicos e variabilidade entre as escalas de avaliação. Um estudo publicado[27] avaliou de forma sistemática as escalas capazes de estabelecer uma avaliação quantitativa dos sintomas do *delirium* em pacientes graves, em que foram encontradas seis escalas. São elas: *Delirium Detection Score* (DDS); *Cognitive Test of Delirium* (CTD); *Memorial Delirium Assessment Scale* (MDAS); *Intensive Care Delirium Screening Checklist* (ICDSC); *Neelon and Champagne Confusion Scale* (NEECHAM) e *Delirium Rating Scale-Revised-98* (DRS-R-98). No entanto, se observa no Brasil ampla utilização do *Confusion Assessment Method in a Intensive Care Unit* (CAM-ICU), pois possui validação na língua portuguesa[28] e é de fácil aplicação podendo ser utilizada por médicos e enfermeiros.[13]

A escala pode ser aplicada uma vez ao dia ou a cada período, de acordo com a necessidade do paciente.[8] É preciso que, primeiramente, se utilize a *Richmond Agitation-Sedation Scale* (RASS) (Figura 19.1), como critério inicial de inclusão ou exclusão, para prosseguir na avaliação do paciente. Em seguida, se aplica a escala do CAM-ICU e identifica ou exclui o diagnóstico do *delirium*. A escala de CAM-ICU (Figura 19.2) verifica quatro questões: flutuação do estado mental, inatenção, pensamento desorganizado e nível de consciência alterado.[13] A utilização da escala de CAM-ICU requer um profissional previamente treinado e especialmente à beira do leito para realizar perguntas e dar comandos para o paciente.

O *delirium* deve ser rotineiramente monitorizado para permitir o diagnóstico precoce. A monitorização do *delirium* na UTI é importante, não só para a identificação da disfunção orgânica, mas para que as equipes possam implementar estratégias que garantam a segurança do paciente, assim como medidas preventivas e terapêuticas que proporcionem a reabilitação adequada.[20]

Pontos	Classificação	Descrição
+ 4	Agressivo	Violento, perigoso
+ 3	Muito agitado	Conduta agressiva, remoção de tubos e cateteres
+ 2	Agitado	Movimentos sem coordenação frequentes
+ 1	Inquieto	Ansioso, mas sem movimentos agressivos ou vigorosos
0	Alerta, calmo	
- 1	Sonolento	Não se encontra totalmente alerta, mas tem o despertar sustentado ao som da voz (> 10 segundos)
- 2	Sedação leve	Acorda rapidamente e faz contato visual com o som da voz (< 10 segundos)
- 3	Sedação moderada	Movimento ou abertura dos olhos ao som da voz (mas sem contato visual)
- 4	Sedação profunda	Não responde ao som da voz, mas movimenta ou abre os olhos com estimulação física
- 5	Incapaz de ser desperto	Não responde ao som da voz ou ao estímulo físico

Figura 19.1 *Richmond Agitation-Sedation Scale* **(RASS). Fonte: Adaptado de Sessler CN, Gosnell M, Grap MJ, Brophy GT, O'Neal PV, Keane KA, et al., 2002.**[34]

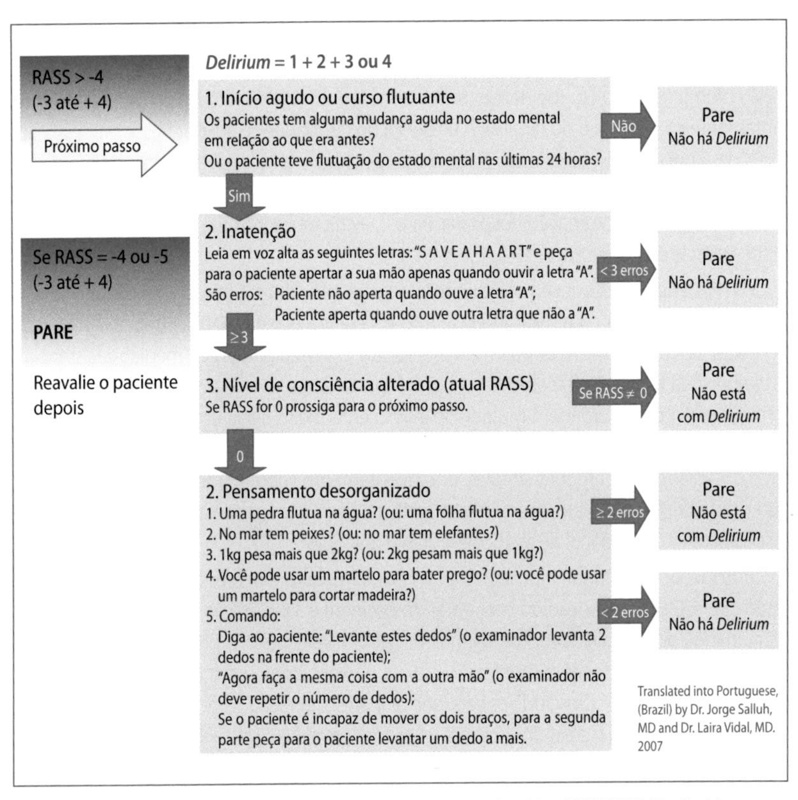

Figura 19.2 *Confusion Assessment Method in a Intensive Care Unit* (CAM-ICU). Traduzido para o português por Dr. Jorge Salluh e Dra. Laira Vidal, 2007.Fonte: http://www.icudelirium.org.

▶ Estratégias de Prevenção e Tratamento

O enfermeiro intensivista tem fundamental importância no processo de prevenção do *delirium* por estar constantemente com o paciente e observar de forma apurada as alterações que ocorrem durante o período que está sob sua assistência.[11] O exame clínico detalhado e a percepção de alterações neurocognitivas espelhadas para o conhecimento dos fatores de risco do *delirium*, as condições impostas pelo ambiente hospitalar e a própria doença aguda são essenciais para disparar ações preventivas contra essa síndrome orgânica.

Apesar de grande parte dos profissionais envolvidos no cuidado do paciente crítico considerar o *delirium* como uma ocorrência comum e séria na UTI, pouco se faz para diagnosticá-lo de maneira correta e precoce,[8] tampouco se tem as medidas de prevenção implementadas na sua rotina de trabalho. A educação continuada, o grau de familiaridade do enfermeiro com as apresentações do *delirium*, o entendimento da gravidade das sequelas provenientes desse agravo, incorporam a compreensão da valorização de instituições preventivas.[29]

O enfermeiro e sua equipe devem buscar estratégias individualizadas para cada paciente, juntamente com o apoio do familiar. A presença do familiar pode auxiliar nesse processo por meio da ampliação do horário de visita, o que permite o fortalecimento do sentimento de segurança dos pacientes.[9] A agregação dessas medidas pode contribuir para a prevenção, reduzir o tempo de internação hospitalar na UTI, evitar desfechos ruins e minimizar as taxas de ocorrência do *delirium*.

A UTI promove estrutura e monitorização ao paciente crítico. Contudo, ao mesmo tempo em que se apresenta como um lugar seguro e necessário para manutenção e reabilitação do paciente crítico, possui também muitos ruídos, dos equipamentos médico-assistenciais e também da rotina de trabalho da equipe. A partir desse conhecimento foram propostas intervenções com abordagem multidisciplinar. O enfermeiro e sua equipe podem amenizar alguns aspectos no que tangencia os cuidados em: o uso da luz para manter ou restaurar o ciclo circadiano (que embora simples, é frequentemente subutilizado);[24] o uso de próteses auditivas e óculos para que o paciente se sinta mais seguro; oportuna remoção de sondas e dispositivos; o uso racional de restrições físicas e químicas.

Outro aspecto bastante importante, e que a enfermagem tem grande participação no cuidado diário, é a manutenção do bem-estar do paciente e a promoção da dignidade, durante os cuidados diários, tais como os banhos no leito, e o respeito à privacidade sempre que possível, além de oferecer comunicação efetiva e explicações sobre os procedimentos.[30] A privação do sono é imprescindível para otimizar a recuperação. Logo, se for possível evitar intervenções durante o período do sono, respeitar normativas institucionais quanto aos sons produzidos das conversas altas, próximo ao leito e no posto de enfermagem, e a manutenção dos aparelhos celulares em modo silencioso são bastante cabíveis.

Para outra abordagem prática para prevenção do *delirium* interessante foi proposto o conceito de "liberação e animação", ou seja, a abordagem é pautada em manter confortáveis os pacientes criticamente doentes na UTI, sem dor e mais despertos possíveis. Essa estratégia preconiza a liberação do ventilador mecânico o mais breve possível e o início precoce da terapia ocupacional. Essa proposta organizacional é conhecida como o pacote *ABCDE*, que consiste em: *Awakening* (acordar, despertar); *Breathing* (respiração); *Coordination* (coordenação) – *Choice* (escolha); *Delirium monitoring/management* (gerenciamento e monitorização do delirium); *Early mobility and exercise* (exercícios e movimentação o mais breve possível).[31] Esse pacote propicia o despertar diário e respiração espontânea, a escolha de sedativos e analgésicos, a mobilização precoce e exercícios, e a monitorização diária do *delirium*.

Mesmo que realizada as prevenções e instalado o *delirium*, o tratamento deve iniciar, assim que diagnosticado, identificando os fatores predisponentes e precipitantes,[24] fazendo as intervenções necessárias, reavaliando a doença aguda e os distúrbios clínicos associados, buscando estabilizações. Foi verificado em estudo[32] que o uso profilático de haloperidol em baixa dose se associa a episódios menos graves e mais curtos de *delirium*, com diminuição da duração da hospitalização, esse desfecho foi verificado em pacientes idosos com fratura de quadril.

Estudos, tanto *in vitro* como em seres humanos demonstraram que as estatinas (que possuem efeitos na síntese do colesterol), também têm efeito anti-inflamatório, imunomoduladores, de estímulo da função endotelial e anticoagulantes.[33] Verificaram que esses efeitos podem prevenir ou atenuar o *delirium* durante doenças críticas ao agir nos mecanismos causais. No entanto, são necessários outros estudos. Sendo assim, o tratamento mais efetivo do *delirium* ainda é o preventivo.[17]

Considerações Finais

O *delirium* apresenta elevada ocorrência nos pacientes internados em UTI, com três tipos de apresentações e multiplicidade nas suas características clínicas. É necessário minimizar as taxas de subdiagnóstico dessa síndrome neurocognitiva nas instituições hospitalares.

A utilização dos protocolos e escalas de avaliações auxilia na prevenção e tratamento do *delirium*. A escala do CAM-ICU tem ampla utilização nas UTI nacionais e possui fácil aplicabilidade na rotina assistencial para o diagnóstico.

Conhecer e avaliar os pacientes se torna essencial para a detecção precoce do *delirium*, sendo primordial no manejo adequado e redução de complicações. A medida mais efetiva para controle do *delirium* ainda é a prevenção.

Referências Bibliográficas

1. Santos FS. Delirium: Uma síndrome mental orgânica. São Paulo: Atheneu, 2008.
2. Pandharipande P, Jackson J, Ely EW. Delirium: acute cognitive dysfunction in the critically ill. Curr Opin Crit Care. 2005;11(4):360-8.
3. American Psychiatric Association. Diagnostic and statistical manual of mental disorders (DSM-5). 5th ed. Arlington (VA): American Psychiatric Association; 2013.
4. Laurila JV, Pitkala KH, Strandberg TE, Tilvis RS, The impact of diferente diagnostic criteria on prevalence rates for delirium. Dement Geriatr Cogn Disord. 2003;16(3):156-62.
5. Spronk PE, Riekerk B, Hofhuis J, Rommes JH. Occurrence of delirium is severely underestimated in the ICU during daily care. Intensive Care Med. 2009;35(7):1276-80.
6. Guenther U, Popp J, Koecher L, Mudes T, Wrigge H, Ely EW, et al. Validity and reliability of the CAM-ICU Flowsheet to diagnose delirium in surgical ICU patients. J Crit Care. 2010;25(1):144-51.
7. Salluh JIF, Soares M, Teles JM, Ceraso D, Raimondi N, Nava VS, et al. Delirium Epidemiology in Critical Care Study Group. Delirium epidemiology in critical care (DECCA): na international study. Crit Care. 2010;14(6):R210.
8. Salluh JIF, Pandharipande P. Prevenção do delirium em pacientes críticos: um recomeço? Rev Bras Ter Intensiva. 2006;18:190-5.
9. Ribeiro SCL, Nascimento ERP, Lazzari DD, Jung W, Boes AA, Bertoncello KC. Conhecimento de enfermeiros sobre delirium no paciente crítico: discurso do sujeito coletivo. Texto Contexto Enferm. 2015;24(2):513-20.
10. Mathews SB, Arnold SE, Epperson CN. Hospitalization and Cognitive Decline: Can the Nature of the Relationship Be Deciphered? Am J Geriatr Psychiatry. 2014;22:465-80.
11. Coelho, TD, Machado FS, Joaquim MAS. Delirium em terapia intensiva: Fatores de Risco e Fisiopatogenia. Ver Port Med Int. 2011;18(3):17-23.
12. Silva RCG, Silva AAP, Marques PAO. Análise dos registros produzidos pela equipe de saúde e da percepção dos enfermeiros sobre os sinais e sintomas de delirium. Rev. Latino-Am. Enfermagem. 2011;19(1):1-9.
13. Hipp MD, Elly EW. Pharmacological and nonpharmacological management of delirium in critically ill patients. Neurotherapeutics. 2012;9:158-75.

14. Faria RSB, Moreno RP. Delirium na unidade de cuidados intensivos: uma realidade subdiagnosticada. Rev Bras Ter Intensiva. 2013;25:137-47.
15. Castelões TW. A importância do enfermeiro no reconhecimento do delirium. In: Viana RAPP, editores. Enfermagem em terapia intensiva: práticas baseadas em evidências. São Paulo: Atheneu; 2012. p. 243-8.
16. Peterson JF, Pun BT, Dittus RS, Thomason JW, Jackson JC, Shintani AK, Ely EW. Delirium and its motoric subtypes: a study of 614 critically ill patients. J Am Geriatr Soc. 2006;54(3):479-84.
17. Pincelli EL, Waters C, Hupsel ZN. Ações de enfermagem na prevenção do delirium em pacientes na Unidade de Terapia Intensiva. Arq Med Hosp Fac Cienc Med Santa Casa São Paulo. 2015;60:131-9.
18. Lôbo RR, Silva Filho SRB, Lima NKC, Ferriolli E, Moriguti JC. Delirium. Medicina (Ribeirão Preto). 2010;43(3):249-57.
19. Freitas KS, Menezes IG, Mussi FC. Conforto na perspectiva de familiares de pessoas internadas em unidade de terapia intensiva. Texto Contexto Enferm. 2012;21(4):896-904.
20. Pitrwsky MT, Shinotsuka CR, Soares M, Lima MASD, Salluh JIF. A importância da monitorização do delirium na unidade de terapia intensiva. Rev Bras Ter Intensiva. 2010; 22(3):274-79.
21. Alexander E. Delirium in the intensive care unit: medications as risk factors. Crit Care Nurse. 2009;29(1):85-7.
22. Svenningsen H, Tonnesen E. Delirium incidentes in three Danish intensive care units. Nurs Crit Care. 2011;16(4):186-92.
23. Flôres DG, Capone Neto A. delirium no paciente grave. São Paulo: Atheneu; 2013. 250 p.
24. Silva CL, Firmino JS, Knopfholz J, Roznowski KC. Delirium: emergência clínica de difícil diagnóstico e os cuidados de enfermagem aos pacientes. UEPG Ci. Biol. Saúde. 2011;17(2):91-97.
25. Reicha R, Vieira DFVB, Lima LB, Silva ERR. Carga de trabalho em unidade coronariana segundo o Nursing Activities Score. Rev Gaúcha Enferm. 2015;36(3):28-35.
26. Luna AA, Entringer AP, Silva RCL. Prevalência do subdiagnóstico de delirium entre pacientes internados em unidade de terapia intensiva. Rev enferm UERJ. 2016;24(1):e6238.
27. Carvalho JPLM, Almeida ARP, Flores DG. Escalas de avaliação de delirium em pacientes graves: revisão sistemática da literatura. Rev Bras Ter Intensiva. 2013;25(2):148-154.
28. Flores DG, Salluh JIF, Pizzol FD, Ritter C, Tomasi CD, Lima MASD, et al. The validity and reliability of the Portuguese versions of three tools used to diagnose delirium in critically ill patients. Clinics. 2011;66(11):1917-22.
29. Flagg B, Cox L, McDowell S, Mwose JM, Buelow JM. Nursing identification of delirium. Clin Nurse Spec. 2010;24(5):260-6.
30. Silva RFLC, Moreira LR. Fatores de risco para ocorrência de delirium em idosos na terapia intensiva. Enferm. Rev. 2012;15(1):102-21.
31. Vasilevskis EE, Ely EW, Speroff T, Pun BT, Boehm L, Dittus RS. Reducing iatrogenic risks: ICU-acquired delirium and weakness – crossing the quality chasm. Chest. 2010;138(5):1224-33.
32. Siddiqi N, Stockdale R, Britton AM, Holmes J. Interventions for preventing delirium in hospitalised patients. Cochrane Database Syst Rev. 2007;(2):CD005563.
33. Terblanche M, Almong Y, Rosenson RS, Smith TS, Hackam DG. Statins and sepsis: multiple modifications at multiple levels. Lancet Infect Dis. 2007;7(5):358-68.
34. Sessler CN, Gosnell M, Grap MJ, Brophy GT, O'Neal PV, Keane KA, et al. The Richmond Agitation-Sedation Scale: validity and reliability in adult intensive care patients. Am J Respir Crit Care Med 2002; 166:1338-1344.

CAPÍTULO

20 Terminalidade Humana na Unidade de Terapia Intensiva

Liana Amorim Corrêa Trotte • Raquel de Souza Ramos

Introdução

Historicamente, os objetivos da unidade de terapia intensiva (UTI) são ajudar os pacientes a sobreviver a ameaças agudas às suas vidas, e restaurar a qualidade delas. Esses objetivos são frequentemente alcançados, em aproximadamente 75 a 90% dos pacientes internados. Porém, nos últimos anos a UTI tornou-se um lugar-comum para morrer. Estudos mostram que 22% de todos os óbitos nos Estados Unidos ocorrem após a admissão em UTI.[1-3] A coexistência de cuidados paliativos (CP) e cuidados críticos pode parecer paradoxal nas UTI tecnológicas. No entanto, o cuidado crítico contemporâneo deve estar tão preocupado com a paliação como com a prevenção, diagnóstico, monitoramento e tratamento de condições que ameaçam a vida.[2]

Os cuidados paliativos são uma especialidade interprofissional, bem como uma abordagem de cuidado realizada por profissionais de saúde que cuidam de pacientes com doenças graves e complexas. O Reino Unido é pioneiro na atuação e pesquisa em cuidados paliativos e cuidados ao fim da vida, oferecendo *guidelines* que ajudam os profissionais de saúde a identificar as necessidades de CP e cuidados ao fim da vida.[4,5]

Tópicos Abordados

- Cuidados Paliativos e Cuidados ao Fim da Vida
- Assitência ao Fim da Vida
- Comunicação – a Chave para o Sucesso do Atendimento Humanizado
- Aspectos Éticos – Eutanásia, Distanásia e Ortostanásia

▶ Cuidados ao Fim da Vida

É imprescindível entender a diferença entre CP e cuidados ao fim da vida. Cuidados paliativos é uma abordagem voltada para a qualidade de vida tanto dos pacientes quanto de seus familiares frente a problemas associados a doenças que põem em risco a vida. Sua atuação busca a prevenção e o alívio do sofrimento, mediante o reconhecimento precoce, a avaliação precisa e criteriosa e o tratamento da dor e de outros sintomas, e das demandas, quer de natureza física, psicossocial ou espiritual. E, cuidados ao fim da vida é a assistência prestada ao paciente e sua família nas últimas semanas de vida do paciente.[6] Entende-se que na maioria das vezes o que se é realizado dentro da UTI é o cuidado ao fim da vida.

Infelizmente, o que ainda é percebido nas unidades de terapia intensiva (UTI), em nosso país, são médicos e enfermeiros que vivenciam intensas dificuldades durante tomadas de decisão entre investir ou não no doente terminal, pois optar pela continuidade do tratamento ou por sua recusa, ocasiona grandes angústias, sobretudo no médico, o qual tem a palavra final no processo decisório. A obstinação terapêutica decorre do medo de um possível processo ético ou legal, visto que não existem leis jurídicas claras, no Brasil, sobre o assunto.[7,8] A futilidade médica também é discutida em todo o mundo e um estudo recente realizado na Croácia, que revisou prontuários, evidenciou que 6% dos pacientes internados entre os anos de 2012 a 2014, em unidades de terapia intensiva foram vítimas de futilidade médica.[9] Até mesmo nos Estados Unidos da América (EUA), onde o oferecimento de cuidados paliativos e cuidados ao fim da vida cresceu nos últimos anos, há evidencia de grandes diferenças na prestação deles nas UTI, dependendo do local de prestação de cuidados.[10]

Muitas podem ser as barreiras que perpetuam o não oferecimento dos cuidados ao fim da vida em UTI. Estudos[11-13] apontam que há falta de preparo profissional, não somente na efetivação da comunicação com os doentes e família, como também barreiras relacionadas com a religião e cultura dos pacientes e família. Além disso, falta o envolvimento do doente nas decisões de cuidados ao fim da vida, é falha o ensino sobre diretivas antecipadas de vida e testamento vital, assim como, é reais expectativas fictícias dos doentes ou de suas famílias, em relação ao prognóstico ou à eficácia dos cuidados. Porém, uma das principais barreiras relatadas é a falta de conhecimento por parte da equipe de profissionais de saúde sobre como oferecer cuidados paliativos e cuidados ao fim da vida e a escassez de serviços de cuidados paliativos em diversos hospitais pelo mundo.

As principais partes interessadas estão pedindo mudanças nos cuidados de saúde no que diz respeito ao foco e à intensidade dos cuidados no final da vida. Uma maneira de alcançar esse objetivo é por meio da integração dos cuidados paliativos nas UTI. Os cuidados paliativos ajudam a direcionar o foco dos cuidados e garantem que todos os pacientes internados tenham a sua dignidade mantida através de uma comunicação de apoio, encorajadora e compassiva.[14]

A aplicação de cuidados paliativos ou cuidados ao fim da vida na UTI, pode ser vista por dois tipos: o modelo integrativo e o modelo consultivo. No primeiro, os cuidados são prestados pelos profissionais das próprias UTI e envolvem habilidades básicas em cuidados paliativos: gerenciamento de sintomas, discussão das preferências dos pacientes e famílias e discussões básicas sobre os objetivos do cuidado. No segundo modelo, os cuidados paliativos são especializados, prestados por consultores e são apropriados para pacientes que necessitam de assistência com tomada de decisão complexa. [13]

Mas, como identificar quem são os candidatos a cuidados ao fim da vida nas UTI? Estudos[15-18] apontam para uso de indicadores que podem ajudar os profissionais de saúde, nesta tomada de decisão, sendo alguns deles apresentados no Quadro 20.1.

Quadro 20.1 **Indicadores (*triggers*) que apontam para pacientes com possibilidades de cuidados ao fim da vida em UTI**

Admissão na UTI após internação maior que 10 dias	Idade > 80 anos com duas ou mais comorbidades e risco de vida
Falência orgânica multissistêmica > 3 sistemas	Demência em estágio avançado
Diagnóstico de malignidade do estádio IV ativo (doença metastática)	Diagnóstico com sobrevida estimada < 6 meses
Paciente pós parada cardíaca prolongada	Morte esperada durante a internação na UTI
Diagnóstico de hemorragia intracerebral que requer ventilação mecânica	Futilidade considerada / declarada pela equipe médica
Insuficiência cardíaca avançada	> 3 admissões em UTI na mesma hospitalização
Insulto neurológico agudo grave: por exemplo, traumatismo do SNC, encefalopatia pós-PCR, acidente vascular cerebral maligno	Disfunção cognitiva grave crônica, estado minimamente consciente
Doença hepática crônica	Doença renal crônica ± diálise crônica
Doença pulmonar obstrutiva crônica	AIDS avançada

Fonte: Elaborado pelas autoras.

Inúmeras são as pesquisas[15,19,20-23] que apontam quando os cuidados paliativos e cuidados ao fim da vida são praticados nas UTI. Muitas são as vantagens apresentadas com essa prática, tais como: melhora da qualidade do cuidado prestado; quantidade e conteúdo da comunicação oferecido; diminuição dos sintomas de angústia e ansiedade nos membros da família; diminuição entre o tempo da admissão e iniciação de medidas de conforto; retirada dos tratamentos de manutenção da vida e ordens de não ressuscitação; além de apontar para diminuição nos dias de internação. Ademais em recente estudo realizado nos EUA mostrou-se que além de todos os benefícios citados acima a implantação de um serviço de cuidados paliativos nos hospitais pode ajudar não apenas os pacientes, mas reduzir drasticamente custos em 40%, diminuir o tempo de internação total e nas UTI, readmissões em 30, 60 e 90 dias e o encaminhamento de pacientes a serviços *hospices* adequadamente. [24]

A inserção da enfermagem no contexto dos CP e dos cuidados ao fim da vida dentro da UTI é importante e vem se mostrando pioneiro. Os enfermeiros neste contexto, assumem um papel de liderança na gestão da dor e dos sintomas, identificando a preferência do paciente nos objetivos do cuidado, melhorando a comunicação e facilitando a reunião familiar.[25] Cook e cols.[26] realizaram um projeto que tentou realizar três desejos de pacientes moribundos em UTI, de seus familiares e dos profissionais de saúde envolvidos. A maioria dos desejos eram simples e baratos, e muitas vezes, descritos como inestimáveis e encorajando o cuidado individualizado de fim da vida.

Achados recentes[27-30] apresentam perspectivas de enfermeiros que trabalham em UTI sobre o trabalhar com CP ou cuidados ao fim da vida, e muitos significados são atribuídos. A maioria dos estudos destaca que os enfermeiros de UTI não veem diferenciação nos cuidados ofertados aos clientes, mesmos estando eles em momentos finais da sua vida. Relatam sentimentos de impotência e tristeza, dificuldade em lidar com a morte, e falta de tempo para se dedicar ao paciente e prepara-lo para sua morte. Mas, também demonstram preocupação no controle da dor e outros sintomas, no estabelecimento de recursos que minimizam o sofrimento e na possibilidade de estabelecer vínculos e acolher a família. Enfermeiros entendem que a prática escassa de cuidados paliativos em UTI acontece, principalmente, pelo despreparo dos profissionais e falha no processo de comunicação, seja interprofissional seja com os pacientes e familiares.

Salienta-se que o conhecimento do enfermeiro, adquirido pela prática da observação e pelo exercício dos cuidados nas situações de final de vida em UTI, precisa ser resgatado e utilizado. A habilidade para transmitir informações, com sensibilidade, e a capacidade para negociação são essenciais no processo.[31] Em um estudo realizado em cinco países, simultaneamente, (Brasil, Inglaterra, Alemanha, Irlanda e Palestina) foi mostrado que apesar das diferenças culturais, o envolvimento dos enfermeiros nas práticas de tomada de decisões éticas em fim da vida é semelhante e baseia-se na busca de consenso, envolvendo persuasão, melhora das informações e capacitação da voz na exploração emocional, criando tempo-espaço e dando conforto. [32]

▶ Assistência ao Fim da Vida

O uso de recursos terapêuticos de forma fútil ou obstinada (repetição de exames, uso de respiradores, infusão de medicamentos vasoativos e outros procedimentos essenciais à manutenção de funções vitais e que não se prestem exclusivamente a melhor compreensão e manejo dos sintomas) deve ser evitado, pois seus efeitos são nocivos e os benefícios menores nos cuidados ao fim da vida.[33] Na realidade brasileira há evidência da importância de se ter uma equipe/serviço de cuidados paliativos dentro de todo ambiente hospitalar, já que isso diminuiu drasticamente as medidas terapêuticas fúteis na UTI. [34]

O papel de enfermagem no contexto de cuidados ao fim da vida é advocacia, ou seja, iniciar e apoiar a tomada de decisão, fornecer orientação e informação e, colaborar com outros profissionais de saúde. O enfermeiro geralmente é primeiro profissional de saúde a reconhecer que a pessoa está atingindo os últimos dias e horas de vida. Essa é uma habilidade importante, uma vez que o reconhecimento da morte iminente e a discussão sobre intervenções clínicas relevantes facilitam a identificação de objetivos de fim da vida, preferências de cuidado, desejos em relação ao local de morte preferido e planejamento e implementação de cuidados.[35]

Muitas são as abordagens a serem realizadas para promover conforto e dignidade antes, durante e após a morte de uma pessoa. Dentre as possibilidades de assistência direta que podem ser praticadas na terapia intensiva devem-se considerar medidas para: tratamento da dor, agitação, *delirium*, sonolência, dispneia, sede, constipação, colapso periférico, ronco ("sororoca"), mioclonos, imobilidade, anorexia, além da sedação paliativa quando indicada.[33,36-41] Além disso, modalidades complementares, como acupuntura, massagem, meditação, arteterapia, musicoterapia, imagens guiadas, terapia de óleo essencial, foram usadas com segurança e eficácia em ambientes de cuidados críticos para fornecer gerenciamento de sintomas.[42]

▶ Comunicação – a Chave para o Sucesso no Cuidado de Fim da Vida

Em UTI a reunião familiar é a principal dinâmica para estabelecer metas de cuidado. Porém, são intrinsecamente desafiadoras, em razão das assimetrias de informação entre médicos e familiares, dinâmicas familiares complicadas, mensagens mistas dos provedores e incerteza sobre prognóstico e preferências. O modo como nos comunicamos durante essas reuniões, especificamente as palavras que escolhemos, pode interferir em nossa capacidade de determinar as preferências e objetivos do paciente.[43]

Estudos randomizados que avaliaram treinamento dos profissionais de saúde e realização de reunião com familiares de pacientes em situações de fim da vida não se mostraram efetivos em diminuir ansiedade e sintomas, transtorno de estresse pós-traumático nos familiares. Porém, não é claro nesses estudos se os pacientes em situação de fim da vida já eram previamente acompanhados pela equipe de cuidados paliativos. [44,45] Em outro estudo recente, esse tipo de modalidade de comunicação, quando realizada a familiares de pacientes que já eram acompanhados por equipe de cuidados paliativos previamente a internação em UTI, foi muito efetivo em diminuir, não somente os sentimentos negativos, como também a prática de futilidades médicas. [46]

Entretanto, sabe-se que as decisões transparentes e sólidas ao final de vida exigem melhores habilidades de comunicação de médicos e enfermeiros e uma abordagem estruturada para o envolvimento oportuno das famílias. Como os enfermeiros têm o envolvimento mais amplo e íntimo com pacientes e famílias, geralmente assumem uma responsabilidade significativa na implementação dos planos de cuidados paliativos.[47]

Famílias percebem a contribuição da enfermagem no cuidado ao fim da vida, ao paciente e a si próprios. Apontam que enfermeiros de cuidados intensivos sempre estão disponíveis a qualquer momento e dispostos a responder a perguntas, porém relatam que eles ainda falham em não envolver os familiares na prática do cuidado ao ente querido terminal.[48] Em razão, principalmente da falha formação em cuidados paliativos e cuidados ao fim da vida, a enfermagem encontra barreiras na comunicação, [49] mas não somente. Outros profissionais também enfrentam problemas semelhantes. É necessário o incremento da formação profissional nessa área, principalmente nos cursos de graduação em saúde, assim como, a melhora da formação profissional em habilidades comunicativas.

Trabalhar com cuidados paliativos não possui fórmulas ou protocolos bem desenhados, pois nessa filosofia, o cuidado ao ser humano é trabalhado atendendo a sua singularidade. Talvez seja impossível elaborar normas rígidas, que possam ser replicadas em diversos locais e situações. Contudo, acredita-se que o entendimento de que a morte é um processo natural, que o paciente e a família são uma unidade de cuidado, que a melhoria da comunicação é substancial em qualquer processo da vida, que a prevenção de conflitos de valores e escolhas é sensato, e que o conforto espiritual deve ser sempre levado em conta, pode resultar em maior satisfação e percepção da qualidade da assistência prestada ao paciente na UTI.

▶ Aspectos éticos – Eutanásia, Distanásia e Ortostanásia

A proximidade da morte suscita na pessoa que experimenta esse momento, nos seus amigos e familiares e nos profissionais que os assiste, uma série de reflexões sobre a efemeridade da existência humana, permeadas por questões sociais, culturais, religiosas éticas e bioéticas.

Apesar de, naturalmente, a vida caminhar para a morte, o processo morte-morrer é bastante complexo e individual e requer especial atenção por parte dos profissionais de saúde, para proporcionar uma morte digna.

É notório que, com o avanço das tecnologias duras de cuidado os ambientes de terapia intensiva têm se tornado cada vez mais voltados para a vida e não para a terminalidade. Entretanto, diante da condição clínica de extrema gravidade e, apesar de todo o aparato tecnológico e humano empregados para a manutenção da vida, nem sempre o desfecho é favorável, sendo, portanto, esperado que a morte ainda seja parte do cotidiano dos profissionais que atuam nessa modalidade de cuidado.

Mesmo sendo fato frequente no cotidiano da equipe de enfermagem em terapia intensiva, a terminalidade requer ser melhor estudada, por esses profissionais, no sentido de promover bases teóricas para que possam encontrar o equilíbrio entre aspectos humanos e técnicos fundamentais para que não haja sofrimento psíquico ou banalização desse momento.[50]

Muitos aspectos da terminalidade foram abordados na seção inicial deste capítulo e, podemos perceber nas entrelinhas que a assistência de enfermagem perpassa por dilemas éticos e impasses jurídicos que suscitam a reflexão crítica da conduta mais adequada, diante da situação apresentada.

Os preceitos éticos de nossa profissão ditam que a enfermagem deve respeitar a vida, a dignidade e os direitos humanos em todas as suas dimensões, devendo o profissional de enfermagem exercer suas atividades em consonância com os princípios da ética e da bioética.[51]

Inicialmente, é necessário que o profissional faça a distinção entre os conceitos. Em linhas gerais, ética é uma palavra que tem origem no latim e é um ramo da filosofia que se destina ao estudo do que se considera adequado e moralmente aceito, no âmbito das condutas humanas em determinado tempo e espaço. Já a bioética é compreendida como um estudo complexo, de natureza inter e transdisciplinar, que abarca a biologia, a medicina e a filosofia, composto por valores e fatos advindos de diversos campos, tais como cultural, científico, religioso e profissional, destinado a investigar, do ponto de vida da responsabilidade moral dos cientistas e das aplicações práticas de seus estudos. Os requisitos fundamentais para o manejo da vida é norteada por quatro princípios: a autonomia, a beneficência, a não maleficência e a justiça. [52]

Mediante isso, e na presença de pacientes deliberados pela equipe médica como fora de possibilidades terapêuticas de cura atuais, destacamos a necessidade de discussão de três conceitos presentes no processo de cuidado de pacientes terminais: a eutanásia, a distanásia e a ortotanásia.

O termo eutanásia foi criado por um filósofo inglês no século XVII, cuja etimologia deriva do grego *eu* (boa) e *thanatos* (morte), o que confere ao termo as definições de boa morte, morte apropriada, morte piedosa, morte benéfica, crime caritativo ou direito de matar. Na atualidade, a eutanásia é atribuída a uma ação médica que abrevia a vida das pessoas, sendo no Brasil uma prática proibida, do ponto de vista ético e legal, aos profissionais do campo da Saúde. O Código de Ética dos profissionais de enfermagem, em seu capítulo das proibições, no artigo 29, dita que é vedado ao profissional de enfermagem "promover a eutanásia ou participar em prática destinada a antecipar a morte do cliente".[53]

A eutanásia é legalizada em alguns países e a divulgação de casos pela mídia suscita, de forma recorrente, discussões sobre o assunto, tanto pela comunidade científica como por leigos. Essa prática pode ser classificada como ativa, passiva ou de duplo efeito, tendo como base o consentimento do paciente para a sua execução. A eutanásia ativa envolve o paciente ou familiar, e o profissional de saúde no seu planejamento, cujo ato se dá exclusivamente por deliberação médica. Por sua vez, na eutanásia passiva, a morte decorre de ato de omissão, em que não se implementa ou se interrompe a terapêutica médica disponível de suporte de vida, mesmo na vigência de evidência de possibilidade de proporcionar benefícios para o tratamento da doença ou cuidados para alívio de sintomas. Por fim, a eutanásia de duplo efeito ou ativa indireta, se dá quando a morte é antecipada em decorrência de ação médica não letal que objetiva o alívio de sintomas.[53,54]

Outra classificação da eutanásia é a voluntária e a não voluntária. Na primeira há o desejo explícito do paciente sobre a abreviação de sua vida, e na segunda, não se conhecesse este desejo e a abreviação da vida de uma pessoa pode ser considerada como assassinato. Para a execução dessa prática existem duas modalidades: a natural ou provocada. Na primeira espera-se que não haja sofrimento e na segunda é mandatória a interferência de terceiros para a sua execução. Perante a justiça brasileira, a morte provocada é considerada suicídio e quando é provocada, ou seja, quando há participação de terceiros, é tipificada como suicídio assistido, com penalidades previstas no código penal brasileiro, no artigo 122.

Cabe ressaltar que, não existe, na legislação brasileira, o crime de eutanásia, entretanto, o profissional de saúde que abrevia a vida de um paciente, independente da motivação, comete o crime de homicídio simples, enquadrado no artigo 122, podendo ser condenado à pena de 6 a 20 anos de reclusão, por ter ferido o princípio constitucional da inviabilidade do direito à vida.[53,54]

A palavra distanásia também tem origem grega (*dis* = dificuldade, privação e *thanatos* = morte). Refere-se ao prolongamento exagerado da vida, quando é notório que não há, na atualidade, possibilidades de cura ou melhora do paciente, levando a dor, sofrimento, agonia e prorrogação do processo de morrer. É um ato mais praticado na cultura ocidental, onde a valorização de manutenção da vida, a qualquer custo, é mais evidente, ante a forma como a morte é encarada do ponto de vista social e cultural. A distanásia é uma questão fundamental tratada pela bioética, considerada como a conservação da vida por meio de tratamentos desproporcionais que prolongam o processo de morrer e decorre de uma ação médica, que nega a dimensão da terminalidade humana. [55]

Por não proporcionar cura ou melhora da qualidade de vida da pessoa, a distanásia pode ser considerada até como agressão à dignidade da pessoa e de sua família. É uma estratégia que se opõe à eutanásia, tanto por prolongar a vida como por não se importar com a qualidade de vida e dignidade da pessoa na fase final de sua vida. O tratamento está fortemente atrelado ao aparato tecnológico, sendo considerado uma obstinação terapêutica na Europa e, como cuidado fútil nos Estados Unidos. [55]

Por fim, a ortotanásia é igualmente um termo de origem grega (*orthos* = certo, correto e *thanatos* = morte) e se refere ao não prolongamento artificial do processo natural da morte, sendo definida como a boa morte ou a morte ideal. A sua prática nem acelera nem prolonga a morte e promove um momento natural de partida, uma vez que considera a morte como destino final da vida, e que está pautada no princípio da dignidade humana no momento da sua morte. Nessa modalidade há a o respeito pelo tempo de sobrevida e o profissional de saúde, em especial o médico, pode limitar ou suspender procedimentos ou terapêuticas que postergam a vida de paciente terminal levando-se em consideração a vontade da pessoa ou mediante o consentimento da família. Nesses casos, frequentemente são prescritas sedações paliativas com a finalidade de promover conforto e controle de sintomas, principalmente a dor e desconforto respiratório, mantendo o nível de consciência reduzido, apenas o suficiente para o alívio dos sintomas. Essas condutas são respaldadas pelo Conselho Federal de Medicina, por meio da Resolução nº 1.805/2006. [55]

Considerando que os conceitos aqui apresentados, e a tênue linha de fronteira deles na prática, cabe ao profissional de enfermagem estar atento e proporcionar um processo de morte/morrer, em que a dignidade e o respeito aos preceitos bioéticos e éticos da profissão estejam presentes no cotidiano de atenção no ambiente de terapia intensiva.[52]

Considerações Finais

Apesar de os cuidados de fim da vida e o emprego das tecnologias de cuidado estarem cada vez mais presentes nos ambientes de terapia intensiva, esse é um assunto que merece ter uma ampliação do debate. Observa-se que já existe uma evidência científica consolidada sobre o assunto, mas ainda existem lacunas na formação dos profissionais de saúde que podem ser um dos obstáculos para a implementação real desta filosofia no ambiente de terapia intensiva.

O conhecimento científico profissional sobre a temática poderá contribuir para a garantia da dignidade, promoção da qualidade de vida, respeito à individualidade e serenidade nos momentos de fim da vida de uma pessoa.

Referências Bibliográficas

1. Truog RD, Campbell ML, Curtis JR, Haas CE, Luce JM, Rubenfeld GD, et al. Recommendations for end-of-life care in the intensive care unit: a consensus statement by the American College [corrected] of Critical Care Medicine.

Crit Care Med [Internet]. 2008 Mar [cited 2011 Jun 13];36(3):953--3. Disponível em: http://www.ncbi.nlm.nih.gov/pubmed/18431285.
2. Cook D, Rocker G. Dying with Dignity in the Intensive Care Unit. N Engl J Med [Internet]. 2014;370(26):2506-14. Disponível em: http://www.ncbi.nlm.nih.gov/pubmed/24963569.
3. Aslakson RA, Curtis JR, Nelson JE. The changing role of palliative care in the ICU. Crit Care Med [Internet]. 2014;42(11):2418-28. Disponível em: http://www.pubmedcentral.nih.gov/articlerender.fcgi?artid=4695994&tool=pmcentrez&rendertype=abstract.
4. National Institute for Health and Care Excellence. End of life care for adults. NICE Guidel [Internet]. United Kingdom; 2013;(November 2011):104. Disponível em: http://publications.nice.org.uk/quality-standard-for-end-of-life-care-for-adults-qs13.
5. National Institute for Health and Care Excellence. Care of dying adults in the last day of life. NICE Guidel [Internet]. 2015;(December):26. Disponível em: https://www.nice.org.uk/guidance/ng31/resources/care-of-dying-adults-in-the-last-days-of-life-1837387324357.
6. Ohio Health Hospice, Columbus, Ohio U. Vamos falar de Cuidados Paliativos. Sociedade Brasileira de Geriatria e Gerontologia [Internet]. 2015;1-45. Disponível em: http://sbgg.org.br/wp-content/uploads/2015/05/vamos--falar-de-cuidados-paliativos-vers--o-online.pdf.
7. Silva KCO, Quintana AM, Nietsche EA. Obstinação terapêutica em Unidade de Terapia Intensiva: perspectiva de médicos e enfermeiros. Esc Anna Nery [Internet]. 2012;16(4):697-703. Disponível em: http://www.scielo.br/scielo.php?script=sci_arttext&pid=S1414-81452012000400008&lng=en&nrm=iso&tlng=pt.
8. Picanço CM, Sadigursky D. Nurses' view on artificial extension of life. Rev Enferm UERJ [Internet]. 2014;22(5):668-73. Disponível em: http://dx.doi.org/10.12957/reuerj.2014.15527.
9. Jukić M. Medical futility treatment in intensive care units. Acta Med Acad [Internet]. 2016;45(2):127-36. Disponível em: http://ama.ba/index.php/ama/article/view/283/pdf.
10. DeCato TW, Engelberg RA, Downey L, Nielsen EL, Treece PD, Back AL, et al. Hospital variation and temporal trends in palliative and end-of-life care in the ICU. Crit Care Med [Internet]. 2013;41(6):1405-11. Disponível em: http://www.pubmedcentral.nih.gov/articlerender.fcgi?artid=4009379&tool=pmcentrez&rendertype=abstract.
11. Friedenberg AS, Levy MM, Ross S, Evans LE. Barriers to End-of-Life Care in the Intensive Care Unit: Perceptions Vary by Level of Training, Discipline, and Institution. J Palliat Med. 2012;15(4):404-11.
12. Baker M, Luce J, Bosslet GT. Integration of Palliative Care Services in the Intensive Care Unit: A Roadmap for Overcoming Barriers. Clin Chest Med [Internet]. Elsevier Inc; 2015;36(3):441-8. Disponível em: http://dx.doi.org/10.1016/j.ccm.2015.05.010.
13. Hua M, Wunsch H. Integrating palliative care in the ICU. Curr Opin Crit Care [Internet]. 2014;20(6):673-80. Available from: http://www.ncbi.nlm.nih.gov/pubmed/25233330
14. Restau J, Green P. Palliative care in the intensive care unit. Crit Care Nurs Clin North Am [Internet]. Elsevier Inc; 2014;26(4):551-8. Disponível em: http://dx.doi.org/10.1016/j.ccell.2014.08.013.
15. Hua MS, Li G, Blinderman CD, Wunsch H. Estimates of the need for palliative care consultation across united states intensive care units using a trigger-based model. Am J Respir Crit Care Med. 2014;189(4):428-36.
16. Braus N, Campbell TC, Kwekkeboom KL, Ferguson S, Harvey C, Krupp AE, et al. Prospective study of a proactive palliative care rounding intervention in a medical ICU. Intensive Care Med. Springer Berlin Heidelberg; 2016;42(1):54-62.
17. Nelson JE, Campbell ML, Cortez TB, Curtis JR, Frontera JA, Gabriel M, et al. Implementing ICU Screening Criteria for Unmet Palliative Care Needs: A Guide for ICU and Palliative Care Staff, A Technical Assistance Monograph from the IPAL-ICU Project. Improv Palliat Care ICU [Internet]. 2013;1-13. Disponível em: https://media.capc.org/filer_public/80/be/80be3587-6ca1-4eb8-93f0-7fa0e30cd153/76_66_ipal-icu-implementing-icu-screening-criteria-for-unmet-palliative-care-needs.pdf.
18. Hartjes TM. Predicting Which Patients Will Benefit From Palliative Care. Crit Care Nurs Clin North Am [Internet]. Elsevier Inc; 2015;27(3):307-14. Disponível em: http://www.ncbi.nlm.nih.gov/pubmed/26333753%5Cnhttp://linkinghub.elsevier.com/retrieve/pii/S0899588515000386.

19. Aslakson R, Cheng J, Vollenweider D, Galusca D, Smith TJ, Pronovost PJ. Evidence-Based Palliative Care in the Intensive Care Unit: A Systematic Review of Interventions. J Palliat Med. 2014;17(2):219-35.
20. Aslakson R a, Bridges JFP. Assessing the impact of palliative care in the intensive care unit through the lens of patient-centered outcomes research. Curr Opin Crit Care [Internet]. 2013;19(5):504-10. Disponível em: http://www.ncbi.nlm.nih.gov/pubmed/23995120.
21. Bakitas M, Dionne-Odom JN, Kamal A, Maguire JM. Priorities for Evaluating Palliative Care Outcomes in Intensive Care Units. Crit Care Nurs Clin North Am. 2015;27(3):395-411.
22. Khandelwal N, Kross EK, Engelberg RA, Coe NB, Long AC, Curtis JR. Estimating the Effect of Palliative Care Interventions and Advance Care Planning on ICU Utilization: A Systematic Review. Crit Care Med. 2016;43(5):1102-11.
23. Walker K a, Mayo RL, Camire LM, Kearney CD. Effectiveness of integration of palliative medicine specialist services into the intensive care unit of a community teaching hospital. J Palliat Med [Internet]. 2013;16(10):1237-41. Disponível em: http://www.ncbi.nlm.nih.gov/pubmed/24032755.
24. Bharadwaj P, Helfen KM, Deleon LJ, Thompson DM, Ward JR, Patterson J, et al. Making the Case for Palliative Care at the System Level: Outcomes Data. J Palliat Med [Internet]. 2016;19(3):jpm.2015.0234. Disponível em: http://online.liebertpub.com/doi/10.1089/jpm.2015.0234.
25. Dacher JE. Nursing practice of palliative care with critically ill older adults. Crit Care Nurs Clin North Am [Internet]. Elsevier Inc; 2014;26(1):155=70. Disponível em: http://dx.doi.org/10.1016/j.ccell.2013.10.003.
26. Cook D, Swinton M, Toledo F, Clarke F, Rose T, Hand-Breckenridge T, et al. Personalizing death in the intensive care unit: The 3 wishes project a mixed-methods study. Ann Intern Med. 2015;163(4):271=9.
27. Tamaki CM, Meneguin S, Alencar RA, Luppi CH. Care to terminal patients. Perception of nurses from the intensive care unit of a hospital. Investig y Educ en Enferm. 2014;32(3):414-20.
28. Freitas NDO, Pereira MVG. Percepção dos enfermeiros sobre cuidados paliativos e o manejo da dor na UTI # Nurses' perception on palliative care and management of pain. O mundo da saúde [Internet]. 2013;37(4):450-7. Disponível em: http://bvsms.saude.gov.br/bvs/artigos/mundo_saude/percepcao_enfermeiros_sobre_cuidados_paliativos.pdf.
29. Kisorio LC, Langley GC. Intensive care nurses' experiences of end-of-life care. Intensive Crit Care Nurs [Internet]. Elsevier Ltd; 2016;33(1):30-8. Disponível em: http://dx.doi.org/10.1016/j.iccn.2015.11.002.
30. Piedrafita-Susín AB, Yoldi-Arzoz E, Sánchez-Fernández M, Zuazua-Ros E, Vázquez-Calatayud M. Nurses' perception, experience and knowledge of palliative care in intensive care units. Enferm Intensiva [Internet]. SEEIUC; 2014;26(4):153-65. Disponível em: http://dx.doi.org/10.1016/j.enfi.2015.06.001.
31. Baliza MF, Bousso RS, Poles K, Santos MR, Silva L, Paganini MC. Factors influencing Intensive Care Units nurses in end-of-life decisions. Rev Esc Enferm USP [Internet]. 2015;49(4):572-9. Disponível em: http://www.ncbi.nlm.nih.gov/pubmed/26353093.
32. Gallagher A, Bousso RS, McCarthy J, Kohlen H, Andrews T, Paganini MC, et al. Negotiated reorienting: A grounded theory of nurses' end-of-life decision-making in the intensive care unit. Int J Nurs Stud [Internet]. Elsevier Ltd; 2015;52(4):794-803. Disponível em: http://dx.doi.org/10.1016/j.ijnurstu.2014.12.003.
33. Tavares de Carvalho R, Afonseca Parsons H (Orgs.). Manual de Cuidados Paliativos ANCP Ampliado e atualizado [Internet]. Academia Nacional de Cuidados Paliativos 2012 p. 1-592. Disponível em: http://formsus.datasus.gov.br/novoimgarq/24326/4052575_345331.pdf#page=23.
34. Mazutti SRG, Nascimento ADF, Fumis RRL. Limitation to advanced life support in patients admitted to intensive care unit with integrated palliative care. Rev Bras Ter Intensiva. 2016;28(3):294-300.
35. Registered Nurses' Association of Ontario. End-of-life Care During the Last Days and Hours [Internet]. Registered Nurses' Association of Ontario 2011 p. 123. Disponível em: http://rnao.ca/sites/rnao-ca/files/End-of-Life_Care_During_the_Last_Days_and_Hours_0.pdf.
36. Sprung CL, Truog RD, Curtis JR, Joynt GM, Baras M, Michalsen A, et al. Seeking worldwide professional consensus on the principles of end-of-life care for the critically Ill: The consensus for worldwide end-of-life practice for patients in intensive care units (WELPICUS) study. Am J Respir Crit Care Med. 2014;190(8):855-66.

37. Kittelson SM, Elie M-C, Pennypacker L. Palliative Care Symptom Management. Crit Care Nurs Clin North Am [Internet]. Elsevier Inc; 2015;27(3):315–39. Disponível em: http://dx.doi.org/10.1016/j.cnc.2015.05.010%5Cnhttp://linkinghub.elsevier.com/retrieve/pii/S0899588515000453.
38. Barr J, Fraser GL, Puntillo K, Ely EW, Gélinas C, Dasta JF, et al. Clinical practice guidelines for the management of pain, agitation, and delirium in adult patients in the intensive care unit: Executive summary. Am J Heal Pharm. 2013;70(1):53-8.
39. Puntillo K, Nelson JE, Weissman D, Curtis R, Weiss S, Frontera J, et al. Palliative care in the ICU: Relief of pain, dyspnea, and thirst – A report from the IPAL-ICU Advisory Board. Intensive Care Med. 2014;40(2):235-48.
40. Arevalo JJ, Brinkkemper T, Van Der Heide A, Rietjens JA, Ribbe M, Deliens L, et al. Palliative sedation: Reliability and validity of sedation scales. J Pain Symptom Manage [Internet]. Elsevier Inc; 2012;44(5):704-14. Disponível em: http://dx.doi.org/10.1016/j.jpainsymman.2011.11.010.
41. Henry B. A systematic literature review on the ethics of palliative sedation: an update (2016). Curr Opin Support Palliat Care [Internet]. 2016;10(3):201-7. Disponível em: http://www.ncbi.nlm.nih.gov/pubmed/27380220.
42. Estores IM, Frye J. Healing Environments. Integrative Medicine and Palliative Care in Acute Care Settings. Crit Care Nurs Clin North Am. 2015;27(3):369-82.
43. Schwarze ML, Campbell TC, Cunningham T V., White DB, Arnold RM. You can't get what you want: Innovation for end-of-life communication in the intensive care unit. Am J Respir Crit Care Med. 2016;193(1):14-6.
44. Carson SS, Cox CE, Wallenstein S, Hanson LC, Danis M, Tulsky JA, et al. Effect of Palliative Care-Led Meetings for Families of Patients With Chronic Critical Illness: A Randomized Clinical Trial. Jama [Internet]. 2016;316(1):51-62. Disponível em: http://www.ncbi.nlm.nih.gov/pubmed/27380343.
45. Curtis JR, Treece PD, Nielsen EL, Gold J, Ciechanowski PS, Shannon SE, et al. Randomized Trial of Communication Facilitators to Reduce Family Distress and Intensity of End-of-life Care. Am J Respir Crit Care Med [Internet]. 2016;193(2):154-62. Disponível em: http://www.ncbi.nlm.nih.gov/pubmed/26378963.
46. Hudson PL, Girgis A, Mitchell GK, Philip J, Parker D, Currow D, et al. Benefits and resource implications of family meetings for hospitalized palliative care patients: research protocol. BMC Palliat Care [Internet]. BMC Palliative Care; 2015;14(1):73. Disponível em: http://dx.doi.org/10.1186/s12904-015-0071-6.
47. Wiedermann CJ, Lehner GF, Joannidis M. From persistence to palliation: limiting active treatment in the ICU. Curr Opin Crit Care [Internet]. 2012;18(6):693-9. Disponível em: http://www.ncbi.nlm.nih.gov/pubmed/22941210.
48. Noome M, Dijkstra BM, van Leeuwen E, Vloet LCM. Exploring family experiences of nursing aspects of end-of-life care in the ICU: A qualitative study. Intensive Crit Care Nurs [Internet]. Elsevier Ltd; 2016;33(1):56-64. Disponível em: http://dx.doi.org/10.1016/j.iccn.2015.12.004.
49. Aslakson RA, Wyskiel R, Thornton I, Copley C, Shaffer D, Zyra M, et al. Nurse-perceived barriers to effective communication regarding prognosis and optimal end-of-life care for surgical ICU patients: a qualitative exploration. J Palliat Med [Internet]. 2012;15(8):910–5. Disponível em: http://www.pubmedcentral.nih.gov/articlerender.fcgi?artid=3396137&tool=pmcentrez&rendertype=abstract.
50. Machado KDG, Machado G, Pessini L, Hossne WS. A formação em cuidados paliativos da equipe que atua em unidade de terapia intensiva : um olhar da bioética. Bioethikos. 2007;1(1):34-42.
51. Brasil. Conselho Federal de Enfermagem. Resolução COFEN nº 311, de 8 de fevereiro de 2007. Aprova a reformulação do código de ética dos profissionais de enfermagem e dá outras providências. [Internet]. Diário Oficial [da] República Federativa do Brasil. 2007 fev. 13. Disponível em: http://bit.ly/2crqftC.
52. Pessini L, Bertachini L, Barchifontaine CP. Bioética, cuidado e humanização. São Paulo: Loyola; 2014. 768 p.
53. Felix ZC, Costa SFG, Alves AMPM, Andrade CG, Duarte MCS, Brito FM. Eutanásia, distanásia e ortotanásia: revisão integrativa da literatura. Cien Saude Colet. 2013;18(9):2733-46.
54. Silva RS, Evangelista CLS, Santos RD, Paixão PGN, Marinho CLA, Lira GG. Percepção de enfermeiras intensivistas de hospital regional sobre distanásia, eutanásia e ortotanásia. Rev Bioética [Internet]. 2016;24(3):579-89. Disponível em: http://www.scielo.br/scielo.php?script=sci_arttext&pid=S1983-80422016000300579&lng=en. http://dx.doi.org/10.1590/1983-80422016243157.
55. Pessini L. Distanásia: por que prolongar o sofrimento? Ciência Hoje [Internet]. 2013;61-3. Disponível em: http://www.cienciahoje.org.br/revista/materia/id/707/n/distanasia:_por_que_prolongar_o_sofrimento.

CAPÍTULO

21 O Processo Doação
Transplante de Órgãos

Bianca Almeida do Vale • Ana Carolina Maia de Almeida •
Rafaella Thais Souza Carvalho

Introdução

Na atualidade, o transplante é a possibilidade terapêutica garantida e efetiva na terapia de inúmeras patologias, estabelecendo progresso na qualidade e na perspectiva de vida. Nota-se, no Brasil e, em outros países, uma alarmante desigualdade entre a procura de órgãos para transplante e o número de implantes realizados.[1]

Os problemas de oferta também sofrem com a imperfeição nos segmentos de reconhecimento da morte encefálica (ME), manutenção do potencial doador e, algumas contraindicações mal imputadas. Outro fator limitante nesse processo é a ausência de notificação de pacientes com suspeita de morte encefálica às Centrais de Notificação, Captação e Distribuição de Órgãos, mesmo com sua imprescindibilidade prevista em lei vigente. A ausência de um sistema de educação contínua dos profissionais da saúde quanto ao processo de doação-transplante e todas as fragmentações subsequentes do não entendimento desse processo, além das negativas familiares.

Este capítulo debate aspectos imperiosos do protocolo de avaliação e sustentação do potencial doador em morte encefálica. Tem a intenção de fornecer subsídios para realização do diagnóstico da morte encefálica e a definição da elegibilidade dos potenciais doadores de múltiplos órgãos e dessa forma, contribuir com os profissionais da enfermagem de terapia intensiva e as coordenações institucionais de transplantes, a conduzir e a padronizar os cuidados proporcionados ao doador falecido, buscando aprimorar quantitativa e qualitativamente os transplantes de órgãos com medidas aplicáveis à prática brasileira.

Tópicos Abordados

- Histórico
- Classificação do Potencial Doador
- Processo Doação-Transplante e Suas Etapas
- Detecção do Potencial Doador
- Avaliação do Potencial Doador
- Manutenção do Potencial Doador
- Entrevista Familiar
- Caso Clínico – Doações de Órgãos

▶ Histórico

A rota mundial dos transplantes é marcada pelo grande desenvolvimento em um espaço reduzido de tempo, e por inquestionáveis triunfos e descontentamento. Com o surgimento de técnicas cirúrgicas para transplantes, fez-se indispensável à formação de critério de morte encefálica, para que se pudesse ofertar órgãos e tecidos.

No Brasil, os transplantes de órgãos iniciaram-se na década de 1960 e durante quase 30 anos (1968 a 1997) foi chamado heroico e romântico. A atividade de transplante não era regulamentada e em 1997 foi normatizado em todo o território nacional pela Lei nº 9.434/1997 e o Decreto nº 2.268/1997 regulamentou a Lei nº 9.434 e criou o Sistema Nacional de Transplantes, instância responsável pelo controle e pelo monitoramento dos transplantes de órgãos, de tecidos e de partes do corpo humano realizado no Brasil.[2]

Mais tarde, incluem-se nesse Sistema as Comissões Intra-Hospitalares de Doação de Órgãos e Tecidos para Transplante (CIHDOTT) e as Organizações de Procura de Órgãos (OPOs), formando a estrutura demonstrada na Figura 21.1.[3].

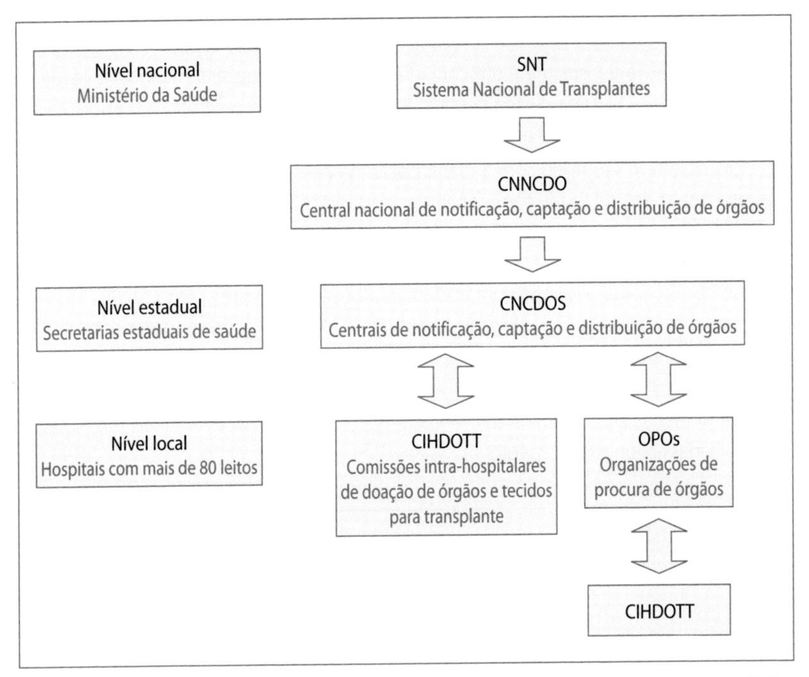

Figura 21.1 Sistema Organizacional de Transplantes no Brasil. Fonte: Medina-Pestana JO, Galant NZ, Tedesco-Silva Jr. H, Harada KM, Garcia VD, Abbud-Filho M, et al., 2011.[4]

▶ Classificação do Potencial Doador

Para compreender o tema, é importante estar familiarizado com os termos específicos. Segue a lista dos termos mais comuns:[2]

- Doador Vivo – aquele que em vida doa algum órgão ou tecido (parte ou integralmente) para um receptor;
- Doador Falecido – aqui existem dois tipos de doador: o falecido por morte encefálica, onde o funcionamento dos órgãos e tecidos se mantém através de suporte com aparelhos e medicações e o doador de coração parado, sendo no Rio de Janeiro, capaz de doar tecidos (córneas e ossos);
- Possível Doador de Múltiplos Órgãos: Qualquer paciente com acometimento neurológico conhecido em como aperceptivo, em *score* 3 na escala de coma de Glasgow, que se inicia o protocolo para diagnóstico de ME;
- Potencial Doador de Múltiplos Órgãos: Indivíduo em ME diagnosticada pelo primeiro exame clínico;
- Doador Elegível de Morte Encefálica: Indivíduo já em ME diagnosticada sem contraindicações conhecidas.

▶ Processo Doação-Transplante e Suas Etapas

O processo doação transplante é um conjunto de ações, em que se tem a possibilidade de transformar órgãos de uma pessoa falecida em órgãos suscetíveis de serem transplantados. Por ser muito complexo, pode durar de 12 a 72 horas, em média.[1]

O processo tem seu início com a identificação de potenciais doadores, seguindo com a realização de todos os testes comprobatórios para diagnosticar a morte encefálica, com a notificação do doador para a CNCDO e a comunicação da morte para a família. Tão logo se tenha a confirmação da morte encefálica, inicia-se a logística de entrevista familiar para doação que, se autorizada, segue-se com os demais procedimentos até a remoção dos órgãos e distribuição dos mesmos. Durante todo o processo, a manutenção desse potencial doador é realizada, a fim de viabilizar melhores condições para os órgãos e tecidos captados e evitar paradas cardíacas.

Todas as etapas encontram-se apresentadas na Figura 21.2, porém algumas serão melhores detalhadas ao longo do capítulo.

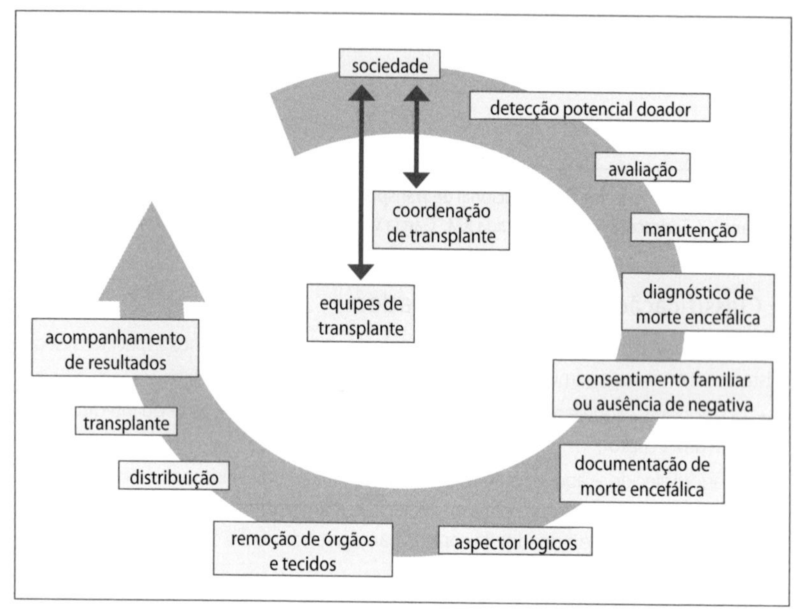

Figura 21.2 Processo de Doação-Transplante. Fonte: Associação Brasileira de Transplante de Órgãos (ABTO), 2009.[2]

▶ Detecção do Potencial Doador

A identificação de potenciais doadores é provavelmente o que mais implica no número final de doadores de órgãos e tecidos. Essa etapa inicia-se com a monitorização permanente de setores que possuem pacientes em ventilação mecânica, tais como unidade de terapia intensiva

(UTI), emergências ou salas de recuperação.[5] A essa monitorização, dá-se o nome de busca ativa, sendo realizada por profissionais capacitados.[1]

Além da necessidade da dependência do uso de respirador, o possível doador deve apresentar uma causa neurológica de coma conhecida (geralmente vítimas de traumatismo craniano, acidente vascular cerebral encefálico, tumores cerebrais, meningites entre outras) e manter graduação 3 na escala de Glasgow, em que não apresenta resposta alguma a estímulos.

Nos últimos anos, esse perfil de doador tem demonstrado significante mudança, não sendo mais somente com o jovem adulto que morreu, por causa de traumatismo craniano, porém em maior número pessoas mais idosas, cuja causa da morte é um acidente vascular cerebral.[1]

▶ Avaliação do Potencial Doador

A avaliação deverá acontecer em uma ação conjunta da CIHDOTT/OPO/Equipe da Terapia Intensiva que informará os dados coletados no hospital notificante para a Central de Notificação, captação e distribuição de órgãos (CNCDO). A CNCDO informará as equipes de transplantes que ficarão responsáveis por definir a aceitação do órgão ou não.[3]

O risco do procedimento sempre deve ser considerado em relação ao alto risco de morte em lista de espera para transplante. O aumento da necessidade de órgãos para transplante tem levado as equipes transplantadoras à utilização de órgãos limítrofes de doadores falecidos.

O profissional intensivista avaliará o potencial doador, por meio de um exame físico minucioso e coleta sequencial de exames laboratoriais.

Uma anamnese deve ser também realizada consultando familiares do doador e amigos investigando antecedentes pessoais do potencial doador, como uso de drogas ilícitas e lícitas, comportamento sexual, doenças prévias, cirurgia e antecedentes familiares.

No exame físico devemos avaliar:

- Medidas antropométricas (peso e altura);
- Acesso venoso profundo/linha arterial;
- Presença de cicatrizes, mastectomia, úlceras por pressão, hematomas, escoriações, fraturas, vesículas, presença de secreções;
- Diurese (débito/características),
- Edema;
- Ausculta pulmonar e cardíaca;
- Palpação e percussão para averiguar presença gânglios ou massas;
- Medicamentos administrados;
- Procedência de tatuagens e *piercings*.

Na leitura do prontuário devemos registrar:

- As condições clínicas do doador de forma detalhada;
- Idade;

- Sinais vitais;
- Glicemia capilar;
- Prescrição médica;
- Exames laboratoriais;
- Exames de imagens e laudos;
- Histórico da admissão;
- Patologias prévias;
- Causa da morte;
- Tratamentos utilizados.

As contraindicações absolutas que excluem o transplante são:[3]

- Tumores malignos, com exceção dos carcinomas basocelulares da pele, carcinoma *in situ* do colo uterino e tumores primitivos do sistema nervoso central;
- Sorologia positiva para HIV ou para HTLV 1 e 2;
- Sepse ativa e não controlada;
- Tuberculose em atividade.

É importante ressaltar que, todo possível caso de morte encefálica deve ser notificado a CNCDO, a notificação é compulsória.[3]

Sorologias coletadas:[1]

- Anti-HBC, anti-HCV, sífilis, toxoplasmose (IGG/IGM), citomegalovírus (IGG/IGM), HTLV I e II, HIV, HBS-ag, anti-HBS e Chagas.

Exames laboratoriais:

- Tipo sanguíneo;
- Hemograma completo;
- Eletrólitos;
- Plaquetas;
- Gasometria;
- Perfil cardíaco (CPK CKMB);
- Perfil renal (Ureia, creatinina);
- Perfil para pâncreas (amilase, glicemia);
- Hemoculturas/urinocultura/cultura de secreção traqueal.

A avaliação pode ser facilitada com a utilização de formulário apresentado nas Figuras 21.3 e 21.4. É importante investir no conhecimento do enfermeiro intensivista e no desenvolvimento de habilidades desses profissionais para que possam identificar, e notificar os possíveis casos de morte encefálica para a CNCDO.

SINAIS VITAIS									
DATA	/ /	/ /	/ /	/ /	/ /	/ /	/ /	/ /	/ /
HORA									
PA									
TAX									
FC									
PAM									
PVC									
HGT									
FiO2									
PEEP									
Diurese									
SAT									
FR									
DROGAS VASOATIVAS									
DATA	/ /	/ /	/ /	/ /	/ /	/ /	/ /	/ /	/ /
ANTIBIÓTICOS									
DATA	/ /	/ /	/ /	/ /	/ /	/ /	/ /	/ /	/ /
HORMÔNIOS:									
OUTROS MEDICAMENTOS									
ANOTAÇÕES GERAIS									

Figura 21.3 Controle de Sinais Vitais. Fonte: Organização de Procura de Órgãos (OPO) Norte, 2014.[17]

EXAMES LABORATORIAIS									
	Admissão	Evolução							
Data:	/ /	/ /	/ /	/ /	/ /	/ /	/ /	/ /	/ /
HB									
HT									
Leucócitos									
Metamielócitos									
Bastões									
Segmentados									
Plaquetas									
Uréia									
Creatinina									
Na									
K									
Glicose									
CPK									
CKMB									
Lipase									
Amilase									
PCR									
TGO									
TGP									
Fosf Alc									
Bil Total									
Bil Direta									
Gama GT									
Troponina									
FiO2									
PH									
PO2									
PCO2									
HCO3									
Lactato									
Gr. Sang/Ft. RH									
INR									

SOROLOGIAS REATIVAS
Quais?

CULTURAS			
	DATA	GERME ISOLADO	SENSIBILIDADE
HEMOCULTURA			
URINOCULTURA			
SWABS			

EXAMES DE IMAGEM	
( ) Ecocardiograma	( ) Raio X
( ) USG__________	( ) Outros__________

Figura 21.4 Exames Laboratoriais. Fonte: Organização de Procura de Órgãos (OPO) Norte, 2014.[17]

▶ Manutenção do Potencial Doador

A morte encefálica pode causar alterações deletérias nos potenciais doadores falecidos. O profissional intensivista tem que agir rapidamente aplicando informações disponíveis para manutenção do potencial doador.[6]

O paciente em morte encefálica evolui com tempestade simpática e adrenérgica responsável por desencadear a falência de múltiplos órgãos e consequente parada cardíaca.

O enfermeiro intensivista deve conhecer as alterações fisiológicas decorrentes da morte encefálica para que, junto à equipe médica possa manter adequadamente um doador. Existe uma grande responsabilidade sobre os enfermeiros durante todo o processo de doação, exigindo grande conhecimento técnico científico.[7] Vale ressaltar que o exercício do enfermeiro no processo de doação é normatizado pela resolução COFEN 292/2004.[8]

Para nortear e uniformizar esses cuidados prestados ao doador falecido foi instituído a diretriz da Associação de Medicina Intensiva Brasileira (AMIB) para manutenção de múltiplos órgãos no potencial doador falecido. Os cuidados apresentados a seguir estão pautados nessa diretriz.[6]

Temperatura corporal

- Verificar temperatura central;
- Manter temperatura central > 35°C, idealmente entre 36 e 37,5°C;
- Aquecer o ar ambiente, aquecer gases no ventilador mecânico (42 a 46°C), infundir líquidos aquecidos (43°C) conforme prescrição médica;
- Providenciar e instalar manta térmica;
- Reverter a hipotermia por meio do uso de todas as medidas anteriores irrigações; gástrica e colônica com soluções aquecidas e infusão de cristaloides a 43°C, em veia central a 150 a 200 ml/h conforme prescrição médica.

Suporte hemodinâmico

- Monitorizar a pressão arterial (PA) de forma invasiva em todos os potenciais doadores;
- Monitorizar sinais vitais;
- Monitorizar presença de arritmias e informar equipe médica para início de tratamento;
- Infundir de 20 a 30 ml/kg de cristaloide (aquecida a 43°C) em 30 minutos. É a primeira medida a ser tomada para o controle da PA;
- Manter via exclusiva de acesso para administração de drogas vasoativas;
- Tratar a HAS relacionada com a tempestade simpática conforme prescrição médica.

Exames laboratoriais

- Orientar a realização de dosagens bioquímicas periódicas;
- Orientar repetir dosagens de eletrólitos e gasometria no mínimo a cada 6 horas;
- Orientar coleta de demais exames conforme a particularidade de cada órgão;

- Orientar a realização urinocultura e hemoculturas.

Ventilação Mecânica

- Em caso de parada cardiorrespiratória (PCR) realizar manobras de ressuscitação;
- Realizar mudança de decúbito a cada 2 horas;
- Aspirar tubo orotraqueal somente se houver secreção;
- Manter pressão do balonete do tubo orotraqueal entre 20 e 30 cmH_20;
- Manter PEEP >8 cm H_2O;
- Manter Pplato < 8 ml/kg.

Controle metabólico

- Realizar suporte nutricional enteral e parenteral com 15 a 30% de calorias;
- Elevar cabeceira a 30 graus;
- Monitorizar a glicemia capilar pelo menos a cada 6 horas ao dia;
- Iniciar infusão de insulina guiada por protocolo se o nível glicêmico for 180 mg/dl;
- Administrar levotiroxina 200 mcg conforme prescrição médica;
- Administrar metilprednisolona na dose de 15 mg/kg a cada 24 horas após diagnóstico de morte encefálica conforme prescrição médica;
- Administrar acetato de desmopressina (DDAVP®) para manter diurese < 4 ml/kg/h conforme prescrição médica;
- Registrar débito urinário.

Aspectos infecciosos

- Administrar a manutenção ou início de antibioticoterapia, conforme prescrição médica.

Cuidados com as córneas

- Manter pálpebras fechadas.

▶ Entrevista Familiar

A doação de órgãos e tecidos para transplantes baseia-se no gesto altruísta do indivíduo, envolvendo toda a sociedade.[9] Para isso ocorrer, é imprescindível que o processo seja transparente e que exista crença no sistema organizacional.

No Brasil, de acordo com a legislação vigente, para realização da doação de órgãos e tecidos, é necessária a doação, por escrito, de familiares de primeiro/segundo grau ou cônjuge na presença de duas testemunhas e, em caso de menores de idade, a doação de ambos os pais.[10]

A entrevista familiar tem como alvo garantir a compreensão do processo doação/transplante aos familiares e amigos, uma vez que o conceito de morte encefálica não é muito difundido entre a população e identificar o desejo do falecido, esclarecendo dúvidas e questionamentos, fornecendo apoio psicológico e emocional, assim garantindo o direito de escolha sobre doação.[11]

A entrevista familiar ocorre em circunstâncias de elevada carga emocional, em que há a perda de um ente querido. Os especialistas que lidam com essas situações devem administrar seus sentimentos, o que lhe permite não somente auxiliar essas pessoas em um momento tão crítico e delicado, como também controlar a ansiedade e angústia.[12]

A maneira como os familiares recebem a informação sobre a morte e a assistência obtida durante a internação é decisiva para a discussão sobre a doação.[13] É importante perceber e ter sensibilidade a cerca do que a família quer saber, uma vez que a informação é um direito e não uma obrigação.[14]

O profissional de saúde deve estar pronto para adaptação ao nível de exigência da família e, assim, repassar o máximo de informação possível.[15] Por esse motivo é imprescindível que o profissional a realizar a abordagem seja treinado e especializado, idealmente da equipe da OPO/CIHDOTT/CNCDO.

▶ Caso Clínico – Doação de Órgãos

No dia 10/10/2014 às 7 h, Dr. Paul Rabbit, médico nefrologista do Hospital Saúde, foi comunicado sobre a necessidade de avaliação nefrológica da Sra. Terezinha do Menino Jesus, 70 anos, hipertensa e diabética, internada há 5 dias em pós-operatório de uma ressecção de tumor cerebral (astrocitoma pilocítico), localizada na Unidade Neurointensiva, dessa unidade.

Nas últimas 24 horas, a paciente evoluiu com piora de função renal, com elevação de escórias nitrogenadas e oligúria, além de acidemia e hipercalemia. Foram coletadas culturas (hemocultura, urinocultura e secreção traqueal) e iniciado antibioticoterapia para cobertura de germes da flora local: piperacilina + tazobactam.

No entanto, ao chegar ao "Hospital Saúde" 4 horas após a solicitação do parecer nefrológico, Dr. Paul é comunicado pelo médico plantonista que a Sra. Terezinha não mais necessitaria de acompanhamento (da Nefrologia), pois havia "falecido".

Como procedimento-padrão, solicita que seja levado ao leito, onde a paciente havia sido internada. Para sua surpresa, se depara com a presença da mesma no leito, acoplada à prótese ventilatória e com os sinais vitais preservados ao monitor.

O nefrologista solicita maiores esclarecimentos acerca do caso e é informado de que a Sra. Terezinha encontrava-se em Morte Encefálica e por tratar-se de uma paciente idosa, em vigência de uma infecção em curso (pneumonia nosocomial) e insuficiência renal aguda, não seria elegível para doação. Segundo a equipe do CTI, a família já havia sido entrevistada para doação de órgãos no dia anterior, quando a paciente apresentava melhores condições clínicas.

Como Dr. Paul trabalha também como Coordenador de Transplantes nessa unidade, sendo responsável pela CIHDOTT (Comissão Intra-hospitalar de Doação de Órgãos e Tecidos para Transplante), segue avaliando o caso, solicitando, então, ao médico responsável uma cópia do Termo de Declaração de Morte Encefálica, para registro em sua planilha de controle e é informado de que não foi realizada a abertura do Protocolo, pelo histórico de uso de fenitoína em 09/10/12.

O nefrologista pergunta se os outros membros da CIHDOTT local foram informados do caso e recebe resposta negativa. Sendo assim, orienta a abertura do protocolo e notificação à CNCDO (Central de Notificação, Captação e Distribuição de Órgãos), pelo 155.

Os enfermeiros da CNCDO comparecem a unidade notificadora, avaliam a paciente, orientam medidas de manutenção e, posteriormente, validam o caso para doação. A família é entrevistada após o encerramento do Protocolo de ME, no dia seguinte (11/10/12), e autoriza a doação de órgãos, sendo realizada a captação de rins e fígado ao fim do dia.

Perguntas:

1. O quadro clínico da paciente justifica sua exclusão como potencial doadora de órgãos e tecidos? Resposta: *Não*
2. O quadro clínico da paciente justifica a não notificação à CNCDO? Por quê? Resposta: *Não. De acordo com a legislação brasileira, a notificação se faz obrigatória para todos os casos de suspeita de morte encefálica.*
3. Em que momento deve ser aberto o protocolo com paciente com suspeita de morte encefálica? Resposta: *Imediatamente, sendo observados os seguintes critérios: ausência de hipotermia e uso de drogas depressoras do SNC, ter causa conhecida de morte e identificação do paciente.*

Considerações Finais

Na literatura, é possível encontrar alguns relatos sobre a história do transplante no mundo e no Brasil. Há quem diga que o primeiro caso registrado está descrito com riqueza de detalhes na Bíblia, quando Adão doou suas costelas para Eva. Não podemos ignorar tais fatos já que a história está presente em registros, porém vamos tratá-lo como algo que influenciou a ciência, em que o resultado final foi a extração de órgãos e os transplantes, que hoje são conhecidos como uma forma de tratamento terapêutico, e que tem salvo muitas vidas.

Diante dessa realidade, nos deparamos com outro problema, que são as negativas familiares. A resolução da família sobre a doação é bastante difícil, uma vez que ela tem o dever de expressar-se sobre um assunto, que seu ente querido talvez nunca tenha mencionado ou que nunca tenha sido discutido na família. A dimensão desse problema revela-se na recusa por parte das famílias. Por isso destacamos a importância do trabalho voltado para a sociedade, em que o acesso às informações e a mudança cultural possam modificar essa realidade dura, que é a impossibilidade de órgãos para todos.

Para que se tenha uma efetividade maior no sistema de transplantes e, consequentemente, uma diminuição da lista de espera, e de pessoas que falecem esperando por um órgão em nosso país, precisa-se de uma maior organização e efetiva atuação das equipes participantes do processo de doação-transplante. Dessa forma, ações que contribuam para o aumento efetivo da notificação de potenciais doadores, da viabilização e aproveitamento de órgãos e tecidos serão sempre necessárias.

Sob esse ponto de vista, o enfermeiro desempenha um papel vital na equipe, que tem como objetivo prestar cuidado de qualidade a pacientes e familiares, por meio de recursos tecnológicos, logísticos e humanos para o desenvolvimento das atividades de coordenação, assistência, educação e pesquisa no processo de doação e transplantes.

Referências Bibliográficas

1. Garcia CD, Pereira JD, Zago MK, Garcia VD. Manual de doação e transplantes. Rio de Janeiro: Elsevier; 2013.
2. Associação Brasileira de Transplante de Órgãos (ABTO). Diretrizes básicas para captação e retirada de múltiplos órgãos e tecidos da Associação Brasileira de Transplante de Órgãos. São Paulo: ABTO, 2009. Disponível em: http://www.abto.org.br/abtov03/Upload/pdf/livro.pdf.
3. Brasil. Ministério da Saúde. Portaria nº 2.600, de 21 de outubro de 2009. Aprova o Regulamento Técnico do Sistema Nacional de Transplantes. Diário Oficial [da] República Federativa do Brasil. 2009 out. 30; Seção 1. p. 77.
4. Medina-Pestana JO, Galant NZ, Tedesco-Silva Jr. H, Harada KM, Garcia VD, Abbud-Filho M, et al. O contexto do transplante renal no Brasil e sua disparidade geográfica. J Bras Nefrol 2011; 33(4):472-484.
5. Pestana AL, SantosJLG, Erdmann RH, Silva EL, Erdmann AL. Pensamento Lean e cuidado do paciente em morte encefálica no processo de doação de órgãos. Rev Esc Enferm USP 2013; 47(1):258-64.
6. Westphal GA, Caldeira Filho M, Vieira KD, Zaclikevis V, Bartz M, Wanzuita R, et al. Associação de Medicina Intensiva Brasileira (AMIB). Diretrizes para manutenção de múltiplos órgãos no potencial doador adulto falecido. São Paulo: AMIB, 2011. Disponível em: http://www.saude.ba.gov.br/transplantes/documentos_tx/Diretrizes_Completa.pdf.
7. Guettil NR, Marques IR. Assistência de enfermagem ao potencial doador de órgãos em morte encefálica. Rev. Bras. Enferm. 2008 jan-fev; 61(1): 91-7.
8. Brasil. Conselho Federal de Enfermagem. Resolução COFEN nº 292, de 7 de junho de 2004. Normatiza a atuação do Enfermeiro na Captação e Transplante de Órgãos e Tecidos. 2004 jul. 7.
9. Siminoff LA, Gordon N, Hewlett J, Arnold RM. Factors influencing families consent for donation of solid organs transplantation. JAMA. 2001 Jul 4; 286(1): 71-7.
10. Brasil. Lei nº 9.434 de 04 de fevereiro de 1997. Dispõe sobre a remoção de órgãos, tecidos e partes do corpo humano para fins de transplante e tratamento e dá outras providências. Diário Oficial [da] República Federativa do Brasil. 1997 fev. 05; Seção 1. p. 2191.
11. Pessoa JL, Schirmer J, Roza BA. Avaliação das causas de recusa familiar a doação de órgãos e tecidos. Acta Paul. Enferm. 2013; 26(4): 323-30.
12. Abadiea A, Gayb S. The impact of presumed consent legislation on cadaveric organ donation . A cross – country study. J. Health Econ. 2006; 25(4): 599-620.
13. Bittencourt ALP, Quintana AM, Velho MTAC. A perda do filho: luto e doação de órgãos. Estud. psicol. (Campinas). 2001; 28(4): 435-442.
14. Salvador JJR. La comunicación de malas noticias. [publicação online]; [acesso em XX abril de 2017]. Disponível em: http://paliativossinfronteras.org/wp-content/uploads/02-LA-COMUNICACION-DE-LAS-MALAS-NOTICIAS--Rodriguez-Salvador_1.pdf.
15. Exley M, White N, Martin JH. Why families say no to organ donation. Crit Care Nurse. 2002; 22: 44-51.
16. Mendes KDS, Roza BA, Barbosa SFF, Schirmer J, Galvão CM. Transplante de órgãos e tecidos: responsabilidades do enfermeiro. Texto Contexto Enferm. 2012; Out-Dez; 21(4): 945-53.
17. Organização de Procura de Órgãos (OPO) Norte. Programa Estadual de Transplantes do Estado do Rio de Janeiro, 2014.

Índice Remissivo

A

B

C

D

E

F

G

N

O

P

Q

R

S

T

U

V

W

Impressão e acabamento:
Geográfica
editora